# MANUEL DE NEUROLOGIE

# MANUEL

DE

# NEUROLOGIE

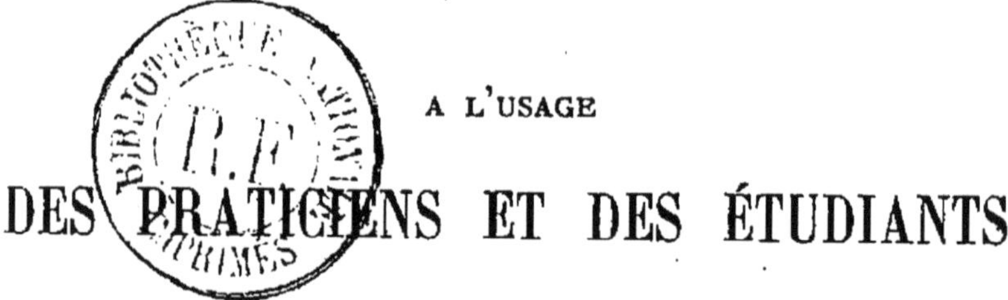

A L'USAGE

DES PRATICIENS ET DES ÉTUDIANTS

PAR

L. MARCHAND

MÉDECIN DES ASILES PUBLICS D'ALIÉNÉS

---

*Avec 34 figures dans le texte.*

---

PARIS

OCTAVE DOIN ET FILS, ÉDITEURS

8, PLACE DE L'ODÉON, 8

—

1909

# INTRODUCTION



Ce manuel comprend deux parties : la première traite de la séméiologie du système nerveux, la seconde des maladies nerveuses. Nous avons pensé qu'un livre ayant pour but d'être un guide pratique à l'usage des médecins non spécialisés devait comprendre ces deux sortes d'études, l'une complétant l'autre ; l'exposé des caractères différentiels des symptômes pris en particulier apporte autant de données pour le diagnostic que la description des maladies elles-mêmes.

Pour faciliter la compréhension des symptômes, l'étude séméiologique de chaque trouble nerveux est précédée d'un aperçu d'anatomie clinique ; des schémas en nombre suffisant permettent au lecteur de se représenter immédiatement les particularités anatomiques des régions du système nerveux dont la lésion cause le symptôme qu'il étudie. Cette partie est rendue aussi concise que possible ;

laissant de côté les détails qui n'ont aucun rapport ou qu'un rapport éloigné avec le trouble envisagé, nous nous sommes borné à exposer à l'étudiant les connaissances indispensables, qu'il pourra toujours compléter dans les traités d'anatomie, et au praticien les données anatomiques qu'il a pu oublier ou qu'il ne possède plus d'une façon précise.

La partie anatomique est suivie d'une technique dans laquelle nous avons indiqué, avec autant d'exactitude que possible, les procédés les plus pratiques et les plus fréquemment employés dans l'examen du système nerveux.

Troubles de la sensibilité, troubles de la motricité, troubles de l'intelligence, troubles du langage, troubles des fonctions physiologiques, telles sont les cinq grandes divisions que nous avons suivies dans l'étude séméiologique du système nerveux.

Les formes morbides, qui sont étudiées avec de nombreux détails dans les traités de pathologie nerveuse, sont décrites ici d'une façon plus succincte. L'importance que nous avons donnée à la séméiologie du système nerveux nous a permis d'être plus bref dans l'exposé des différents symptômes particuliers à chaque maladie nerveuse. Le lecteur pourra d'ailleurs compléter cette description en se reportant à propos de chaque symptôme à la partie séméiologique où celui-ci est étudié avec ses principaux caractères différentiels.

Pour compléter le côté pratique de ce manuel, nous avons exposé à propos de chacune des maladies les méthodes de traitement les plus récentes et la technique des petites opérations chirurgicales que tout médecin est appelé à pratiquer dans sa clientèle journalière.

Un lexique, dans lequel sont indiqués les nombreux mots techniques, les noms des symptômes, signes, syndromes, maladies, permet au lecteur de retrouver facilement leur description dans le texte.

Les limites de la neurologie et de la psychiatrie sont assez difficiles à préciser. S'il est juste que la médecine mentale n'est qu'une branche de la médecine nerveuse, il n'en est pas moins vrai que les caractères des troubles mentaux qui éclatent au cours de certaines maladies nerveuses peuvent apporter des données non négligeables pour le diagnostic. Pour éviter au lecteur des recherches toujours longues dans les traités spéciaux, nous l'avons renvoyé, chaque fois qu'il était nécessaire, à notre *Manuel de médecine mentale*, qui devient ainsi le complément de ce *Manuel de Neurologie*.

---

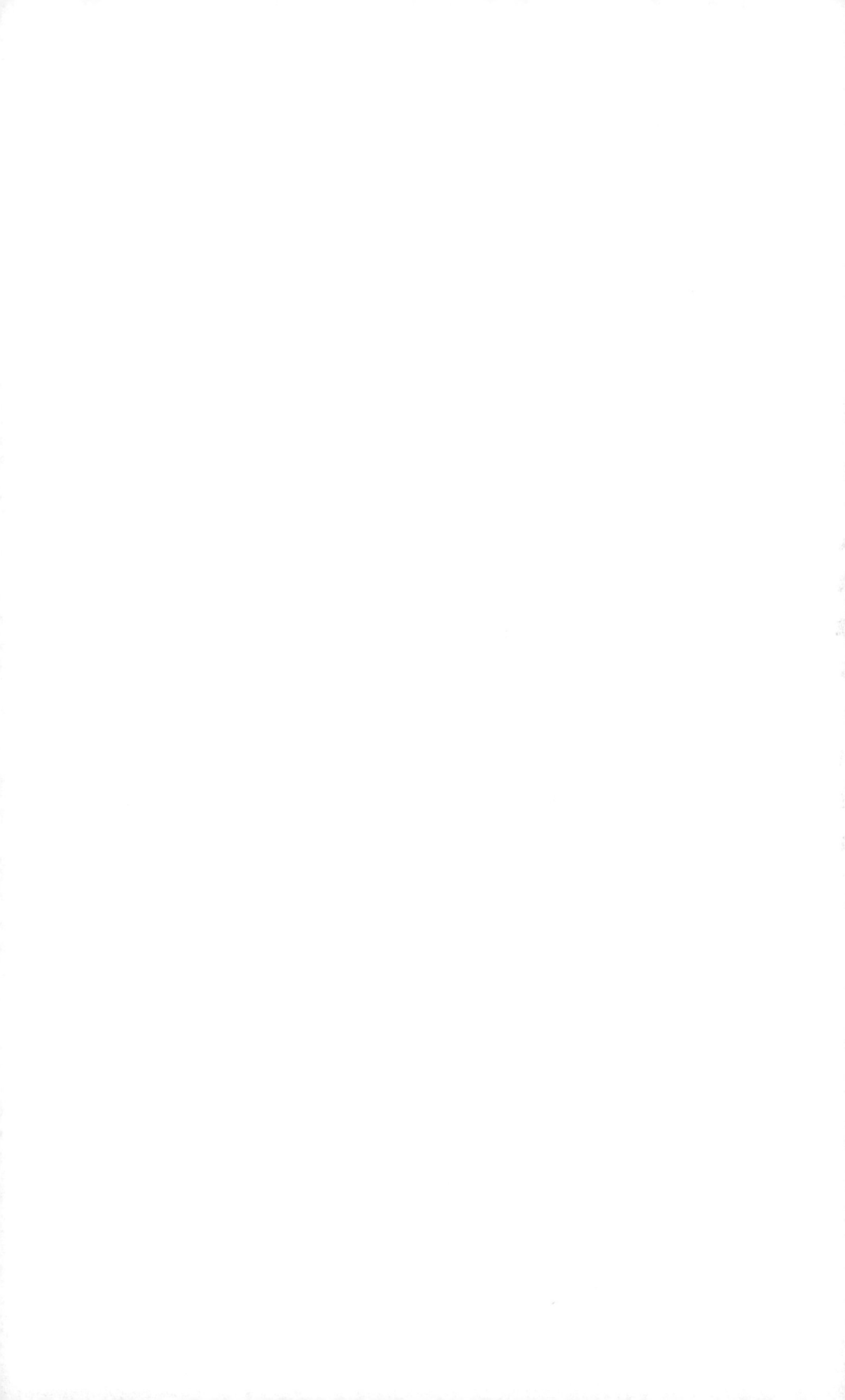

# MANUEL DE NEUROLOGIE

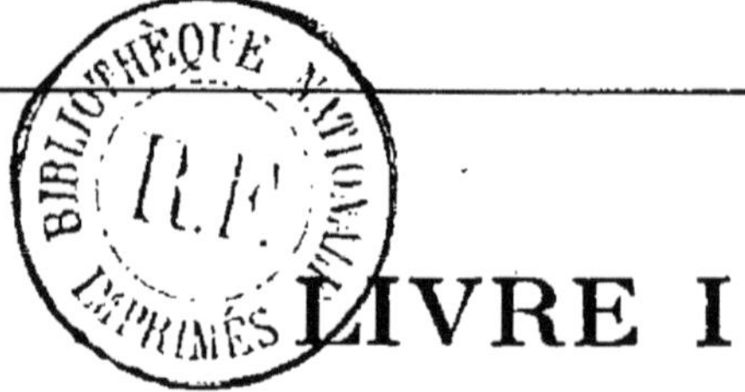


# LIVRE I

# SÉMÉIOLOGIE DU SYSTÈME NERVEUX

## PREMIÈRE PARTIE

## SENSIBILITÉ

### CHAPITRE I^er

### SENSIBILITÉ GÉNÉRALE

#### § I. — Anatomie clinique des voies sensitives

Les fibres de la sensibilité générale suivent deux voies ; l'une principale ou médullo-ponto-corticale, l'autre secondaire ou médullo-cérébello-corticale.

1° *Voie sensitive principale ou médullo-ponto-corticale* (fig. 1, 2, 3, 4, 5, 6, 7, 8, 9, 10).

Les nerfs périphériques sensitifs aboutissent aux racines postérieures, sur lesquelles sont situés les ganglions spinaux, et leurs fibres arrivent à la moelle par le sillon collatéral postérieur. Une partie des fibres se jettent dans la corne postérieure ; d'autres montent dans le cordon postérieur et se terminent également dans la corne postérieure, après avoir formé le faisceau de Burdach (*a*, fig. 10, 9, 8). Une troisième catégorie de fibres très longues montent vers le bulbe en se rapprochant de plus en plus du sillon médian-postérieur (loi de Kahler et Pick) et forment le faisceau de Goll (*b*, fig. 8 et 9), qui comprend surtout des fibres venant des racines postérieures sacrées, lombaires, dorsales inférieures et moyennes.

Les fibres du faisçeau de Goll viennent se terminer à la partie inférieure du bulbe dans le noyau de Goll (*c*, fig. 6 et 7) ; quant aux fibres du faisceau de Burdach, celles qui ne se sont pas encore terminées dans la corne postérieure (fibres qui proviennent des racines dorsales supérieures et cervicales) viennent aboutir au noyau de Burdach, situé également à la partie inférieure du bulbe (*d*, fig. 6 et 7).

Des noyaux de Goll et de Burdach partent de nouvelles fibres qui, immédiatement au-dessus de l'entrecroisement de la voie pyramidale, appelé encore entrecroisement inférieur ou moteur, s'entrecroisent également et forment l'entrecroisement du Ruban de Reil médian (entrecroisement supérieur ou sensitif) (fig. 6).

A partir de cette région du névraxe, la voie sensitive a reçu le nom de Ruban de Reil médian. Dans le bulbe, elle occupe l'espace interolivaire et est immédiatement située derrière la voie pyramidale (fig. 6, 5, 4).

Au niveau du bulbe et de la protubérance, la voie sensitive reçoit les fibres sensitives des nerfs craniens (glosso-pharyngien et trijumeau sensitif) ; les fibres du glosso-pharyngien aboutissent dans le bulbe à un noyau appelé noyau du glosso-pharyngien ; de là repartent des fibres qui s'entrecroisent avec celles du côté opposé et viennent grossir le Ruban de Reil médian ; les fibres du trijumeau viennent se terminer dans le noyau sensitif du trijumeau, d'où repartent d'autres fibres qui vont également grossir le Ruban de Reil médian après s'être entrecroisées avec celles du côté opposé.

Le Ruban de Reil s'écarte ensuite de plus en plus de la voie pyramidale (fig. 3) et occupe dans le pédoncule cérébral la région de la calotte (fig. 2) ; il est situé d'abord immédiatement en arrière du *locus niger*, se porte ensuite en dehors et en arrière et se termine « dans la partie postérieure et inférieure du noyau externe de la couche optique ».

De ce relais part un faisceau de fibres qui passent par le tiers postérieur du segment postérieur ou lenticulo-optique de la capsule interne (fig. 1) et vont se terminer dans la zone périrolandique, la sphère corticale sensitive occupant les mêmes régions corticales que la zone motrice (zone sensitivo-motrice, voir fig. 20 et 21). Dans le segment postérieur de la capsule interne, les fibres sensitives sont intimement mélangées avec diverses fibres parmi lesquelles se trouvent les fibres de projection appartenant à la voie pyramidale.

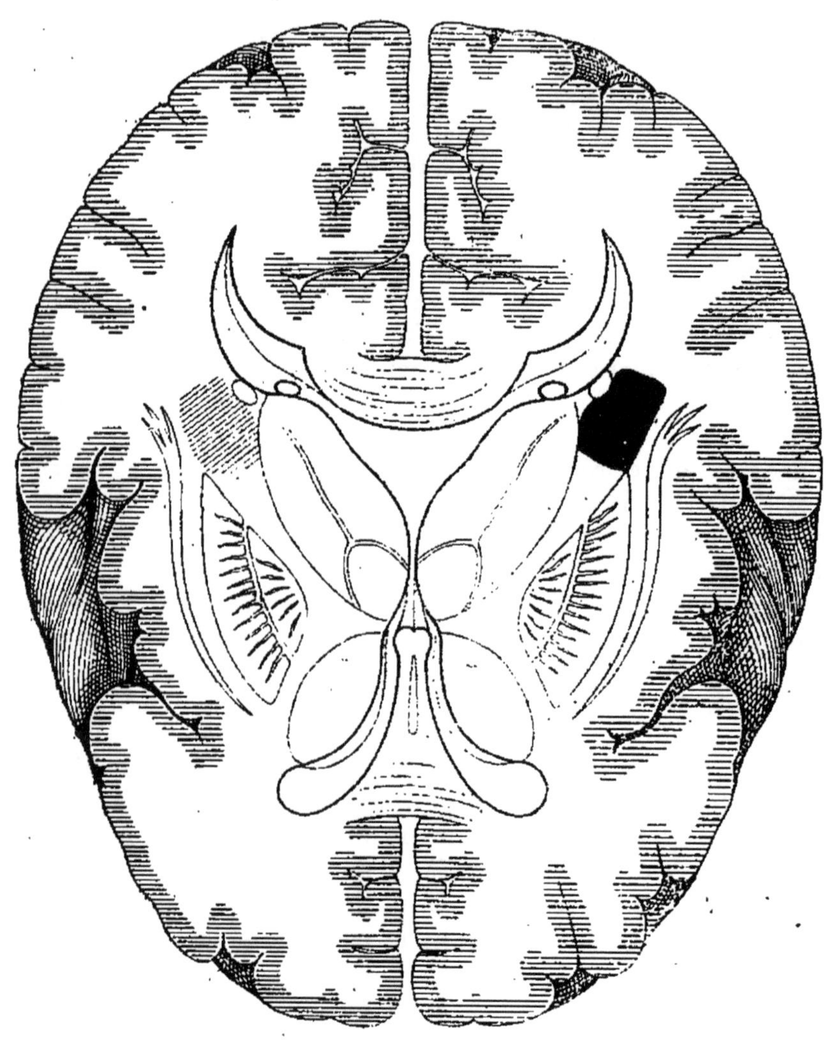

Fig. 1.
Coupe horizontale et transversale du cerveau passant par la capsule interne.

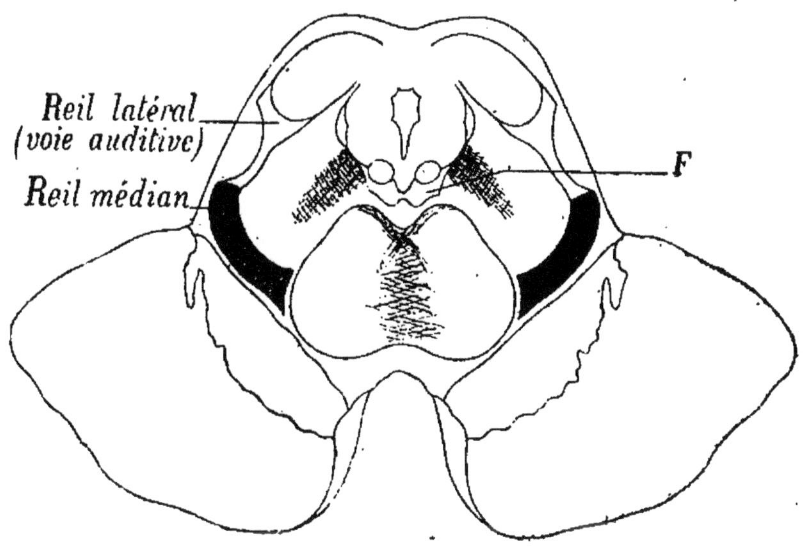


FIG. 2.

Coupe horizontale des pédoncules cérébraux passant par les tubercules quadrijumeaux postérieurs.

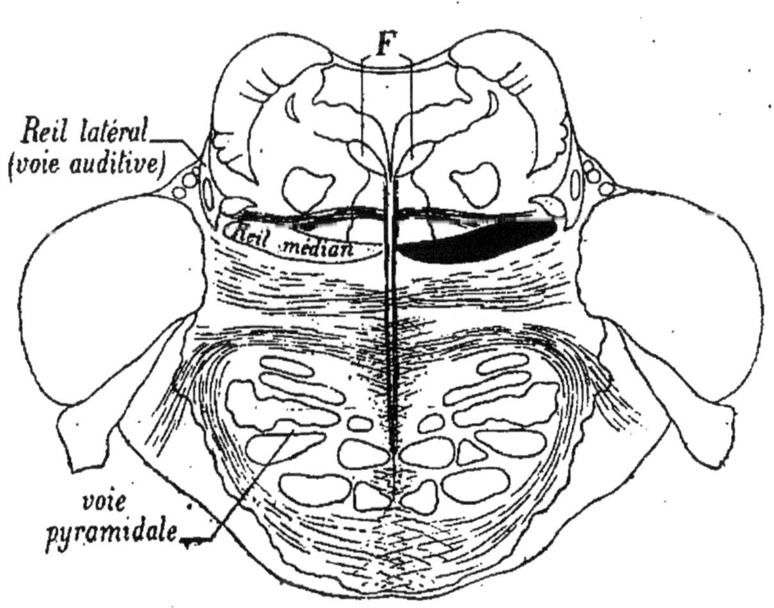


FIG. 3.

Coupe horizontale passant par le tiers supérieur de la protubérance.

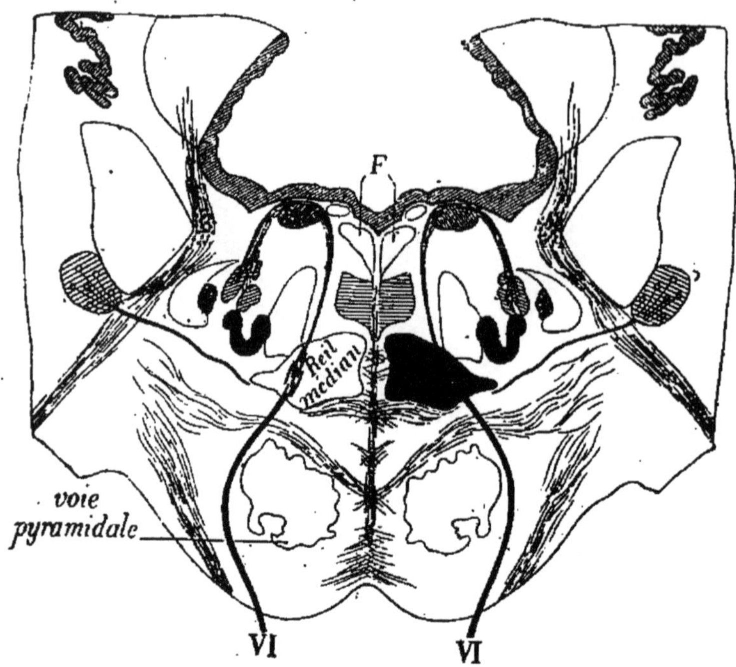


ig.4.
Coupe horizontale passant par le tiers inférieur de la protubérance.

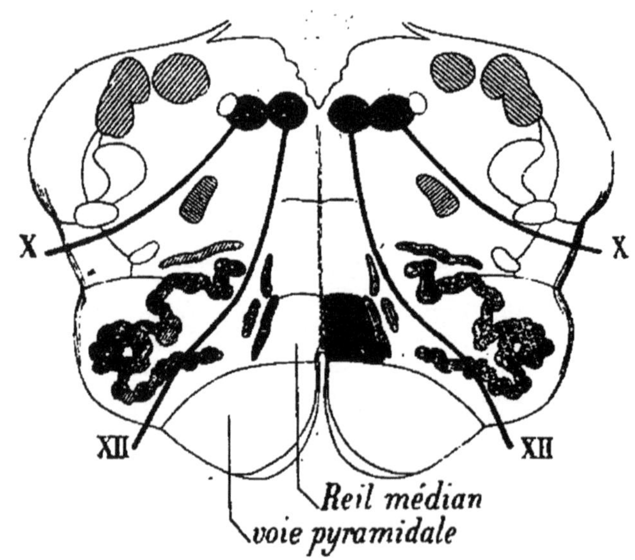


Fig. 5.
Coupe horizontale du bulbe rachidien passant par la partie moyenne des pyramides.

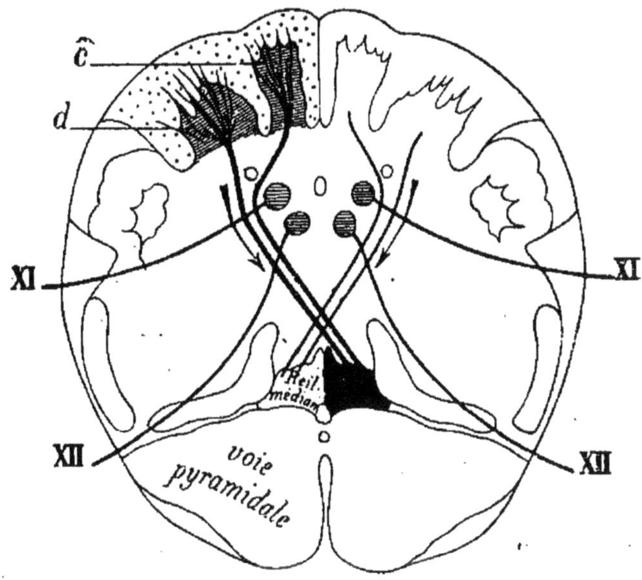


Fig. 6.
Coupe horizontale du bulbe passant par l'entrecroisement des voies sensitives.

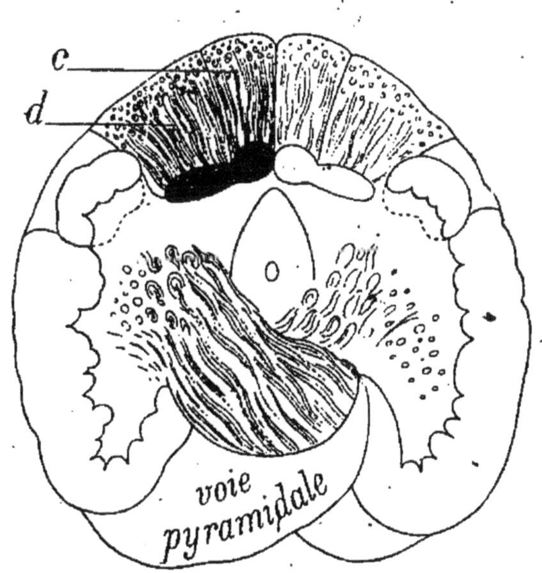


Fig. 7.
Coupe horizontale du bulbe passant par l'entrecroisement des faisceaux pyramidaux.

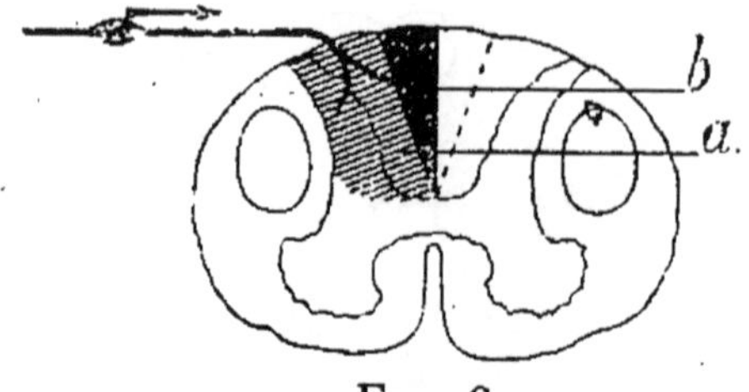


FIG. 8.
Coupe horizontale de la moelle cervicale.

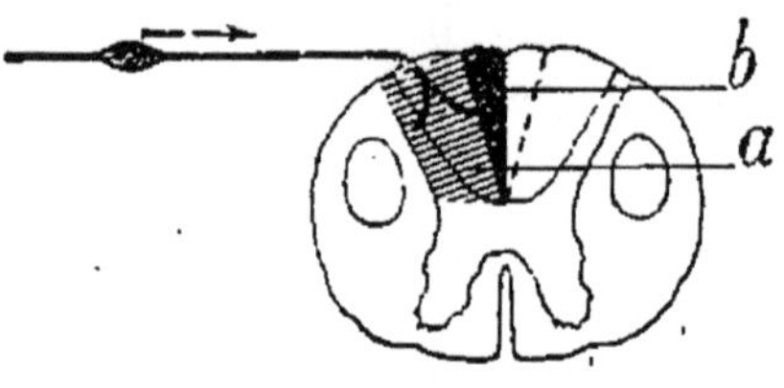


FIG. 9.
Coupe horizontale de la moelle dorsale.

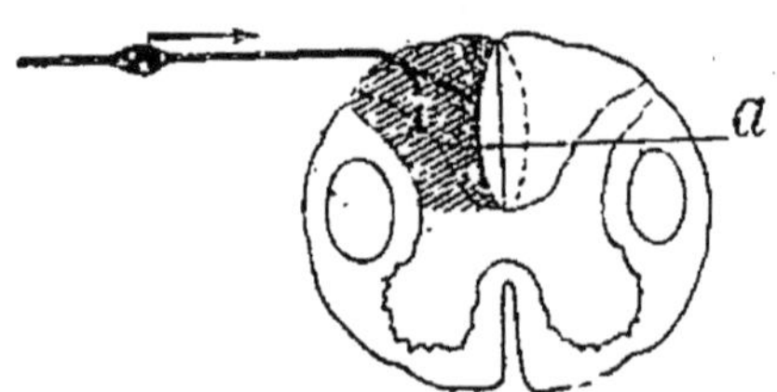


FIG. 10.
Coupe horizontale de la moelle lombaire.

2° *Voie sensitive secondaire ou médullo-cérébello-corticale.*

Cette voie n'est pas admise par tous les auteurs.

Les fibres sensitives aboutissent, comme les précédentes, à la corne postérieure de la moelle ; de là partent d'autres fibres ; les unes aboutissent à la colonne de Clarke (1) du même côté, les autres suivent le cordon cérébelleux direct (fig. 11, 6) ; les fibres issues de la colonne de Clarke viennent former également le faisceau cérébelleux

(1) La colonne de Clarke appelée encore corne moyenne ou latérale est un prolongement de la substance grise située à la partie postéro-latérale de la corne antérieure ; la colonne de Clarke est surtout bien apparente à la partie supérieure de la moelle dorsale.

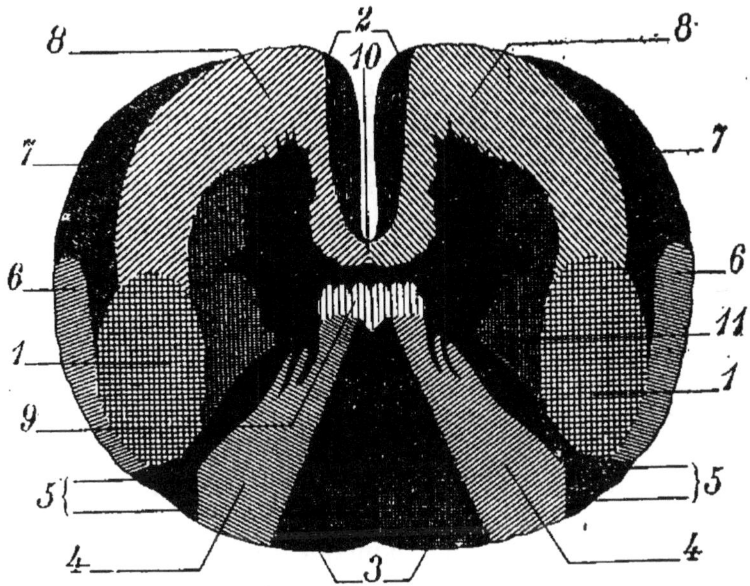


Fig. 11. — *Systématisation de la moelle épinière.*

1. Faisceau pyramidal croisé. — 2. Faisceau pyramidal direct. — 3 Faisceau de Goll. — 4. Faisceau de Burdach. — 5. Zone de Lissauer. — 6. Faisceau cérébelleux direct. — 7. Faisceau de Gowers. — 8. Faisceau fondamental du cordon latéral. — 9. Faisceau ventral du cordon postérieur. — 10. Zone cornu-commissurale antérieure.

direct. Ce dernier se continue par le pédoncule cérébelleux inférieur et vient aboutir à l'écorce cérébelleuse du même côté. De l'écorce cérébelleuse partent d'autres fibres qui vont à l'écorce cérébrale de l'hémisphère du côté opposé en suivant le pédoncule cérébelleux supérieur, le noyau rouge et la couche optique.

Au point de vue physiologique, on n'a pas encore pu établir quelles sont les différentes voies que suivent les impressions tactiles, les impressions douloureuses et les impressions thermiques.

Dans la moelle, la substance grise des cornes postérieures est considérée comme étant la voie principale de transmission des divers modes de la sensibilité. Cependant, pour certains auteurs, la substance grise conduit surtout les impressions douloureuses et thermiques ; les cordons postérieurs, les impressions tactiles. Cette opinion est basée sur le fait que, dans la syringomyélie (maladie dans laquelle la substance grise centrale de la moelle est lésée, voir p. 397), on constate la conservation de la sensibilité tactile avec perte des sensibilités douloureuse et thermique (dissociation syringomyélique). On a combattu cette hypothèse en montrant que dans certains cas, où les cordons postérieurs étaient dégénérés, la sensibilité tactile était normale ou peu touchée.

D'après d'autres auteurs, les impressions tactiles passeraient par les cordons postérieurs les impressions douloureuses et thermiques prendraient une autre voie formée par les cornes postérieures de la moelle, d'où partiraient des fibres qui s'entrecroiseraient avec celles de l'autre côté dans la substance grise postérieure, passeraient dans le cordon antéro-latéral et surtout dans le faisceau de Gowers ou faisceau antéro-latéral ascendant (fig. 11, 7), pour gagner finalement les centres supérieurs.

On tend à admettre aujourd'hui qu'il n'y a pas dans la moelle de faisceaux de fibres différenciées et même de conducteurs spéciaux pour chaque mode de la sensibilité. Toutes les fibres peuvent conduire indifféremment les impressions tactiles, douloureuses et thermiques ; les conditions de transmission seules varient. Une lésion légère des conducteurs pourrait donner une anesthésie dissociée, tandis qu'une grosse lésion des mêmes conducteurs donnerait une anesthésie portant sur tous les modes de la sensibilité. Cette hypothèse est encore renforcée par ce fait qu'on a observé des cas dans lesquels la perception du froid était conservée et celle de la chaleur abolie.

## § II. — Examen de la sensibilité générale (technique).

L'examen doit porter sur la sensibilité objective et la sensibilité subjective.

### A) SENSIBILITÉ OBJECTIVE

L'examen doit être pratiqué dans une pièce chaude et éloignée de tout bruit. Faire déshabiller le malade ; lui bander les yeux. On notera sur un schéma les régions qui sont le siège de troubles de la sensibilité.

1° **Sensibilité tactile.** — Promener sur les téguments l'extrémité d'un pinceau, d'un crin, d'un morceau de papier. Demander au malade s'il perçoit une sensation ;

la lui faire définir. Comparer la sensibilité d'une région du corps avec celle de la région symétrique. Observer s'il ne s'écoule pas un laps de temps anormal entre l'excitation et la perception de la sensation. On dit au malade : Dès que vous sentirez vous prononcerez : *A*. On répète l'expérience plusieurs fois de suite. Dans certains cas, le sujet continue à percevoir une sensation après la suppression de l'excitation (sensation prolongée). Rechercher si le malade localise bien ses sensations tactiles. On lui demandera de toucher avec le doigt l'endroit exact où on a déterminé une excitation. Au niveau des jambes, des cuisses, des bras et de l'avant-bras, du dos, on peut normalement constater un certain écart. Avec le compas de Weber on recherchera quel est, au niveau des diverses parties du corps, l'écartement qu'il faut donner aux branches du compas pour que le sujet perçoive deux sensations. A l'état normal, cet écartement est très variable ; au niveau de la pulpe des doigts, il est normalement de deux millimètres.

L'*anesthésie tactile* est la perte de la sensibilité tactile ; l'*hypoesthésie*, la diminution de cette sensibilité ; l'*hyperesthésie*, l'augmentation de la sensibilité tactile. L'*allochirie* ou *alloesthésie* consiste en une erreur de localisation des sensations ; le sujet indique un point différent de celui qui a été touché ; on dit qu'il y a *dyschirie* quand il y a ignorance ou erreur du côté sur lequel a porté l'excitation, et *polyesthésie* quand, à la suite d'une seule excitation cutanée, le sujet perçoit plusieurs sensations consécutives.

2° **Sensibilité à la pression ou baresthésie.** — La sensibilité à la pression est une variété de la sensibilité tactile, car on ne peut déterminer des sensations tactiles que si un objet exerce sur la peau une certaine pression. On place sur les régions du corps à examiner des piles de pièces de monnaie dont on fait varier le poids à volonté ; afin d'éviter les sensations thermiques, on peut placer les pièces de monnaie dans un petit sac de peau.

3° **Sensibilité à la douleur ou algoesthésie.** — Le moyen le plus simple d'examiner la sensibilité à la douleur est de piquer diverses régions du corps avec une épingle en graduant progressivement la piqûre. Certains cliniciens se contentent de pincer la peau. On peut se servir également du pinceau faradique ; on gradue progressivement le courant électrique que l'on peut ainsi mesurer.

On donne le nom d'*analgésie* à la perte de la sensibilité à la douleur.

4° **Sensibilité thermique.** — Appliquer sur la peau du malade des éprouvettes remplies d'eau à des températures diverses. La température de l'eau ne devra pas dépasser 55°. On recherchera d'abord la température de la région que l'on désire exciter. Une goutte d'eau ayant une température égale à la région cutanée sur laquelle on la dépose ne détermine aucune sensation (Toulouse et Vaschide). Au niveau des mains et des pieds, la température peut être abaissée à un point tel qu'un corps à la température de 15° paraîtra chaud.

5° **Sens musculaire ou myesthésie** (1). — On le recherche en faisant apprécier au sujet le poids d'un objet. On peut se servir à cet effet de petits seaux de cuivre

(1) Le sens musculaire, le sens des attitudes, le sens stéréognostique, la sensibilité osseuse, constituent la *sensibilité profonde* ; la sensibilité tactile, thermique et douloureuse constitue la *sensibilité superficielle*.

de poids différents, mais ayant toujours le même volume et la même forme (Toulouse et Vaschide). Quand le sens musculaire est aboli, les malades ne peuvent, les yeux bandés, exécuter les mouvements qu'on leur ordonne ; par exemple ils ne peuvent mettre le bout de l'index gauche sur leur nez, toucher le gros orteil gauche avec le talon du pied droit, etc.

6° **Sens des attitudes.** — Ce sens nous permet d'avoir conscience du lieu occupé par chacune des parties de notre corps. Il prend le nom de sens des *attitudes segmentaires*, quand l'attitude figurée est celle d'une partie anatomiquement définie de notre corps (Bonnier). On recherche ainsi les troubles du sens des attitudes segmentaires : on bande les yeux du sujet et on donne à un de ses membres telle ou telle position (flexion, extension de la main, d'un doigt, de la jambe, etc.) ; on demande au sujet de décrire la position de son membre ou de donner au membre opposé la même position. On peut demander encore au malade de dire où est placée sa main, son pied.

On donne le nom d'*akinésie* à la perte du sens des attitudes.

7° **Sens stéréognostique ou stéréoesthésie.** — C'est le sens tactile aux formes. On fait palper au sujet, qui a les yeux bandés, des objets de formes différentes (rectangles, cercles, carrés, triangles, cubes, etc.), des objets journaliers (clé, montre, pièces de monnaie, couteau, etc.). Dans cette façon de procéder le sujet est actif, et plusieurs de ses sens entrent en jeu (sensibilité tactile, musculaire, à la pression, etc.). On peut étudier la sensibilité tactile aux formes, en déposant sur la peau des corps géométriques soumis à une certaine pression et en demandant au sujet de définir leurs formes (Toulouse et Vaschide). Dans ce cas, le sujet est passif.

On donne le nom d'*astéréognosie* à la perte du sens stéréognostique.

8° **Sensibilité osseuse**. — On l'explore au moyen d'un gros diapason (Egger) (1). On fait vibrer le diapason et on attend que, celui-ci étant tenu au bout du bras, le son ne soit plus perçu. On pose le pied du diapason sur les points accessibles du squelette. A l'état normal, on perçoit une sensation de trépidation. La *sensibilité vibratoire* a reçu le nom de *sismesthésie*.

9° **Sensibilités viscérales**. — Chaque organe a une sensibilité spéciale ; en clinique, on recherche surtout la sensibilité des testicules à la pression (*analgésie testiculaire*), la sensibilité des reins, la sensibilité épigastrique, la sensibilité de la vessie à la distension.

On tend à admettre actuellement que la plupart des troubles sensitifs et sensoriels qu'on observe chez les hystériques leur sont suggérés par le médecin au cours de l'examen. Pour rechercher ces troubles et afin de ne pas les provoquer, on suivra les règles suivantes :

On examine le malade à la première visite médicale, avant qu'il ait été en contact avec d'autres malades ; il ne faut pas lui demander s'il sent ou s'il sent mieux d'un côté que de l'autre, car c'est déjà une façon de lui suggérer qu'il peut ne pas sentir Voici comment procède M. Babinski :

« Je fais fermer les yeux du malade que j'examine, puis je commence par le prier de poser l'extrémité de

(1) Le diapason d'Egger a une longueur de 25 centimètres et donne 128 vibrations par seconde.

son index gauche ou droit, sur l'endroit où je l'aurai touché, et souvent, pour exciter son attention ainsi que son amour-propre, je dis aux élèves qui sont auprès de moi, de manière à être entendu par lui, qu'à en juger par sa mine, il doit être intelligent, et qu'il me renseignera vraisemblablement d'une manière précise; je touche alors très superficiellement diverses parties du corps, puis je pince la peau, je la pique, j'exerce des pressions avec le doigt, je croise les doigts les uns sur les autres, je les écarte, je fléchis et j'étends les divers segments des membres, je fais palper des objets divers, ronds, carrés, allongés, etc., j'applique sur les téguments des corps chauds et des corps froids, tout cela tantôt à gauche, tantôt à droite, et si le sujet ne me dit pas spontanément ce qu'il sent, je me contente de lui demander ceci : « Que sentez-vous maintenant? » ou bien : « Qu'est-ce que je vous fais? »

### *B*) SENSIBILITÉ SUBJECTIVE

Les troubles de la sensibilité subjective ne peuvent être contrôlés par le médecin. On les divise en douleurs ou algies, en dysesthésies.

1° **Douleurs ou algies**. — On cherchera à préciser leur siège (nerfs, peau, viscères, vaisseaux, muscles, os, articulations), leur cause, leurs caractères (continuité, mobilité, paroxysmes, intermittences, etc.). On recherchera si la douleur n'est pas exagérée par la compression du nerf correspondant à la région douloureuse, par la tension du nerf obtenue en mettant le membre en extension.

2° Dysesthésies. — On entend par dysesthésies toutes les sensations anormales (engourdissements, fourmillements, picotements, etc.).

## § III. — **Troubles de la sensibilité générale.**

### 1° TROUBLES DE LA SENSIBILITÉ SUBJECTIVE

L'*anesthésie* est l'abolition de la sensibilité générale. La diminution s'appelle hypoesthésie ; l'exagération, hyperesthésie. L'abolition de la sensibilité à la douleur s'appelle analgésie. Tous les modes de la sensibilité (sensibilité tactile, douloureuse, thermique, sens musculaire, sens articulaire, sensibilité osseuse) peuvent être abolis, l'anesthésie est alors dite *totale ;* quelques-uns seulement peuvent être abolis, l'anesthésie est dite *partielle.* Enfin l'anesthésie peut être *localisée* ou *généralisée* à tout le corps.

L'anesthésie totale se rencontre dans les névrites, les myélites transverses quand la lésion occupe un segment de moelle complet, dans les régions voisines des lésions trophiques (maux perforants, gangrènes, eschares), dans les lésions cérébrales étendues de la région rolandique, de la partie postérieure de la couche optique, dans l'hystérie.

L'anesthésie partielle ou dissociée peut revêtir les formes suivantes : Dans la syringomyélie (*dissociation syringomyélique*) on constate de l'analgésie, de la thermoanesthésie avec conservation de la sensibilité au contact et du sens musculaire. Cette dissociation s'observe encore dans l'hématomyélie, la myélomalacie, la compression médullaire, l'hystérie.

On donne le nom de *dissociation radiculaire ou tabétique* à la perturbation du sens musculaire et du sens tactile avec intégrité de la sensibilité thermique. Cette dissociation se rencontre dans les lésions interstitielles et diffuses des racines postérieures.

On dit qu'il y a *dissociation cutanéo-musculaire* quand les sensibilités profondes sont abolies et les sensibilités superficielles conservées ; on peut la rencontrer dans l'hémianesthésie organique.

L'hyperesthésie douloureuse ou hyperalgésie se rencontrent surtout dans les méningites aiguës, dans le tétanos, la rage. Localisée, on la rencontre dans le tabes, la polynévrite, l'hystérie.

De même que la sensibilité générale peut être diminuée ou exaltée, elle peut être simplement troublée (*paresthésies*). Le *retard des sensations* consiste en ce que, entre le moment de l'excitation et celui de la perception de la sensation, il s'écoule un temps beaucoup plus long que le temps normal. On rencontre ce symptôme surtout dans le tabes, dans les névrites, dans les myélites.

L'*erreur de localisation*, ou allochirie, consiste en ce que le malade se trompe en désignant l'endroit de la peau qui lui semble avoir été touché ou piqué. Ce symptôme est fréquent dans le tabes, les névrites, l'hémianesthésie de cause cérébrale, le syndrome de Brown-Séquard (voir p. 25).

La perte du sens stéréognostique ou *astéréognosie* (voir p. 212) s'observe dans l'hémianesthésie organique, dans l'hémiplégie cérébrale infantile du côté des membres paralysés ; on l'observe également dans la polynévrite, le tabes, l'hystérie.

*Anesthésies viscérales*. — Elles sont fréquentes dans le tabes ; on y observe principalement la disparition de la sensation spéciale provoquée par la pression du testicule, du sein ; il y faut aussi noter les troubles de la sensibilité vésicale (difficulté d'uriner), de la sensibilité trachéale, de la sensibilité de l'estomac (chocs violents de l'épigastre non douloureux).

## 2° TROUBLES SUBJECTIFS DE LA SENSIBILITÉ GÉNÉRALE

*Sensations anormales ou dysesthésies* (Déjerine). — Les sensations de fourmillement, de picotement, d'engourdissement, de mouillure, sont les principales. Elles précèdent souvent d'autres troubles de la sensibilité plus caractéristiques. On les rencontre dans les affections spinales, dans les névrites, dans les troubles de la circulation cérébrale (athérome), dans les auras épileptiques, dans l'alcoolisme, la saturnisme.

L'*acroparesthésie* est caractérisée par des fourmillements dans les extrémités apparaissant par accès et surtout la nuit.

La *névralgie* est une douleur siégeant sur le trajet d'un nerf. Elle est plus marquée au niveau des régions où le nerf peut être comprimé sur des plans résistants sous-jacents (points de Valleix). La douleur peut être très variable ; les névralgies s'accompagnent souvent de troubles de la sensibilité générale. Tous les nerfs peuvent être le siège du syndrome névralgie ; dans le tabes (douleurs fulgurantes), dans les névrites, dans les cas de compression des racines médullaires, on rencontre des douleurs à type névralgique. Les douleurs du rachis (rachialgie) s'observent dans les méningites rachidiennes aiguës.

La *céphalalgie* est la douleur de tête. Elle se rencontre au début des maladies infectieuses, dans les affections locales extracraniennes. Toutes les affections du cerveau et de ses enveloppes peuvent donner lieu à de la céphalalgie ; elle est particulièrement tenace et violente dans les méningites aiguës, dans la syphilis cérébrale. Dans cette dernière affection, elle prend le nom de *céphalée* ; elle est surtout nocturne, localisée à la région frontale et plus accentuée d'un côté. La céphalalgie est également fréquente dans les affections cérébelleuses. Chez les névropathes, la céphalalgie peut s'accompagner de troubles nerveux et simuler une méningite (méningisme hystérique). Dans la neurasthénie, la douleur est surtout accusée à l'occiput et le malade a la sensation d'un casque sur la tête (douleur en casque).

La *migraine* est une céphalalgie revenant par accès. Une douleur violente, localisée d'un côté du crâne (hémicranie), à la région orbitaire, apparaît dès le réveil. Les sens spéciaux sont hyperesthésiés. La migraine s'accompagne souvent de nausées. Quand, au cours de l'accès, le malade perçoit des scintillements (scotome scintillant), la migraine est dite ophtalmique.

Les *viscéralgies* ou douleurs localisées dans les organes sont fréquentes dans le tabes et les névroses. Les crises gastriques des tabétiques sont caractérisées par des douleurs et des vomissements, les crises intestinales par des douleurs et de la diarrhée. Il existe également des crises vésicales, des crises rectales, des crises laryngées tabétiques. L'angine de poitrine et les crises gastriques sont fréquentes dans le tabes et la maladie de Basedow.

A côté de ces douleurs à caractères précis, il en existe qui présentent des caractères particuliers suivant chaque malade et qui n'existent que dans leur imagination. Ces douleurs ont reçu les noms d'*algies centrales*, ou de *douleurs psychiques*, d'*akinésia algera*. Ces algies n'apparaissent que chez les névropathes et sont fréquentes chez les neurasthéniques et les déprimés.

### C) TOPOGRAPHIE DES TROUBLES DE LA SENSIBILITÉ

Les troubles de la sensibilité générale diffèrent comme topographie suivant que la lésion porte sur les nerfs périphériques, les racines postérieures, la moelle épinière, la protubérance, les pédoncules cérébraux, l'encéphale. La topographie, suivant les cas, est dite : périphérique, radiculaire, médullaire, cérébrale.

1° **Topographie périphérique.** — Les lésions sont superposables aux distributions anatomiques des nerfs, dont les territoires sont indiqués dans les schémas ci-après.

On rencontre les troubles de la sensibilité dans tous les cas de lésions des nerfs (trauma, névrites, polynévrite). Les troubles sont plus accusés à l'extrémité des membres qu'à leur racine, aux membres inférieurs qu'aux membres supérieurs.

2° **Topographie radiculaire.** — Les troubles sensitifs dus aux lésions des racines sont disposés en bandes longitudinales par rapport à l'axe des membres (Thorburn, Scherrington, Kocher). Les territoires des lésions radiculaires sont indiqués dans les schémas ci-après.

Les troubles de la sensibilité cutanée à topographie

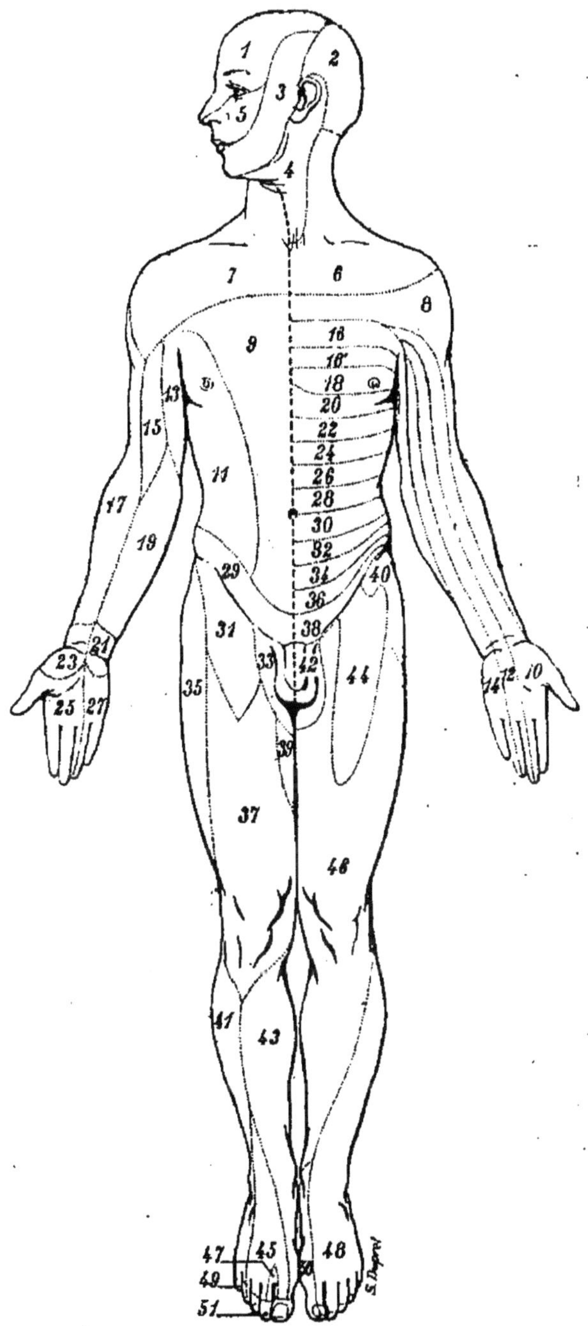


Fig. 12.
Topographie périphérique et radiculaire des troubles de la sensibilité (d'après Dufour).

MOITIÉ GAUCHE, DISTRIBUTION PÉRIPHÉRIQUE.

1, n. ophtalmique.
2, branches postérieures des nerfs cervicaux (nerf sous-occipital).
3, n. maxillaire inférieur.
4, plexus cervical superficiel.
5, n maxillaire supérieur.
7, plexus cervical et n. circonflexe.
9, rameaux perforants antérieurs des nerfs intercostaux.
13 et 15, accessoire du brachial cutané interne.
17, n. musculo-cutané.
19, n. brachial cutané interne.
21, rameau cutané du cubital.
23. rameau cutané du médian.
25, n. médian.
27, n. cubital.
29, grand et petit abdomino-génital.
31, rameau crural du génito-crural.
33, portion génitale des abdomino-génitaux et du génito crural
35, n. fémoro-cutané.
37, n. crural.
39, n. obturateur.
41, n. cutané péronier.
43, n. saphène interne.
45, n. sciatique poplité externe.
47, n. tibial antérieur.
49, n. plantaire externe.
51, n plantaire interne.

MOITIÉ DROITE, DISTRIBUTION RADICULAIRE.

1, 5. 3, territoire du trijumeau.
2, 2e racine postérieure cervicale.
4, 3e — — —
6, 4e — — —
8. 5e — — —
10, 6e — — —
12, 7e — — —
14, 8e — — —
16, 1re racine postérieure dorsale.
16, 2e — — —
18, 3e — — —
20, 4e — — —
22, 5e — — —
24. 6e — — —
26, 7e — — —
28, 8e — — —
30. 9e — — —
32, 10e — — —
34, 11e — — —
36, 12e — — —
38, 1re racine postérieure lombaire.
40 2e racine postérieure lombaire.
42, 3e racine postérieure sacrée.
44. 3e racine postérieure lombaire.
46, 4e racine postérieure lombaire.
48, 5e racine lombaire et 2e sacrée.
50, 1re racine sacrée.

radiculaire se rencontrent toutes les fois que les racines postérieures sont lésées (traumatismes, fractures de la colonne vertébrale, compression, hématomyélie, radiculite).

Dans la paralysie radiculaire du plexus brachial (type supérieur ou de Duchenne-Erb), on observe une anesthésie correspondant aux territoires des 5e et 6e racines cervicales postérieures ; dans le type inférieur

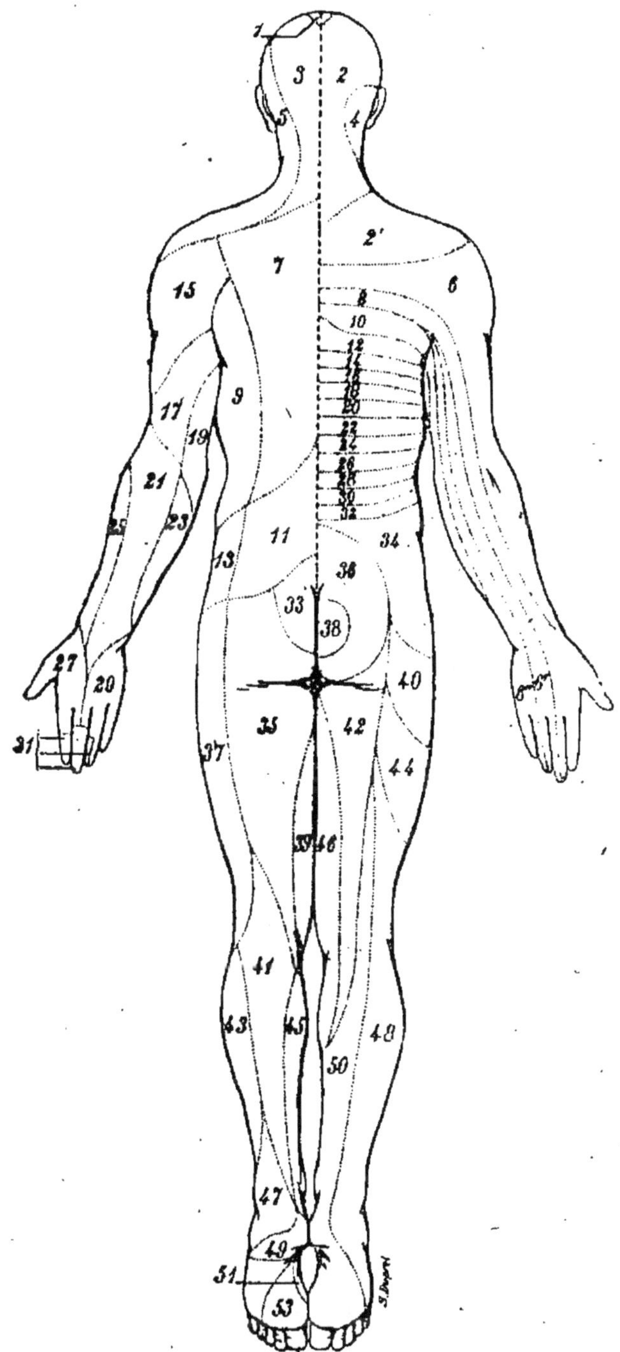


**Fig. 13.**
Topographie périphérique et radiculaire des troubles de la sensibilité (d'après Dufour).

| MOITIÉ GAUCHE, DISTRIBUTION PÉRIPHÉRIQUE. | MOITIÉ DROITE, DISTRIBUTION RADICULAIRE. |
|---|---|
| 3, branches postérieures des nerfs cervicaux (nerf sous-occipital). | 1, 1re racine postérieure cervicale. |
| 5, plexus cervical superficiel. | 2, 2e — — — |
| 7, branches postérieures des nerfs dorsaux. | 2', 4e — — — |
| 9, rameaux latéraux des nerfs intercostaux. | 4, 3e — — — |
| 11, branches postérieures des nerfs lombaires | 6, 5e — — — |
| 13, rameau fessier du grand abdomino-génital. | 6', 7e — — — |
| 15, n. circonflexe. | 6'', 8e — — — |
| 17, branche cutanée interne du radial. | 8, 6e — — — |
| 19, accessoire du brachial cutané interne. | 10, 1re racine postérieure dorsale. |
| 21, branche cutanée externe du radial. | 12, 2e — — — |
| 23, brachial cutané interne. | 14, 3e — — — |
| 25, musculo-cutané. | 16, 4e — — — |
| 27, n. radial. | 18, 5e — — — |
| 29, n. cubital. | 20. 6e — — — |
| 31, n. médian. | 22, 7e — — — |
| 33, branches postérieures sacro-coccygiennes. | 24, 8e — — — |
| 35 n. petit sciatique. | 26, 9e — — — |
| 37, n. fémoro-cutané. | 28, 10e — — — |
| 39, n. obturateur. | 30, 11e — — — |
| 41, branche terminale du petit sciatique. | 32, 12e — — — |
| 43, cutané péronier. | 34, 1re et 2e racine lombaire. |
| 45, n. saphène interne. | 36, 3e racine sacrée. |
| 47, n. saphène externe. | 38, 4e — — |
| 49, tibial postérieur. | 40, 3e racine lombaire. |
| 51, saphène externe. | 42, 2e et 3e racine sacrée. |
| 53, plantaire interne. | 44, 5e racine lombaire. |
| 55, plantaire externe. | 46, 4e — — |
| | 48, 5e — — |
| | 50, 1re racine sacrée. |

ou type Déjerine-Klumpke, l'anesthésie correspond aux territoires de la 8e racine cervicale et de la 1re racine dorsale postérieures. Dans les paralysies radiculaires du plexus lombaire et du plexus sacré, les troubles de la sensibilité ont une topographie spéciale, suivant les racines intéressées (lésions des racines lombaires, sacrées, lésions de la queue de cheval). Dans le tabes on trouve souvent des zones d'anesthésie à topographie radiculaire ; c'est là un point important du diagnostic différentiel entre le tabes et le pseudo-tabes (névrite sensitive). Dans ce dernier, la topographie est périphérique. Les troubles sensitifs de la syringomyélie ont une topographie radiculaire.

3° **Topographie médullaire.** — Elle est variable suivant que la lésion porte sur les cordons postérieurs, sur la substance grise ou sur les deux à la fois, suivant qu'elle intéresse également les racines postérieures.

Une lésion transverse de la moelle (myélite transverse, compression, fracture de la colonne vertébrale) détermine une *paraplégie sensitive*, anesthésie superficielle et profonde des quatre membres et du tronc si la lésion est située au-dessus de la moelle cervicale, anesthésie superficielle et profonde des deux membres inférieurs si la lésion est située au-dessous du renflement cervical de la moelle. La face est indemne.

L'étendue des zones anesthésiées dépend de la hauteur à laquelle se trouve la lésion médullaire. Quand la lésion transversale de la moelle est incomplète, au lieu d'anesthésie, on peut observer des paresthésies (voir p. 16).

Les lésions portant sur la moelle lombo-sacrée intéressent de nombreuses racines qui pénètrent la moelle beaucoup plus haut, car leur direction est très oblique (formation de la queue de cheval) ; les limites de la zone anesthésiée sont toujours beaucoup plus élevées que la région comprimée.

Le diagnostic entre la paraplégie organique et la

paraplégie hystérique est généralement facile. Les troubles moteurs sont plus accusés que les troubles de la sensibilité quand la paraplégie est de cause organique. Dans la paraplégie hystérique, le contraire peut avoir lieu.

Une lésion médullaire *unilatérale* détermine le *syndrome de Brown-Séquard* dont il est impossible de donner l'explication avec les données actuelles de l'anatomie. Ce syndrome, quand il est complet, est ainsi caractérisé :

1° Du côté de la lésion, par une hémiplégie si la lésion est cervicale, par une monoplégie inférieure si la lésion est située au niveau de la moelle dorsale, par de l'hyperesthésie des membres paralysés portant sur tous les modes de la sensibilité, par une bande d'anesthésie au-dessus des régions hyperesthésiées, par une bande d'hyperesthésie au-dessus de la bande d'anesthésie, par la perte du sens musculaire et de la sensibilité osseuse, par une élévation de température dans les régions paralysées.

2° Du côté opposé à la lésion par la perte de la sensibilité tactile, douloureuse et thermique dans les parties symétriques à celles qui sont paralysées de l'autre côté, par la conservation des mouvements volontaires, du sens musculaire et de la sensibilité osseuse, par une bande d'hyperesthésie située au-dessus de la zone anesthésiée.

Quand la lésion intéresse le renflement cervical (origine du grand sympathique), on observe, du même côté que la lésion, du myosis, le rétrécissement de la fente palpébrale, une paralysie des muscles respiratoires.

L'anesthésie peut, dans certains cas, revêtir le caractère de la dissociation syringomyélique (voir p. 15).

Le syndrome de Brown-Séquard s'observe surtout dans les traumatismes portant sur une moitié de la moelle, dans la syringomyélie unilatérale.

Pour certains auteurs, les lésions médullaires portant uniquement sur une tranche de la substance grise détermineraient des zones d'anesthésie spéciale dont les limites seraient perpendiculaires à l'axe des membres (anesthésie en manchette, en gant, en chaussette, etc.).

Il existerait dans la substance grise centrale de la moelle des noyaux superposés correspondant à chaque segment de la surface cutanée. C'est la théorie du *métamérisme médullaire* de Brissaud. Head a édifié une théorie se rapprochant beaucoup de celle de Brissaud. Cet auteur a remarqué que les affections des organes pouvaient déterminer des zones d'anesthésie ou d'hyperesthésie localisées devant les organes atteints (zones de Head) ; cet auteur en donne l'explication suivante : l'irritation des filets sympathiques innervant l'organe lésé serait transmise au segment médullaire correspondant ; cette irritation médullaire se traduirait par des troubles de la sensibilité dans les nerfs périphériques qui correspondent eux-mêmes au segment médullaire.

Pour la plupart des auteurs, « il n'y a pas lieu d'admettre une anesthésie à topographie segmentaire, relevant d'une lésion de la substance grise centrale de la moelle » (Déjerine). Cette topographie ne se retrouverait que dans l'hystérie, et il faut penser à l'association de cette névrose quand on observe la topographie segmentaire au cours d'une affection organique des nerfs périphériques, de la moelle ou de l'encéphale.

4° **Topographie bulbaire.** — Une lésion siégeant dans une moitié du bulbe détermine une hémianesthésie du côté opposé du corps si la lésion est située au-dessus de l'entrecroisement sensitif (fig. 6), et une anesthésie des quatre membres et du tronc si la lésion siège au niveau même de l'entrecroisement des fibres sensitives. Dans ces cas, la face est indemne ; l'anesthésie s'accompagne toujours de troubles moteurs.

5° **Topographie protubérantielle.** — L'anesthésie des membres et du tronc est croisée par rapport à la lésion ; si la lésion intéresse en même temps que le Ruban de Reil les noyaux et les filets radiculaires du trijumeau, on a une *hémianesthésie alterne*, c'est-à-dire une anesthésie de la face située du même côté que la lésion et une anesthésie croisée des membres et du tronc. Les caractères de l'anesthésie sont les mêmes que ceux que l'on observe dans l'anesthésie d'origine cérébrale ou capsulaire (voir plus loin).

On observe parfois dans les lésions de la protubérance une dissociation de la sensibilité. Tous les modes de la sensibilité sont atteints, sauf le sens de position ou sens musculaire, ou bien la dissociation revêt le type syringomyélique et non le type radiculaire (voir p. 16); on constate la conservation de la sensibilité tactile avec perte des sensibilités douloureuse et thermique. Ce fait n'a reçu encore aucune explication.

6° **Topographie pédonculaire.** — L'hémianesthésie revêt les caractères de l'hémianesthésie d'origine cérébrale. Elle s'accompagne presque toujours de la paralysie du nerf moteur oculaire commun et d'hémiplégie. L'hémianesthésie et l'hémiplégie sont croisées par rapport à la lésion, la paralysie du nerf moteur commun est directe (voir syndrome de Weber, p. 80).

7° **Topographie cérébrale.** — L'hémianesthésie d'origine cérébrale occupe la moitié du corps du côté opposé à la lésion. Elle s'accompagne d'hémiplégie. L'anesthésie est plus marquée au membre supérieur qu'au membre inférieur, au tronc et à la face, à l'extrémité des membres qu'à leur racine ; elle porte sur les sensibilités superficielles (tact, douleur, température) et profondes (sens musculaire, sensibilité osseuse), mais ces deux modes de la sensibilité peuvent être atteints d'une façon très inégale. L'hémianesthésie liée aux lésions de la partie de la voie sensitive allant de la couche optique à l'écorce cérébrale atteint parfois tous les modes de la sensibilité. Quand l'hémianesthésie ne les atteint que partiellement, on n'observe jamais la dissociation à type syringomyélique ; la sensibilité profonde, le sens stéréognostique, la sensibilité tactile sont affaiblis, la sensibilité thermique est conservée.

L'hémianesthésie cérébrale peut être due à une lésion siégeant dans la couche optique ou dans la capsule interne, d'où deux désignations de l'anesthésie, l'*anesthésie thalamique* et l'*anesthésie thalamo-capsulaire*.

On admit tout d'abord que, dans les anesthésies *thalamo-capsulaires*, tous les sens spéciaux étaient abolis en même temps que la sensibilité générale (Charcot, Ballet). Actuellement il est démontré que les sens spéciaux ne sont pas touchés dans cette forme, que le carrefour sensitif (1) de Charcot n'existe pas. Du reste,

(1) Charcot admettait que dans le segment postérieur de la

les sens spéciaux ont un centre bilatéral, c'est-à-dire que les excitations unilatérales sont perçues à la fois par l'hémisphère gauche et droit, et il faudrait une lésion bilatérale des centres pour déterminer une abolition des sens spéciaux. Dans les lésions capsulaires et thalamiques, seuls les troubles de la sensibilité générale existent, et encore faut-il que la lésion soit localisée dans le thalamus en avant du pulvinar (Déjerine). Quand l'hémianesthésie sensitivo-sensorielle existe, elle est due à l'hystérie.

Le diagnostic entre une lésion corticale et une lésion capsulaire peut cependant reposer sur les caractères suivants : l'épilepsie partielle, la présence de troubles moteurs dissociés (monoplégie), l'anesthésie à topographie segmentaire (Grasset) sont en faveur d'une lésion corticale.

L'hémianesthésie due à une lésion située en avant du pulvinar dans la partie postérieure et inférieure du noyau externe du thalamus s'accompagne de symptômes spéciaux auxquels on a donné le nom de *syndrome thalamique* (Déjerine et Roussy). Ce syndrome thalamique comprend :

1° Une hémiplégie légère, avec intégrité relative de la face, habituellement sans contracture ; le réflexe de Babinski n'existe pas.

2° Une hémianesthésie superficielle persistante (tact, douleur, température), à caractères organiques, c'est-à-dire qu'elle n'est jamais absolue, qu'elle prédo-

capsule interne passaient les fibres des sensibilités spéciales (ouïe, goût, odorat, vision) et de la sensibilité générale ; il avait donné le nom de *carrefour sensitif* à cette région.

mine à l'extrémité des membres et qu'elle empiète de 1 à 2 centimètres sur le côté sain ; elle s'accompagne toujours de troubles marqués et persistants des sensibilités profondes (articulaire, musculaire, tendineuse, osseuse), de dysesthésies, de paresthésies, de topoesthésies. L'hémianesthésie peut être remplacée par de l'hyperesthésie cutanée.

3° De l'hémiataxie légère et de l'astéréognosie plus ou moins complète.

A ces trois grands symptômes constants s'ajoutent ordinairement :

4° Des douleurs vives du côté hémiplégié, persistantes, paroxystiques, souvent intolérables et ne cédant à aucun traitement analgésique.

5° Des mouvements choréo-athétosiques dans les membres du côté paralysé.

Ce syndrome traduit « une lésion de la couche optique intéressant le noyau externe dans sa partie postéro-externe et prenant en outre une partie des noyaux médian et interne ainsi que le fragment correspondant de la couche interne ».

Les troubles paralytiques dans le syndrome thalamique sont dus à la lésion concomitante de la partie postérieure de la capsule interne (syndrome thalamo-capsulaire); l'ataxie est secondaire aux troubles de la sensibilité profonde, les douleurs subjectives à l'irritation des conducteurs nerveux au niveau de la lésion. Quand la lésion atteint la région postérieure et inférieure de la couche optique, on constate de l'hémianopsie homonyme sans réaction de Wernicke (voir p. 194).

Le diagnostic entre l'hémianesthésie organique et l'hémianesthésie hystérique repose sur les caractères suivants : Dans l'hémianesthésie hystérique, l'anesthésie est totale pour tous les modes de la sensibilité, elle est localisée à toute une moitié du corps ou bien présente une forme segmentaire. L'hystérique n'a pas conscience de son hémianesthésie et se sert de ses membres comme une personne normale ; de plus, il n'y a pas parallélisme entre les troubles moteurs (paralysies, incoordination) et les troubles sensitifs. L'hémianesthésie hystérique s'accompagne de rétrécissement du champ visuel et d'une diminution des sensibilités spéciales (ouïe, goût, odorat). Dans l'hémianesthésie organique, l'anesthésie est moins prononcée, elle est plus accusée au membre supérieur qu'au membre inférieur, au tronc et à la face,plus accusée à l'extrémité des membres qu'à leur racine (Déjerine) ; il y a souvent parallélisme entre les troubles moteurs et les troubles sensitifs. Il n'y a pas de rétrécissement du champ visuel et les troubles des sensibilités spéciales, quand ils existent, sont bilatéraux et jamais aussi prononcés que dans l'hémianesthésie hystérique.

Dans la paralysie générale (méningo-encéphalite diffuse subaiguë, voir p. 309), on trouve des troubles sensitifs plus ou moins diffus, mais ces troubles relèvent tantôt de lésions médullaires ou des racines, tantôt de la déchéance intellectuelle.

### *D*) TROUBLES DE LA SENSIBILITÉ DES APPAREILS PÉRIPHÉRIQUES DES ORGANES DU SENS

1° *Appareil de la vision.* — Les fibres de sensibilité générale du globe oculaire passent par le trijumeau (ganglion de Gasser) et aboutissent à la protubérance, où elles se terminent dans le noyau sensitif du trijumeau. De là partent d'autres fibres qui, après avoir traversé la ligne médiane de la protubérance, vont rejoindre la voie de la sensibilité générale du côté opposé ; dans la zone sensitive de l'écorce, elles aboutissent à la région périrolandique.

L'anesthésie de la cornée et de la conjonctive se rencontre dans l'hémianesthésie hystérique ; on peut la rencontrer également dans l'hémianesthésie de cause cérébrale (lésion de l'écorce, lésion thalamique), mais elle n'est pas persistante, elle disparaît quelques jours après l'éclosion des accidents. L'anesthésie de la cornée et de la conjonctive peut être due à une lésion des nerfs ciliaires, de la branche ophtalmique du trijumeau. Quand la lésion porte sur le ganglion de Gasser ou sur les fibres radiculaires du trijumeau (voir névralgie faciale, p. 424), il se produit une fonte de la cornée qui entraîne une perte plus ou moins complète de la vue (*kératite neuro-paralytique*). Ce trouble peut s'observer au cours d'une hémiplégie alterne (voir p. 121). Dans certains cas de lésion siégeant au niveau du thalamus et de la capsule interne, et portant sur les fibres de la sensibilité générale du globe oculaire, on a signalé une amblyopie due à l'anesthésie de la cornée et de la conjonctive et aux troubles vaso-moteurs concomitants.

2° *Appareils de l'ouïe, du goût et de l'odorat.* — L'anatomie clinique et les troubles de la sensibilité de ces appareils ne présentent rien de particulier.

---

# CHAPITRE II

## SENSIBILITÉ VISUELLE

### § I. — **Anatomie clinique des voies optiques** (fig. 14).

La voie optique sensorielle comprend la rétine, les nerfs optiques (*o*), le chiasma (*ch*), les bandelettes optiques (*ba*), les centres ganglionnaires de la vision, les radiations optiques de Gratiolet (R); elle se termine dans la substance grise corticale formant la scissure calcarine (*c*) (face interne du lobe occipital).

Les fibres visuelles prennent naissance dans la rétine, rayonnent vers la papille. Cette dernière est située en dehors et au-dessus de la *macula lutea* ou tache jaune qui occupe le pôle postérieur du globe oculaire (point de vision centrale). Elles forment ensuite le nerf optique (*o*), dans lequel elles se groupent en trois faisceaux, temporal, nasal et maculaire, correspondant aux régions nasale, temporale et maculaire de la rétine. Au niveau du chiasma, les fibres des nerfs optiques s'entrecroisent en s'entremêlant avec celles du côté opposé, mais leur décussation est incomplète. Les fibres correspondant à la partie nasale de la rétine (faisceau nasal, *fn*) seules s'entrecroisent avec celles du côté opposé et vont former une partie de la bandelette optique du côté opposé. Le faisceau temporal (*ft*) passe directement dans la bandelette du même côté. Quant aux fibres du faisceau maculaire, les unes sont directes et les autres croisées.

La bandelette optique (*ba*) vient se terminer dans les centres ganglionnaires de la vision après s'être divisée en deux branches, l'une interne, l'autre externe. La branche externe se termine dans le corps genouillé externe (A) et le pulvinar (P) (partie postérieure de la couche optique) ; la branche interne se termine dans le tubercule quadrijumeau antérieur (B). Outre le nom de centres ganglionnaires de la vision, on donne encore au corps genouillé externe, au pulvinar et au tubercule quadrijumeau antérieur les noms de *centres optiques inférieurs sous-corticaux* ou *primaires*.

Des centres ganglionnaires optiques partent de nouvelles fibres qui forment les radiations optiques de Gratiolet (R). Elles sont

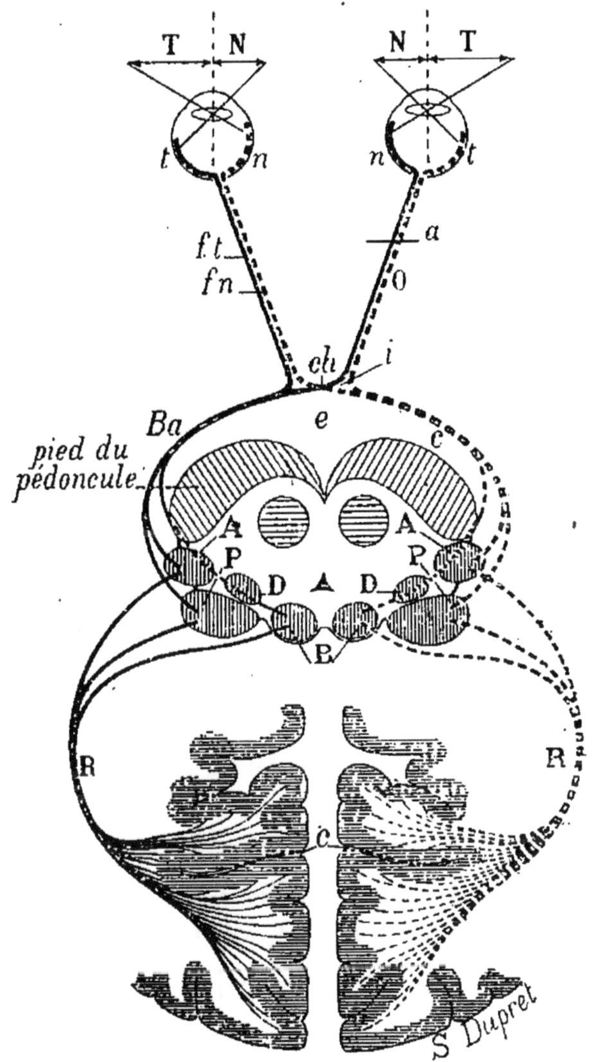


Fig. 14. — *Voies conductrices de la vision.*

O, nerf optique ; *ch.* chiasma optique ; *ba*, bandelettes optiques ; A, corps genouillé externe ; B, tubercule quadrijumeau antérieur ; P, pulvinar ; D, Corps genouillé interne ; R, Radiations optiques de Gratiolet ; C, scissure calcarine (lobe occipital) ; T, portion temporale, et N, portion nasale du champ visuel ; *t*, zone temporale, et *n*, zone nasale de la rétine ; *ft*, faisceau temporal du nerf optique ; *fn*, faisceau nasal du nerf optique. Le faisceau maculaire n'est pas représenté sur le schéma.

d'abord groupées en faisceaux, s'épanouissent ensuite et vont aboutir à la face interne du lobe occipital (cunéus, scissure calcarine, lobule lingual, pointe occipitale).

On donne le nom de *segment antérieur ou extra-cérébral* à la partie des voies optiques comprenant les nerfs optiques, le chiasma et les bandelettes optiques, et le nom de *segment postérieur ou intra-cérébral* aux voies optiques comprenant les radiations optiques de Gratiolet et le centre visuel cortical.

Cette division a une grande importance en clinique, car lorsqu'il s'agit de déterminer le siège d'une lésion des voies optiques, il existe des troubles de la réflectivité pupillaire si la lésion siège dans le segment antérieur en avant des centres ganglionnaires de la vision (centres réflexes) ; les mêmes troubles ne se rencontrent pas si la lésion siège dans le segment postérieur (voir troubles pupillaires, p. 193).

La disposition anatomique des voies optiques entraîne, dans les cas de lésions portant sur ces voies sensorielles, un symptôme particulier : l'*hémianopsie*, que nous décrirons plus loin (p. 41).

## § II. — Examen de la sensibilité visuelle (technique).

L'examen doit porter sur l'acuité visuelle, sur le champ visuel, sur le fond de l'œil.

*a*) **Acuité visuelle.** — On fera lire au malade des lettres de différentes grosseurs placées à des distances variables. L'*amaurose* ou *cécité totale* est la perte complète de la vision : l'*amblyopie* est la diminution de l'acuité visuelle.

*b*) **Champ visuel.** — L'examen du champ visuel se fait à l'aide du *campimètre*. Cet instrument se compose d'un demi-cercle gradué fixé en son milieu sur un pivot. Du côté concave, un peu en arrière du centre, se trouve un appui pour le menton du sujet. On procède ainsi dans l'examen du champ visuel : l'un des deux yeux du sujet est fermé ; on demande au sujet de fixer le centre du demi-cercle et de ne pas le quitter de vue ; on promène sur le cercle un index blanc en commençant par les parties les plus périphériques du cercle et en se rapprochant graduellement du centre ; on demande au sujet de prévenir l'opérateur dès qu'il commence à voir l'objet, même indistinctement. On peut répéter la même expérience plusieurs fois. On opère ensuite de la même façon, le demi cercle étant placé horizontalement, verticalement, obliquement. On note sur un schéma les différents points obtenus et on obtient ainsi les limites du champ visuel de l'œil. A l'état normal, la vision est plus étendue en dehors et en bas qu'en haut et en dedans.

On répète ensuite la même expérience avec des objets colorés. Il y a *achromatopsie* quand le sujet ne distingue pas les couleurs, et *dyschromatopsie* s'il confond les couleurs entre elles. On donne le nom de *daltonisme* à l'achromatopsie et à la dyschromatopsie congénitale.

Au point de vue pathologique, le champ visuel peut être rétréci (*rétrécissement du champ visuel*) régulièrement ou irrégulièrement ; il peut être rétréci par encoches ; la vision peut manquer en un point soit central, soit périphérique (*scotome*), dans une moitié du campimètre (*hémianopsie*).

c) **Aspect du fond de l'œil.** — Cet examen se fait à l'aide de l'ophtalmoscope (1). Il permet de constater l'atrophie, l'œdème, la stase, la congestion, l'étranglement de la papille.

(1) L'examen du fond de l'œil est pratiqué à l'ophtalmoscope suivant une technique spéciale.

## § III. — Troubles de la sensibilité visuelle.

Les troubles oculaires d'origine nerveuse comprennent : 1° les troubles du fond de l'œil ; 2° les troubles résultant de lésions intracraniennes des voies optiques.

1° **Troubles du fond de l'œil.** — Les principales lésions que peut présenter la rétine sont : la dégénérescence des nerfs optiques (atrophie papillaire), la stase papillaire (papille étranglée, papillite), la névrite optique toxi-infectieuse, l'hémorrhagie de la rétine.

L'atrophie papillaire peut être une conséquence tardive des lésions portant sur le nerf optique, sur le chiasma ou les bandelettes optiques ; elle se traduit par le rétrécissement du champ visuel et l'amblyopie. Elle peut être symptomatique d'une affection médullaire, comme nous le montrerons plus loin.

La stase papillaire paraît être due à une augmentation de pression du liquide céphalo-rachidien (œdème lymphatique) ou à l'œdème cérébral. Les sujets n'éprouvent souvent aucun trouble fonctionnel de la vision ; cette lésion a besoin d'être recherchée.

La névrite optique est le résultat d'une localisation spéciale d'une maladie toxique ou infectieuse.

Nous décrirons successivement les troubles du fond de l'œil au cours des maladies des méninges, des maladies de l'encéphale, des maladies médullaires, des névrites et polynévrites.

*a*) *Maladies des méninges.* — La névrite optique et l'atrophie papillaire sont fréquentes au cours de la méningite tuberculeuse. Les troubles oculaires surviennent le plus souvent au cours de la période aiguë de la maladie ; les lésions sont toujours doubles.

Dans les méningites aiguës il y a surtout de la périnévrite accompagnée d'œdème de la papille. L'atrophie de la papille peut succéder à la névrite ; la pupille dans ce cas a des bords déchiquetés et irréguliers ; son aspect diffère totalement de celui qu'elle revêt dans l'atrophie tabétique. L'atrophie papillaire peut être due aussi à la compression du nerf optique par des exsudats de la base du crâne ; dans ce cas, elle survient généralement quelque temps après la méningite.

Des lésions de la papille peuvent encore se rencontrer au cours des méningites suppurées, des méningites chroniques, de la méningite cérébro-spinale épidémique.

b) *Maladies de l'encéphale.* — La fréquence des lésions du fond de l'œil chez les paralytiques généraux n'est pas très précisée ; les moyennes varient de 2 à 80 pour 100. Cette dernière proportion est certainement exagérée. Les lésions consistent surtout en atrophie du nerf optique. L'atrophie papillaire est rarement complète ; les malades succombent avant que la lésion soit assez avancée pour abolir toute perception lumineuse.

Dans les hémorrhagies cérébrales, les lésions rétiniennes sont rares ; cependant on a vu dans quelques cas le sang envahir les gaines du nerf optique ; dans d'autres on a constaté la stase papillaire.

L'embolie de l'ophtalmique peut s'observer en même emps que l'embolie cérébrale.

Les lésions papillaires sont presque constantes dans les tumeurs cérébrales. La tuméfaction de la papille ou stase papillaire est la lésion la plus fréquente.

Cependant l'absence de stase papillaire n'est pas suffisante pour faire écarter le diagnostic de tumeur cérébrale, car ce symptôme oculaire peut apparaître très tardivement ou même manquer totalement. Ordinairement la stase papillaire est double. Elle ne produit que peu de troubles de la vue proportionnellement à la lésion de la papille ; elle peut persister pendant fort longtemps ; elle est plus fréquente dans les tumeurs de la base du cerveau ; elle serait due à l'augmentation de la pression du liquide céphalo-rachidien qui, refoulé dans les gaines du nerf optique, déterminerait un obstacle à la circulation en retour.

c) *Maladies de la moelle.* — 20 à 30 p. 100 des tabétiques présentent de l'atrophie des papilles. C'est entre 40 et 50 ans qu'elle apparaît le plus souvent. L'apparition des troubles oculaires n'influe pas sur les troubles généraux du tabes. L'atrophie des papilles est surtout fréquente au début de l'ataxie et survient avant l'apparition des autres symptômes (période préataxique). A l'ophtalmoscope, la première manifestation de la lésion est une décoloration de la papille. Quand la lésion est plus avancée, la décoloration de la papille est complète : celle-ci apparaît d'un blanc pur, vif, brillant, nacré. La diminution de l'acuité visuelle est le premier symptôme dont se plaint le malade. Quelquefois la vue disparaît dans un œil sans que le malade s'en aperçoive. La durée de l'évolution de l'atrophie est souvent rapide (six mois). Le rétrécissement du champ visuel est un symptôme plus tardif que la diminution de l'acuité visuelle ; il se produit le plus souvent sous forme de secteurs périphériques dont les sommets convergent vers le point de fixation.

Dans la maladie de Friedreich, les troubles visuels sont très rares.

Les troubles oculaires sont fréquents dans l'hérédo-ataxie cérébelleuse. Ils sont dus, dans la plupart des cas, à l'atrophie du nerf optique ; mais celle-ci ne survient que très tardivement.

Galezowski groupe en cinq catégories les troubles oculaires de la sclérose en plaques : l'atrophie complète de la papille, l'atrophie incomplète de la papille, la décoloration du côté temporal, la névrite optique, les troubles visuels sans lésion ophtalmoscopique. La décoloration incomplète et principalement la décoloration du segment temporal de la papille sont les lésions les plus fréquentes. Les troubles fonctionnels consistent surtout en diminution de l'acuité visuelle, scotome central, rétrécissement irrégulier du champ visuel. Ces troubles visuels peuvent être très précoces ; ils procèdent par poussées aiguës interrompues par des périodes de rémission.

Les altérations du fond de l'œil sont rares dans la syringomyélie.

La névrite optique peut survenir au cours de la myélite aiguë ou la précéder ; on ne sait par quel mécanisme une lésion inflammatoire de la moelle peut donner lieu à des altérations du nerf optique ; il est probable qu'il y a concomitance de deux affections ayant même étiologie, mais différant seulement par la localisation de l'agent pathogène. Comme troubles fonctionnels, la diminution de l'acuité visuelle est le symptôme prédominant. A la névrite peut succéder l'atrophie du nerf optique.

Les traumatismes de la moelle peuvent s'accompagner d'hémorrhagies de la rétine.

*d*) *Névrites et polynévrites.* — On ne rencontre pas dans les névrites de symptômes oculaires; il existe cependant une névrite optique toxique, se manifestant surtout par un scotome central.

2° **Troubles résultant de lésions intracraniennes des voies optiques.** — Les lésions portant sur le nerf optique déterminent l'amblyopie (diminution de l'acuité visuelle) et le rétrécissement du champ visuel, quelquefois la cécité. Elles sont généralement unilatérales; l'examen du fond de l'œil permet de constater, quand la lésion est ancienne, une névrite optique.

Toute lésion portant sur les voies optiques entre le chiasma et le centre visuel cortical se traduit par une hémianopsie, symptôme qui demande à être recherché, car souvent les malades n'en ont pas conscience; ils se plaignent seulement que leur vue a baissé.

*De l'Hémianopsie.* — L'hémianopsie est la perte de la vue dans une moitié du champ visuel. La partie de la rétine insensible est croisée par rapport au champ visuel atteint. On donne le nom d'*hémiopie* à la partie du champ visuel conservée.

Une lésion siégeant (en *e* de la fig. 14) dans l'angle antérieur ou l'angle postérieur du chiasma (tumeurs hypophysaires) détermine souvent l'anesthésie des deux moitiés nasales des rétines, d'où hémianopsie bitemporale (perte du champ visuel bitemporal). Quand la lésion atteint un des angles latéraux du chiasma (en *i* du schéma, fig. 14), on observe l'hémianopsie nasale ou interne du côté correspondant à la lésion (anesthésie de la moitié externe de la rétine). L'hémianopsie binasale est très rare, car il faut pour la produire une lésion portant sur les deux angles latéraux du chiasma.

Les hémianopsies correspondant aux moitiés binasales ou bitemporales du champ visuel sont dites *hétéronymes*. Quand l'anesthésie a lieu dans les mêmes moitiés des deux champs visuels, les hémianopsies sont dites *homonymes*. (Ex. : perte des moitiés gauches des deux champs visuels par anesthésie des moitiés droites des rétines.)

L'hémianopsie peut être partielle, c'est-à-dire ne frapper qu'une partie de la moitié du champ visuel. Quand l'hémianopsie ne porte que sur les couleurs, on dit qu'il y a *hémiachromatopsie*.

Les hémianopsies peuvent être basales (lésions des bandelettes optiques), ganglionnaires (lésions des centres ganglionnaires optiques), cérébrales (lésions des radiations optiques, de l'écorce occipitale). Qu'elles soient basales, ganglionnaires ou optiques, les hémianopsies sont toujours homonymes. A une lésion de la voie optique du côté gauche correspond une anesthésie des moitiés gauches des rétines, par conséquent une perte des moitiés droites des champs visuels. « La lésion est croisée par rapport au champ temporal perdu » (Déjerine).

Les hémianopsies ganglionnaires s'accompagnent fréquemment d'hémiplégie et d'hémianesthésie croisées des membres (lésion des voies motrices et de la sensibilité générale dans la région sous-optique).

Dans les hémianopsies sous-corticales (lésion des radiations de Gratiolet) et corticales, le fond de l'œil reste toujours normal. Quand la lésion du lobe occipital gauche est étendue, on constate que les malades sont atteints en même temps de cécité verbale (lésion des fibres du pli courbe gauche (voir p. 214).

Quand les lésions sont doubles et atteignent les deux centres corticaux de la vision, elles déterminent la cécité, mais celle-ci n'est jamais complète. Au bout d un certain temps, la *macula* redevient sensible. On donne l'explication suivante à ce phénomène: les fibres rétiniennes de la *macula* entrent en relations avec toute l'aire corticale (Vialet), et comme elles se sont incomplètement décussées au niveau du chiasma, il suffit qu'il existe une petite région restée saine dans une des deux sphères visuelles pour que la *macula* reste sensible. Cet entrecroisement incomplet du faisceau maculaire explique également pourquoi, dans les hémianopsies, la vision centrale est toujours conservée. Le côté sain supplée au côté lésé.

Dans les lésions bilatérales des lobes occipitaux, on peut encore observer la *cécité corticale*. Les sujets atteints de ce trouble voient encore, mais ils ne reconnaissent plus les objets qu'ils croient voir pour la première fois (perte des souvenirs visuels).

L'examen des réflexes pupillaires permettra dans tous les cas de localiser la lésion, soit sur le segment antérieur, soit sur le segment postérieur de la voie optique. Quand la lésion porte sur le segment antérieur, les réflexes pupillaires sont abolis; ils sont conservés quand la lésion est localisée sur les radiations optiques ou au niveau du lobe occipital (voir p. 193, réflexes pupillaires).

# CHAPITRE III

## SENSIBILITÉ AUDITIVE

### I. — Anatomie clinique des voies auditives (Fig. 15.)

Le trajet des voies acoustiques est très compliqué ; bien des points en sont encore obscurs. Actuellement, il est admis que les impressions transmises par le nerf cochléaire suivent trois voies différentes pour atteindre l'écorce cérébrale. Une première voie est directe, les deux autres sont croisées.

*a*) Première voie (directe). Elle comprend le ganglion de Corti (*a*) compris dans le limaçon, la branche cochléaire du nerf acoustique (*b*), le tubercule latéral (*c*), les stries acoustiques dorsales directes (*d*) qui vont se joindre au Ruban de Reil médian du même côté qui est formé par les fibres de la sensibilité générale (voir p. 2) ; les fibres auditives vont s'accoler à la partie externe du Ruban de Reil médian et contribuent à former le Ruban de Reil latéral (1). Les fibres acoustiques suivent ensuite le même trajet que le Ruban de Reil médian, et aboutissent au tubercule quadrijumeau postérieur (*f*), passent ensuite par le bras du tubercule quadrijumeau postérieur qui aboutit au corps genouillé interne (*h*) ; les fibres vont se joindre à celles de la capsule interne et se terminent dans le lobe temporal (*T*) (partie moyenne de la 1re et de la 2e circonvolution temporale).

*b*) Deuxième voie (croisée). Les fibres suivent la même voie que la première jusqu'au tubercule latéral (*c*), passent ensuite sur le plancher du quatrième ventricule où elles forment les stries acoustiques dorsales croisées (*d'*) ; les stries pénètrent dans le bulbe au niveau du sillon longitudinal médian du bulbe et vont s'accoler à la partie externe du Ruban de Reil médian du côté opposé ; elles

(1) Voir figures 2 et 3.

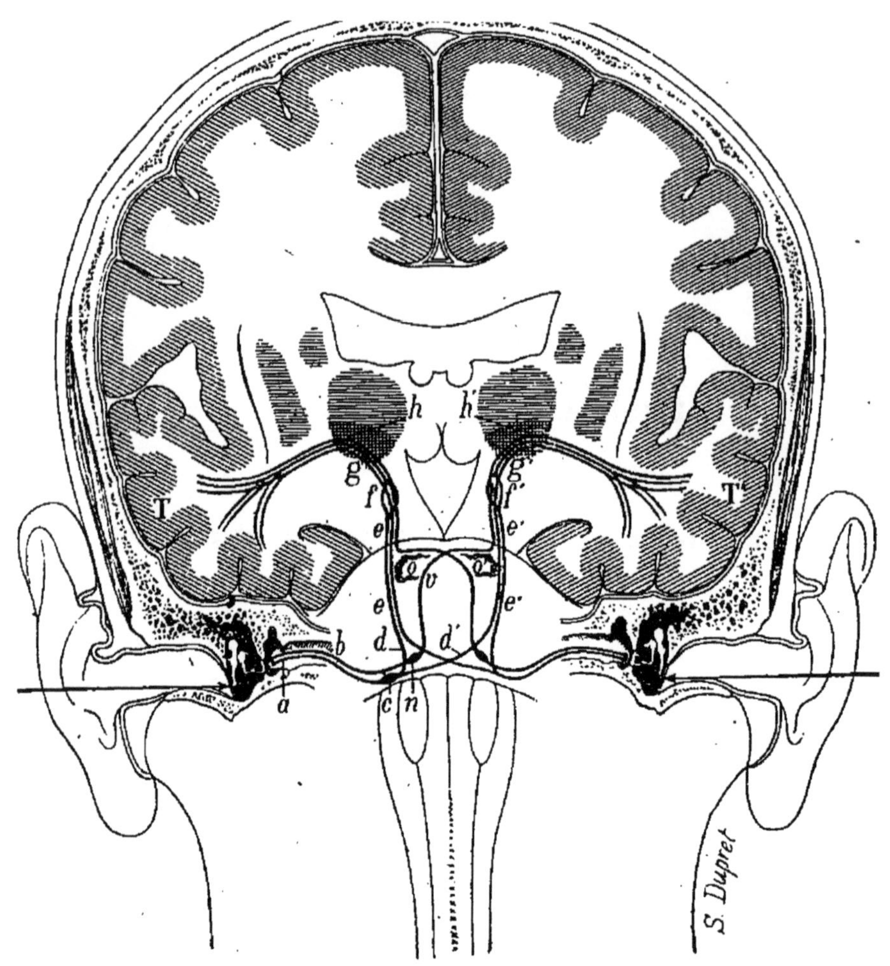


Fig. 15. — *Voies acoustiques.*

*1re voie.* — *a*, ganglion de Corti ; *b*, branche cochléaire du nerf acoustique ; *c*, tubercule latéral ; *d*, stries acoustiques dorsales directes ; *e*, Ruban de Reil latéral (du même côté) ; *f*, tubercule quadrijumeau postérieur . *g*, bras du tubercule quadrijumeau postérieur ; *h*, corps genouillé interne ; T, lobe temporal.

*2e voie.* — *a*, ganglion de Corti ; *b*, branche cochléaire du nerf acoustique ; *c*, tubercule latéral ; *d*, stries acoustiques dorsales croisées ; *e'*, Ruban de Reil latéral (du côté opposé) ; *f*, tubercule quadrijumeau postérieur ; *g'*, bras du tubercule quadrijumeau postérieur ; *h'*, corps genouillé interne ; T', lobe temporal.

*3e voie.* — *a*, ganglion de Corti ; *b*, branche cochléaire du nerf acoustique ; *n*, noyau accessoire ; *v*, corps trapézoïde ou faisceau acoustique ventral croisé ; *o*, et *o'*, olives supérieures ou protubérantielles ; *e'*, Ruban de Reil latéral ; *f* , tubercule quadrijumeau postérieur ; g , bras du tubercule quadrijumeau postérieur ; *h'*, corps genouillé interne ; T', lobe temporal.

forment ainsi une partie du Ruban de Reil latéral du côté opposé (é) ; les fibres suivent ensuite la même voie que celles de la voie précédente.

c) Troisième voie (croisée). Elle comprend le ganglion de Corti, la branche cochléaire du nerf acoustique et vient aboutir au noyau accessoire (n); de ce noyau partent des fibres qui en s'entrecroisant avec celles du côté opposé forment le corps trapézoïde ou faisceau acoustique ventral croisé (v), passent devant l'olive supérieure ou protubérantielle (o), traversent la ligne médiane et vont rejoindre la partie externe du Ruban de Reil médian

*Décussation des voies acoustiques.* - Chaque nerf acoustique est en rapport avec les deux hémisphères ; il est bien difficile de préciser si les voies acoustiques croisées sont plus importantes que les directes. Il faut pour produire la surdité soit une lésion des deux nerfs cochléaires, soit une lésion bilatérale des sphères auditives. Il existe des observations de destruction de la sphère auditive droite sans déficit marqué de l'audition ; ces cas montrent que les voies acoustiques croisées et directes ont certainement toutes deux une grande importance.

Il n'existe pas moins de trois décussations des fibres acoustiques sur leur trajet allant du tubercule latéral du bulbe au tubercule quadrijumeau postérieur. La première décussation est formée par les stries acoustiques dorsales croisées qui s'entrecroisent au niveau du raphé du bulbe. La deuxième décussation a lieu au niveau des olives supérieures. A ce niveau il existe un système d'association entre les deux olives très important. Comme chaque olive est le siège d'un relais pour les voies acoustiques, les fibres de cette voie subissent une décussation à ce niveau. Le troisième système de décussation est situé au niveau même des tubercules quadrijumeaux postérieurs. Ce système est beaucoup moins important que les précédents. Quelques fibres des voies acoustiques d'un côté vont se terminer dans le tubercule quadrijumeau du côté opposé.

Certaines anomalies peuvent se produire dans ces systèmes de décussation. Chez l'homme les stries acoustiques dorsales croisées peuvent faire défaut, et il ne faudrait pas sur le cadavre conclure de leur absence à la surdité du sujet.

*Voie réflexe acoustique.* — Les voies optiques viennent s'interrompre dans le tubercule quadrijumeau antérieur, les voies acoustiques dans le tubercule quadrijumeau postérieur. Ces deux grandes voies importantes entrent en connexion au niveau de ces tubercules ; une même voie descendante réflexe commune aux deux voies acoustique et optique met les deux sens de la vue et de l'ouïe en rapport avec les noyaux moteurs des muscles des yeux, des oreilles, de la tête. La voie descendante réflexe vient aboutir en effet aux noyaux des III^e^, IV^e^ et VI^e^ paires. Outre cette voie réflexe, les voies acoustiques présentent des rapports spéciaux avec le noyau du facial et du nerf moteur oculaire externe par l'intermédiaire de certaines fibres du corps trapézoïde qui vont aboutir aux noyaux d'origine de ces nerfs craniens.

## § II. — **Examen de l'audition.**

On recherchera l'acuité auditive de la façon suivante : on fera entendre au sujet alternativement à gauche et à droite le bruit d'une montre, et on notera à quelle distance le bruit est encore perçu. Si le sujet présente de la surdité ou une diminution de l'acuité auditive, on recherchera si celle-ci est due à une lésion du conduit auditif externe (examen du fond de l'oreille) ou à une lésion portant sur les voies auditives.

A l'état normal, le pied d'un diapason vibrant placé sur le sommet du crâne est entendu pendant un certain temps (perception osseuse); dès que le sujet ne l'entend plus, si on approche le diapason de l'oreille (perception aérienne), les vibrations sont encore perçues. C'est là l'épreuve positive de Rinne, et en terme courant, le *Rinne positif*. Si le Rinne positif s'accompagne d'une diminution de l'acuité auditive (hypoacousie), on déduira que l'oreille interne est intéressée. Quand la perception osseuse est conservée plus longtemps que la perception aérienne, on en déduira qu'il existe une altération de l'appareil de transmission sans lésion du nerf auditif; on dit alors que le *Rinne est négatif*.

Dans l'*épreuve de Weber*, on applique le pied d'un diapason vibrant sur le vertex ; si le sujet est atteint de surdité unilatérale par lésion de l'appareil de transmission sans lésion du nerf auditif, il entendra le son du diapason du côté malade ; si le sujet est atteint de lésion de l'appareil de perception, il n'entendra pas le son du diapason du côté malade.

### § III. — Troubles de la sensibilité auditive.

Ils comprennent les troubles subjectifs et les troubles objectifs.

*a*) **Troubles subjectifs.** — Ils consistent en bourdonnements, sifflements, etc. Ils se rencontrent dans les lésions de l'oreille moyenne et de l'oreille externe. En pathologie nerveuse, on peut les rencontrer comme symptôme prémonitoire des crises épileptiques (aura) ; le sujet perçoit un sifflement et perd connaissance. Les neurasthéniques se plaignent souvent de bourdonnements d'oreilles plus ou moins continus.

Les troubles subjectifs de l'ouïe peuvent avoir pour cause soit l'hypertension du liquide céphalo-rachidien, soit l'irritation des voies acoustiques.

*b*) **Troubles objectifs.** — Dans la paralysie faciale, quand la lésion siège au-dessus du ganglion géniculé, les perceptions auditives sont douloureuses (paralysie des muscles de l'étrier et du marteau).

Dans la surdité hystérique, on ne constate aucune lésion matérielle des voies auditives ; la surdité hystérique est généralement unilatérale ; elle apparaît et disparaît brusquement.

La surdité peut être due à des lésions bilatérales des sphères auditives (lobes temporaux) ; à la lésion des voies auditives dans leur trajet cérébral et extra-cérébral. Quand la lésion siège au niveau de la protubérance, on peut constater la surdité du côté de la lésion et une paralysie des membres du côté opposé (*paralysie alterne ou croisée auditive*).

La surdité peut, dans certains cas, être due à l'hypertension du liquide céphalo-rachidien qui comprime le nerf auditif dans le conduit auditif interne.

La surdité survenant chez des enfants âgés de moins de huit ans produit la surdi-mutité. Généralement la surdité, dans ces cas, est le résultat de lésions méningées qui ont laissé après elles une sclérose des deux nerfs auditifs ; plus rarement elle est due à des lésions bilatérales des sphères auditives corticales (lobes temporaux).

---

# CHAPITRE IV

## SENSIBILITÉ VESTIBULAIRE

### § I. — Anatomie clinique des voies vestibulaires (Fig. 16).

La voie vestibulaire est la voie que suivent les sensations qui ont leur point de départ dans les canaux semi-circulaires et qui concourent à la représentation mentale de la position occupée par notre corps dans l'espace.

Les fibres issues des canaux semi-circulaires forment la racine vestibulaire du nerf auditif (fig. 16); sur son trajet se trouve le ganglion de Scarpa ; elle pénètre dans le bulbe au même point que la branche cochléaire du nerf auditif, mais ses fibres prennent immédiatement une autre direction ; elles se dirigent vers le noyau de Deiters (2) situé au niveau de l'angle externe du quatrième ventricule. Une partie des fibres s'y termine ; une autre partie, la plus importante, se coude brusquement en bas et descend dans le bulbe ; elle forme la partie descendante du nerf vestibulaire ou racine de Roller (3) ; une troisième partie, après avoir atteint le noyau de Deiters, se coude en arrière, suit le pédoncule cérébelleux supérieur et forme une partie des fibres semi-circulaires internes du cervelet (4).

Il est probable que du noyau de Deiters partent d'autres fibres (5) qui montent vers le cerveau en allant rejoindre le Ruban de Reil médian du côté opposé (voie de la sensibilité générale).

Le noyau de Deiters entre en connexion par des fibres d'association avec le noyau du nerf moteur oculaire externe et le noyau du nerf moteur oculaire commun ; par sa racine descendante, le nerf vestibulaire est en rapport avec les nerfs bulbaires (voies réflexes).

A l'état normal, les irritations des canaux semi-circulaires sont provoquées par le déplacement du liquide qu'ils contiennent sous l'influence des mouvements de translation de notre corps. Tout déplacement de

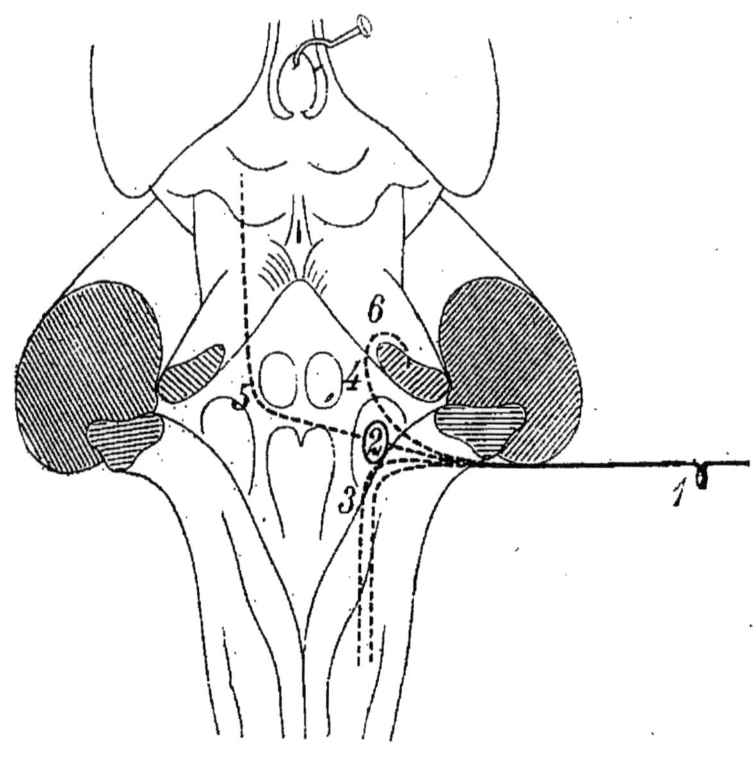


FIG. 16. *Voie vestibulaire.*

1, Partie du nerf auditif comprenant la branche vestibulaire et le ganglion de Scarpa ; 2, noyau de Deiters ; 3, fibres descendantes formant la racine descendante du nerf vestibulaire ou racine de Roller ; 4, fibres allant dans le pédoncule cérébelleux supérieur ; 5, fibres allant rejoindre le Ruban de Reil médian ; 6, pédoncule cérébelleux supérieur.

notre tête et de notre corps est ainsi enregistré et transmis au sensorium par la voie vestibulaire.

La perception des mouvements actifs ou passifs d'une partie du corps est transmise au sensorium par la sensibilité musculaire et articulaire, par la sensibilité périphérique (tactile, osseuse), par la sensibilité visuelle.

Les mouvements de translation de la totalité de notre corps sont perçus par l'intermédiaire de l'appareil vestibulaire (canaux semi-circulaires).

## § II. — Examen de la sensibilité vestibulaire (technique).

Pour étudier la sensibilité vestibulaire on se sert d'un appareil de centrifugation consistant en une planche horizontale pivotant autour d'un axe vertical. Le sujet, les yeux bandés, est placé sur le plancher, le dos situé le long de l'axe central. On imprime un mouvement de rotation à l'appareil ; à l'état normal, le sujet a la sensation que son corps tourne et désigne le sens de la rotation. Après un certain nombre de tours, si on arrête l'appareil, il a la sensation de tourner dans le sens contraire au sens primitif. Les yeux sont animés de *nystagmus* (voir p. 200).

Quand l'appareil vestibulaire ne fonctionne pas d'un côté du corps, le sujet n'a pas soit la sensation de tourner, soit la sensation illusoire consécutive à la rotation.

La lésion des canaux semi-circulaires, même si elle n'existe que d'un côté du corps, entraîne des troubles de l'équilibre très accentués (voir troubles de l'équilibre, p. 105).

On peut encore se rendre compte de l'état du fonctionnement de l'appareil vestibulaire par les modifications que subit le nystagmus provoqué sous l'influence d'excitations déterminées par certains procédés au niveau des canaux semi-circulaires.

Le nystagmus provoqué est un réflexe de l'oculomotricité que l'on rencontre au cours des excitations de l'appareil labyrinthique.

Le nystagmus peut se produire suivant l'un des trois plans occupés par les trois canaux semi-circulaires. On décrit un nystagmus horizontal (canal semi-circulaire à plan horizontal), un nystagmus vertical (plan sagittal), un nystagmus rotatoire (plan transversal ou frontal).

Le nystagmus labyrinthique est composé d'un mouvement lent et d'un mouvement rapide dans le sens opposé. Le sens du mouvement rapide sert à désigner la variété de nystagmus qui peut être à droite, à gauche, en haut, en bas, etc. L'amplitude des secousses rapides est augmentée dans la position extrême du regard de côté et l'effort de fixation.

On peut faire apparaître le nystagmus labyrinthique par les procédés suivants ; la rotation (nystagmus giratoire), les variations thermiques (nystagmus calorique), le courant galvanique (nystagmus galvanique), la compression de l'air dans le conduit auditif.

Les deux procédés les plus pratiques sont la rotation suivant la méthode indiquée plus haut et les variations thermiques.

**Nystagmus giratoire.** — Quand on ne possède pas d'appareil de centrifugation, on peut employer pour le rechercher un tabouret de piano avec dossier. A l'état normal, après la rotation, il se produit du nystagmus. Chez un sujet atteint d'une lésion du labyrinthe, ce réflexe manque.

**Nystagmus calorique.** — Ce réflexe est des plus faciles à provoquer. Voici la technique donnée par Lombard et Halphen : « On injecte dans le conduit auditif, au moyen d'une fine canule dite canule de Hartmann, une quantité d'eau au-dessous de 37° et même glacée ou au-dessus de 37°, suffisante pour provoquer l'apparition du réflexe. La canule est donc reliée par un tube de caoutchouc à un ballon de caoutchouc ou à un réservoir quelconque. L'injection est faite sans aucune espèce de pression que celle nécessitée par l'établissement du courant du liquide. L'épreuve peut être conduite sur le malade couché, ce qui la rend d'une application particulièrement favorable aux investigations cliniques. Il est important de noter que le réflexe apparaît plus vite et bien plus intense quand on utilise l'eau froide. » L'eau chaude ou l'eau froide agit en provoquant dans le vestibule un courant liquide (liquide endolymphatique) résultant des différences de densité déterminées par le refroidissement ou l échauffement. A l'état normal, l'injection d'eau froide dans l'oreille droite provoque un nystagmus à gauche, l'injection d'eau chaude un nystagmus à droite, et *vice versa*.

## § III. — Des troubles de la sensibilité vestibulaire. Des vertiges.

Toute lésion portant sur la voie labyrinthique, c'est-à-dire sur les canaux semi-circulaires, sur le nerf vestibulaire, sur le bulbe, le cervelet et les pédoncules cérébelleux supérieurs, sur les voies centrales vestibulaires allant à l'écorce cérébrale, détermine un trouble particulier, une sensation vertigineuse qui entraîne des troubles de l'équilibre ; on constate de plus, soit du nystagmus spontané s'il y a lésion irritative de l'appareil vestibulaire, soit l'absence du nystagmus provoqué si le labyrinthe est détruit. Le nystagmus est ainsi un des symptômes principaux d'une lésion siégeant sur le trajet de la voie vestibulaire et acoustique.

## DES VERTIGES.

Le vertige est une erreur de sensation sous l'influence de laquelle le malade a l'illusion que lui-même ou les objets extérieurs sont entraînés dans un mouvement giratoire.

On décrit les variétés suivantes de vertiges.

1° **Vertige d'origine périphérique ou sensorielle.** — Le vertige apparaît surtout dans les lésions de l'appareil vestibulaire, dans les paralysies oculaires, dans les troubles de la sensibilité générale.

*a*) ***Vertige auriculaire ou labyrinthique.*** —Le vertige auriculaire forme le principal symptôme d'une affection caractérisée par la lésion ou l'irritation des canaux semi-circulaires et qui a reçu les désignations suivantes : *maladie de Ménière, vertige de Ménière, syndrome de Ménière.* Le sujet a la sensation d'osciller, de tituber ou de tourner autour d'un axe transversal ; les troubles surviennent par accès et sont précédés de la sensation toute subjective d'un bruit strident. Le sujet présente en outre de la surdité ou de l'hypoacousie. Les symptômes secondaires consistent en vomissements, nausées, diarrhée, nystagmus. On décrit au vertige de Ménière les formes suivantes : 1° la forme apoplectiforme est provoquée par une hémorrhagie labyrinthique ; elle peut être secondaire ou non à un traumatisme ; 2° la forme intermittente ; les crises sont isolées ; 3° la forme chronique avec paroxysmes ; les crises se succèdent sans être séparées par des rémissions ; 4° la forme atténuée ; c'est la forme la plus commune ; les malades se plaignent d'un simple éblouissement se produisant souvent à l'occasion des mouvements ; 5° les formes frustes, dans lesquelles l'un des éléments primordiaux du syndrome fait défaut ; 6° la forme psychique caractérisée par l'association au syndrome de Ménière de troubles psychiques consistant en troubles du caractère, de l'émotivité (idées mélancoliques, hypochondriaques, phobies, etc.).

Les termes de vertige de Ménière ou de maladie de Ménière sont impropres, car le syndrome peut être provoqué par des affections bien différentes de l'oreille externe, de l'oreille moyenne, de l'oreille interne, du nerf acoustique (partie vestibulaire). Le syndrome de Ménière peut se rencontrer dans le tabes, dans la sclérose en plaques à localisation bulbaire.

Le syndrome de Ménière ne doit pas être confondu avec le *syndrome vestibulaire de Raymond*. Le vertige de Ménière est dû à une irritation labyrinthique, le syndrome vestibulaire à un défaut d'excitation. Le sujet atteint de ce dernier syndrome n'éprouve pas de vertige illusoire après avoir été soumis à un mouvement de rotation.

Le *mal de mer* est produit par les oscillations continues du corps qui entraînent des changements de pression incessants du liquide endolymphatique des canaux semi-circulaires. Quand le mal de mer apparaît chez des sujets au moment même où ils mettent le pied sur le bateau, il s'agit dans ce cas de vertige névropathique.

*b*) *Vertige visuel.* — Il est la conséquence de la diplopie (fausse projection du champ visuel) et se rencontre surtout dans les paralysies ou les contractures des muscles de l'œil. Il disparaît quand l'œil atteint de diplopie est fermé. Le vertige visuel est très fréquent chez les sujets atteints de nystagmus. Pour certains auteurs, le nystagmus serait la cause même du vertige en déterminant la perception de mouvements illusoires des objets.

Le vertige visuel peut encore être déterminé par la vue d'un objet volumineux animé d'un mouvement de rotation (manèges forains) ; pour voir un tel objet, les yeux sont animés de mouvements latéraux alternatifs rapides (nystagmus). Le vertige peut apparaître également quand nos sensations visuelles sont fréquemment interrompues.

*c*) *Vertige dans les troubles de la sensibilité générale.* — Les troubles de la sensibilité déterminent surtout des troubles de l'équilibration, mais ils peuvent s'accompagner de sensation de chute. Dans le tabes, le vertige est fréquent ; dans certains cas il doit être rapporté à la lésion de l'appareil vestibulaire ou à des lésions de l'appareil visuel.

2° **Vertiges d'origine centrale.** — Le vertige est un des symptômes fréquents des tumeurs cérébrales et cérébelleuses, mais on peut le rencontrer dans un très grand nombre d'affections cérébrales : hémorrhagie cérébrale, ramollissement cérébral, anémie cérébrale (artério-sclérose, syphilis cérébrale), congestion cérébrale ; on peut le rencontrer dans toutes les affections cérébrales qui s'accompagnent d'augmentation de la pression du liquide céphalo-rachidien.

Le vertige épileptique a un début brusque et est

accompagné fréquemment de mouvements convulsifs.

Le vertige peut apparaître au cours de lésions bulbaires intéressant le noyau de Deiters (*syndrome du noyau de Deiters*); généralement d'autres symptômes dus à la lésion concomitante soit des noyaux bulbaires voisins, soit des voies motrices et sensitives, soit des nerfs bulbaires, permettent le diagnostic.

3° **Vertiges réflexes.** — Les deux formes les plus communes sont le vertige stomacal et le vertige laryngé.

a) *Vertige stomacal.* — Il apparaît à jeun ou plusieurs heures après les repas ; il s'accompagne de douleurs épigastriques, d'éructations et souvent de vomissements ; l'estomac est atteint de dilatation. Le vertige stomacal provoque rarement la chute du malade.

b) *Vertige laryngé.* — Le malade éprouve une sensation de chatouillement à la gorge qui entraîne une toux sèche, de la dyspnée. Le vertige apparaît ensuite et s'accompagne parfois de perte de connaissance et de mouvements convulsifs. Il est fréquent dans le tabes et les affections laryngées.

4° **Vertiges névropathiques.** — Le vertige se rencontre dans la neurasthénie, dans l'hystérie, dans les obsessions et l'anxiété, où il prend le nom de vertige mental (1). Le mal de montagne ou vertige des hauteurs serait surtout un phénomène d'auto-suggestion déterminé par la peur du danger. Il est probable cependant que la vue d'objets éloignés et placés dans une position inaccoutumée joue un certain rôle. Ce vertige serait plutôt un vertige réflexe d'origine visuelle.

(1) Voir L. Marchand, *Manuel de médecine mentale*. Doin, éd., 1908, p. 223.

5° **Vertiges dans les maladies générales.** — Le vertige se rencontre dans toutes les maladies infectieuses et surtout dans la fièvre typhoïde, dans la goutte, le diabète, dans les intoxications (tabagisme, morphinisme, alcoolisme).

6° **Vertige voltaïque.** — Chez les sujets normaux, si on applique au niveau des tempes ou des apophyses mastoïdes les deux électrodes d'un courant galvanique, il se produit une sensation vertigineuse avec inclinaison de la tête du côté du pôle positif. Dans les cas de surdité complète d'origine organique, Babinski a montré que ces réactions n'existaient pas, qu'au contraire on les observait dans la surdité hystérique.

---

# CHAPITRE V

## SENSIBILITÉ GUSTATIVE

### § I. — Anatomie clinique des voies gustatives.

(Fig. 17 et 18.)

Le glosso-pharyngien (IXe paire) et le lingual, branche du nerf trijumeau, sont les deux principaux nerfs du goût.

Le glosso-pharyngien (fig. 17, 18), sur le trajet duquel se trouvent le ganglion d'Andersch et le ganglion d'Ehrenritter, arrive au bulbe au niveau du sillon latéral ; dans le bulbe, les filets du glosso-pharyngien se divisent en deux branches terminales, l'une ascendante, l'autre descendante. La branche ascendante, très courte, vient se terminer dans le noyau dorsal (1, fig. 18), la branche descendante dans le noyau du faisceau solitaire (2) ; le noyau dorsal est situé au niveau de l'aile grise du quatrième ventricule, le noyau du faisceau solitaire longe le côté interne des corps restiformes ; la partie supérieure seule de ce noyau est en rapport avec le glosso-pharyngien ; sa partie inférieure est en rapport avec le pneumogastrique.

Le nerf lingual est une branche du nerf maxillaire inférieur, troisième branche du nerf trijumeau ; mais les filets gustatifs contenus dans le nerf lingual lui viennent d'une anastomose avec le facial qui constitue la corde du tympan ; la corde du tympan aboutit au noyau géniculé, et de là les fibres gustatives forment le nerf intermédiaire de Wrisberg (*n*), portion sensitive du nerf facial. Le nerf intermédiaire pénètre dans le bulbe au niveau de la fossette latérale et vient aboutir à la partie supérieure du noyau dorsal (1) et du noyau du faisceau solitaire (2), noyaux qui sont déjà en relation avec le glosso-pharyngien.

Du noyau dorsal et du noyau du faisceau solitaire partent des fibres qui traversent la ligne médiane du bulbe et se joignent après décussation à la voie sensitive centrale (Ruban de Reil médian) où elles se mêlent avec les autres fibres de la sensibilité générale (fig. 2, 3, 4).

Les fibres gustatives montent en suivant la voie de la sensibilité générale (3, fig. 18), jusqu'au thalamus (région postérieure et inférieure), passent ensuite à la partie la plus reculée et la plus interne

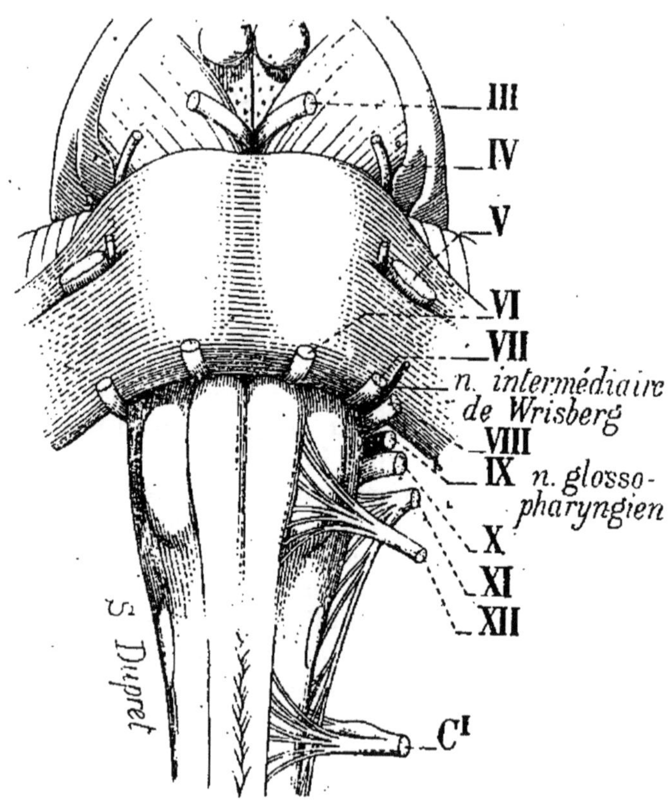


Fig. 17. — Face antérieure du bulle et de la protubérance. Origines apparentes des nerfs craniens.

de la capsule interne et vont aboutir aux lobes temporo-sphénoïdaux pour les uns, à la partie moyenne de la circonvolution de l'hippocampe pour d'autres ; le centre du goût paraît avoir une grande étendue.

Le glosso-pharyngien contient les fibres sensorielles de la muqueuse du tiers postérieur de la langue jusqu'au V lingual, le nerf lingual celles de la muqueuse de la face inférieure de la pointe de la langue et des deux tiers antérieurs de la face supérieure.

Outre les fibres sensorielles, le glosso-pharyngien contient les fibres sensitives du tiers postérieur de la langue; la corde du tympan contient principalement des fibres gustatives et seulement quelques fibres de sensibilité générale ; le lingual contient surtout

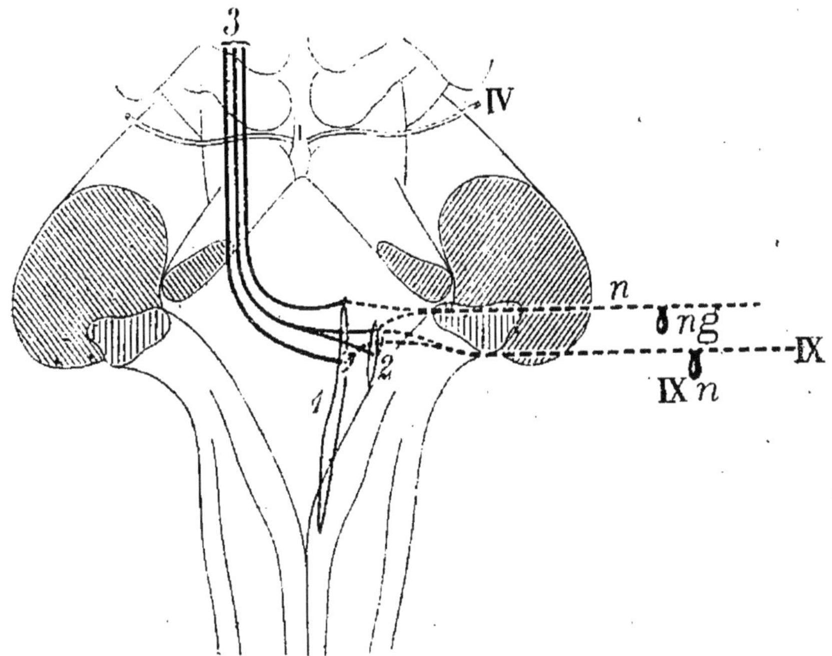


Fig. 18. — Plancher du quatrième ventricule (schéma de la voie gustative), *n*, nerf intermédiaire de Wrisberg ; *ng*, ganglion géniculé ; IX, nerf glosso-pharyngien ; IX *n*, ganglion d'Andersch. 1, Noyau dorsal ou de l'aile grise ; 2, noyau du faisceau solitaire.

les fibres de sensibilité générale des deux tiers antérieurs de la langue.

Le siège du goût est ainsi précisé par Toulouse et Vaschide : « Toutes les parties de la muqueuse buccale peuvent avoir des sensations gustatives. Toutefois, les lèvres, les gencives, les joues, les dents, ne perçoivent que les sensations acides. Comme ces parties ne sont pas innervées par des nerfs sensoriels, on peut se demander si la sensation d'acide est une véritable saveur ou bien une modalité de la sensibilité tactile. Les saveurs salées, sucrées et amères sont perçues par les autres parties de la muqueuse buccale et notamment par la langue et l'isthme du gosier... Le tiers antérieur de la langue sent mieux le salé, le sucré et l'acide ; la base sent mieux l'amer. »

En résumé, le glosso-pharyngien est surtout le nerf qui conduit les impressions amères (1/3 postérieur de la langue) ; le lingual, par ses fibres passant par la corde du tympan, le ganglion géniculé et le nerf intermédiaire de Wrisberg, est surtout le nerf conducteur des impressions salées, sucrées et acides (2/3 antérieurs de la langue).

## § II. — Examen de la sensibilité gustative (technique).

On préparera des solutions salées, acides, sucrées et amères. Les solutions salées seront faites avec du chlorure de sodium, les solutions acides avec de l'acide citrique, les solutions sucrées avec du saccharose cristallisé, les solutions amères avec du sulfo-chlorhydrate de quinine. On emploiera des solutions au 1/10, 1/100, 1/000, 1/10000, que l'on pourra encore diluer suivant le scas.

Au moyen d'un compte-gouttes, on dépose sur une moitié de la langue du sujet une goutte de la plus faible des solutions. Si le sujet n'éprouve aucune sensation gustative, on passe à une solution plus concentrée.

Chaque expérience doit être faite alternativement sur chaque moitié de la langue. Entre chaque expérience il faut attendre plusieurs minutes, et le sujet doit se rincer la bouche avec de l'eau.

## § III. — Troubles de la sensibilité gustative.

Les troubles de la sensibilité gustative sont objectifs ou subjectifs. Les troubles objectifs comprennent l'ageusie, l'hypogeusie, l'hypergeusie, la parageusie. Les troubles subjectifs comprennent les illusions et les perversions du goût.

1° *Troubles objectifs.* — L'ageusie est la perte de la sensibilité gustative ; elle peut porter sur toutes les saveurs (panageusie) ou sur une seule (monageusie). L'hypogeusie est la diminution de la sensibilité gustative, l'hypergeusie est l'exagération de la sensibilité gustative. Sous le nom de paresthésie gustative, on comprend tous les troubles de la sensibilité objective autres que l'ageusie, l'hypogeusie et l'hypergeusie.

Toutes les modifications organiques ou fonctionnelles portant sur l'appareil gustatif, depuis le centre cérébral jusqu'aux terminaisons nerveuses dans la muqueuse linguale, déterminent une abolition ou une diminution de la sensibilité gustative. L'étude de la sensibilité gustative, peu employée en clinique, permet dans quelques cas le diagnostic de certaines affections nerveuses et surtout de préciser la localisation de la lésion.

L'ageusie ou l'hypogeusie de cause cérébrale est peu connue. Les expériences sur les animaux sont des plus difficiles et aucun fait probant n'est venu démontrer la localisation du centre du goût. Le même désaccord règne parmi les physiologistes quand il s'agit de localiser ce centre chez l'homme. On admet que toute lésion cérébrale atteignant le centre du goût détermine une hémiageusie croisée.

Les lésions diffuses du cortex cérébral, les malformations congénitales du cerveau (idiotie) déterminent souvent l'ageusie ou l'hypogeusie. Dans la paralysie générale, souvent même au début, on constate une diminution ou une abolition des sensations gustatives.

Parmi les troubles du goût, ceux que l'on rencontre dans l'hystérie sont des plus importants, car ils font partie des stigmates sensoriels les plus fréquents de cette névrose (voir p. 462).

Les troubles gustatifs hystériques coexistent souvent avec d'autres troubles sensoriels ou sensitifs.

L'hémiageusie et l'hypogeusie sont les troubles les plus fréquents. Le champ gustatif altéré, ordinairement le gauche, s'étend jusqu'à la ligne médiane de la langue ; la sensibilité peut être altérée aussi bien dans la partie antérieure qu'à la partie postérieure de la langue.

Les troubles objectifs du goût dans l'hystérie peuvent encore se manifester par l'hypergeusie.

Certains hystériques présentent de l'antigeusie et reconnaissent comme salé ce qui est amer. Comme tous les autres stigmates sensoriels de l'hystérie, les troubles du goût sont mobiles et peuvent disparaître sous l'influence d'une émotion, d'une attaque nerveuse ; ils peuvent changer de côté sous l'influence des agents œsthésiogènes ; ils ne s'accompagnent pas de l'abolition des réflexes vasculaires et sécrétoires (Pitres).

Les troubles gustatifs hystériques peuvent être associés à des troubles organiques (hémiplégie, sclérose en plaques).

Les troubles du goût, dus à l'interruption des fibres gustatives dans la capsule interne, sont encore mal déterminés. On admet actuellement que les fibres gustatives viennent aboutir, comme les fibres de la sensibilité générale, dans la région inférieure et postérieure du noyau externe du thalamus et se rendent de là dans le centre cortical du goût (lobe temporo-sphénoïdal pour les uns, circonvolution de l'hippocampe pour les autres). Il faut pour qu'il y ait hémiageusie qu'une lésion de la région thalamique sectionne les fibres gustatives qui vont de la couche optique au lobe temporal.

Dans le pédoncule cérébral, la protubérance, le bulbe, les fibres gustatives sont mêlées intimement aux fibres de la sensibilité générale. Dans les cas de tumeurs, d'hémorrhagies, de foyers de ramollissement intéressant ces diverses régions, on constate souvent de l'ageusie ou de l'hypogeusie unilatérale ou bilatérale, suivant l'étendue de la lésion.

Les lésions des nerfs périphériques de l'appareil du goût déterminent des troubles différents suivant le nerf lésé.

La lésion du glosso-pharyngien entraîne l'abolition du goût dans le tiers postérieur de la langue du côté correspondant. Pour les deux tiers antérieurs de la langue, les fibres sensitives et les fibres gustatives sont comprises dans le lingual. Une lésion de ce nerf entraîne l'abolition du goût et de la sensibilité générale dans les deux tiers antérieurs de la langue. Du nerf lingual, les fibres gustatives passent dans la corde du tympan et le nerf intermédiaire de Wrisberg (partie sensitive du nerf facial). Une ageusie unilatérale ou une hypogeusie unilatérale, localisée aux deux tiers antérieurs de la langue sans lésion de la sensibilité générale, indique une lésion de la corde du tympan ou du nerf intermédiaire de Wrisberg (n. facial).

Ce symptôme peut se rencontrer dans la paralysie faciale périphérique (lésion de la corde du tympan dans le canal de Fallope), et dans les otites suppurées (lésion de la corde du tympan dans la caisse du tympan). Dans le tabes, on a signalé également soit l'abolition ou la diminution du goût, soit le retard des sensations gustatives, le défaut de localisation de la sensation (lésion du ganglion géniculé ou des fibres radiculaires du nerf intermédiaire de Wrisberg).

L'ageusie ou l'hypogeusie unilatérale peut encore s'observer dans les cas de lésions du trijumeau. Ce trouble n'est pas alors un symptôme sensoriel ; il est dû à des altérations trophiques de la muqueuse linguale.

2° *Troubles subjectifs.* — Les troubles subjectifs du goût sont des plus variés : les hallucinations, les illusions, les aberrations du goût, sont les principaux.

Les hallucinations du goût peuvent être déterminées par des modifications, des irritations soit des centres gustatifs, soit de l'appareil sensoriel périphérique. Elles peuvent être unilatérales ou bilatérales. L'hallucination du goût peut indiquer une lésion siégeant sur le trajet suivi par les impressions gustatives.

Certains tabétiques accusent « des saveurs bizarres, notamment une saveur sucrée plus ou moins persistante, qui bien entendu n'ont aucune raison d'être » (P. Marie). Les hallucinations gustatives sont des symptômes fréquents des maladies mentales (1).

Chez l'homme, les aberrations du goût se rencontrent surtout chez la femme en état de gestation (envies), chez les sujets atteints de gastralgie, chez les

(1) Voir L. Marchand, *Manuel de médecine mentale*. Doin, éd., 1908, p. 16.

chlorotiques, les neurasthéniques, les hystériques et les aliénés.

Dans la neurasthénie, le goût peut présenter une susceptibilité spéciale ou être perverti.

---

# CHAPITRE VI

## SENSIBILITÉ OLFACTIVE

### § I. — Anatomie clinique des voies olfactives (Fig. 19).

Le siège de l'olfaction comprend la muqueuse pituitaire, qui revêt la partie supérieure des cornets et de la cloison des fosses nasales. Les nerfs olfactifs issus de la muqueuse convergent vers la lame criblée de l'ethmoïde, traversent les canaux qui y sont creusés et aboutissent au bulbe olfactif. Du bulbe olfactif partent d'autres fibres qui forment la bandelette olfactive. Pour aboutir au centre cortical, les fibres gustatives suivent différentes voies (fig. 19).

*1re voie.* — Du bulbe olfactif (2), les fibres passent par la bandelette olfactive (3), la racine blanche externe ou strie olfactive externe (4) et aboutissent directement à la circonvolution du crochet et au noyau amygdalien (H).

*2e voie.* — Du bulbe olfactif, les fibres gustatives passent par la bandelette olfactive et vont aboutir à la substance grise de l'espace perforé antérieur (8) (aire olfactive antérieure) ; de là partent d'autres fibres qui par la racine blanche interne ou strie olfactive interne (5) vont former la strie ou nerf de Lancisi (6), qui contourne le corps calleux et vient aboutir à la circonvolution godronnée (7) et à la circonvolution du crochet (H).

*3e voie.* — Les fibres issues du bulbe olfactif passent par les bandelettes olfactives et aboutissent à la substance grise de l'espace perforé antérieur (8) et au trigone olfactif ; de là repartent des fibres qui forment le faisceau olfactif du trigone (9), sillonnent le *septum lucidum* et viennent suivre le même trajet que le pilier postérieur du trigone (10) ; elles aboutissent à la circonvolution du crochet (H).

*4e voie.* — Les fibres issues du bulbe olfactif forment une partie de la bandelette olfactive et se terminent dans l'aire olfactive (8). De là repartent des fibres qui forment le *tœnia semi-circularis* (11) et aboutissent à la circonvolution du crochet (H).

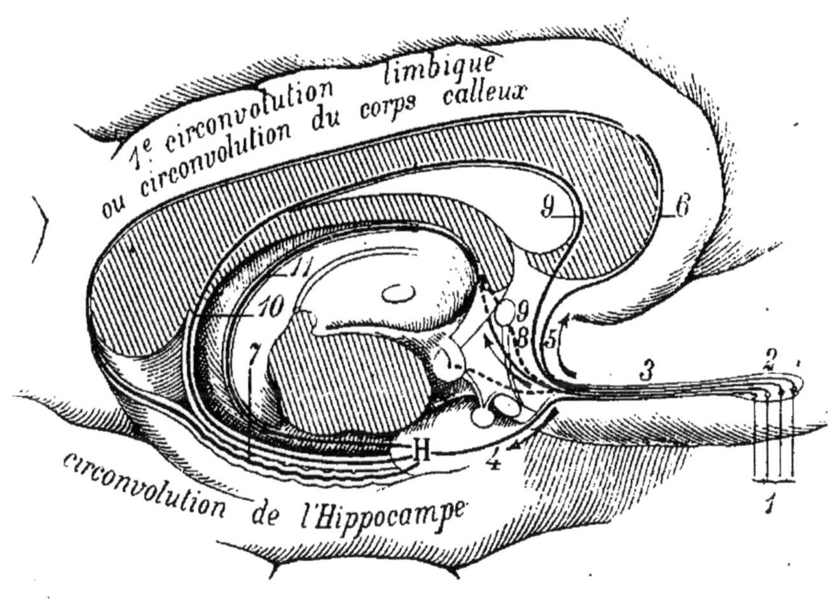


Fig. 19.

*1re voie.* — 1, nerfs olfactifs ; 2, bulbe olfactif ; 3, bandelette olfactive ; 4, racine blanche externe ou strie olfactive externe. — H, circonvolution du crochet.

*2e voie.* — 1, nerfs olfactifs ; 2 bulbe olfactif ; 3, bandelette olfactive ; 8, espace perforé antérieur ; 5, racine blanche interne ou strie olfactive interne ; 6, nerf de Lancisi ; 7, circonv. godronnée ; H, circonv. du crochet.

*3e voie.* — 1, nerfs olfactifs ; 2, bulbe olfactif ; 3, bandelette olfactive ; 8, substance grise de l'aire olfactive (espace perforé antérieur) ; 9, faisceau olfactif du trigone ; 10, pilier postérieur du trigone ; H, circonv. du crochet.

*4e voie.* — 1, nerfs olfactifs ; 2, bulbe olfactif ; 3, bandelette olfactive ; 8, substance grise de l'aire olfactive (espace perforé antérieur) ; 11, *tœnia semi-circularis* ; H, circonv. du crochet.

Les centres corticaux de l'olfaction sont, comme ceux du goût, très étendus et comprennent la circonvolution du crochet, le noyau amygdalien, la partie antérieure de la circonvolution de l'hippocampe, la corne d'Ammon et la circonvolution godronnée.

Les voies olfactives entrent en rapport avec le thalamus et le ganglion de l'habenula par le *tœnia thalami* ; de ces centres partent d'autres fibres qui les mettent en connexion avec la calotte du pédoncule et le faisceau longitudinal dorsal (voie réflexe). En outre, les deux bulbes olfactifs et les deux espaces perforés antérieurs sont reliés entre eux par des fibres qui passent par la commissure antérieure.

## § II. — Examen de la sensibilité olfactive (technique).

On préparera des solutions de camphre à $\frac{1}{10}$, $\frac{1}{100}$, $\frac{1}{1000}$, $\frac{1}{10000}$, etc. ; on les fera respirer au sujet, en portant l'excitation à chaque narine séparément. On commencera par les solutions les plus faibles. On pourra également faire sentir au sujet de l'eau de fleurs d'oranger, de l'eau de laurier-cerise, de l'essence de menthe, etc.

## § III. — Troubles de la sensibilité olfactive.

Les troubles objectifs comprennent l'anosmie, l'hyponosmie, l'hypernosmie, la paranosmie (1).

Les troubles subjectifs comprennent les hallucinations de l'odorat, les illusions de l'odorat, les perversions de l'odorat.

1° **Troubles objectifs.** — Toutes les modifications organiques ou fonctionnelles portant sur l'appareil

(1) Les définitions de ces termes sont comparables à celles employées à propos des troubles gustatifs.

olfactif, depuis le centre cérébral jusqu'aux terminaisons nerveuses dans la muqueuse olfactive, déterminent une abolition ou une diminution de la sensibilité spéciale.

L'anosmie ou l'hyponosmie de cause cérébrale est peu connue. On l'a rencontrée dans certains cas de tumeur ou d'hémorrhagie de la corne d'Ammon, de la circonvolution de l'hippocampe, de l'*insula* de Reil, des lobes orbitaires. Dans l'hémiplégie organique, l'anosmie siège du même côté que la lésion cérébrale. Dans l'hémiplégie hystérique, l'anosmie siège du côté de la paralysie des membres.

Les maladies diffuses du cortex cérébral déterminent souvent l'anosmie. Dans la paralysie générale, même au début, on peut rencontrer une diminution ou une abolition des sensations olfactives. On la rencontre également dans certains cas de méningite. Après les attaques d'épilepsie, il existe une diminution de l'odorat qui coïncide avec une obtusion très accentuée de tous les autres sens.

Dans les malformations congénitales du cerveau, on rencontre fréquemment l'anosmie ou l'hyponosmie. Ces troubles coïncident quelquefois avec l'absence soit de la corne d'Ammon, soit des bandelettes et des bulbes olfactifs.

Dans l'hystérie, on rencontre souvent la diminution ou l'abolition unilatérale de l'odorat; ces troubles coexistent ordinairement avec une hémianesthésie sensitivo-sensorielle.

Dans le tabes, l'anosmie est fréquente ; elle peut être due soit à la lésion du bulbe olfactif ou des nerfs olfactifs, soit à des troubles trophiques de la muqueuse nasale.

Les lésions du nerf trijumeau ou du nerf maxillaire supérieur peuvent déterminer l'anosmie par altérations trophiques de la muqueuse pituitaire. On constate en même temps l'abolition de la sensibilité générale de la muqueuse nasale.

2° **Troubles subjectifs.** — Ils peuvent être dus à toutes les lésions irritatives portant sur la voie olfactive.

---

# DEUXIEME PARTIE

# MOTRICITÉ

## CHAPITRE Ier

## MOTRICITÉ DE LA FACE ET DES MEMBRES

### § I. — Anatomie clinique des voies motrices.

Il existe deux voies motrices : l'une principale ou cortico-ponto-spinale ; l'autre secondaire ou cortico-ponto-cérébello-spinale.

**1° Voie motrice principale ou cortico-ponto-spinale (Fig. 20 à 30).**

*a*) **Zone motrice.** — On donne le nom de *zone motrice* ou de *zone excitable* à cette partie de l'écorce cérébrale d'où partent les incitations volontaires pour les muscles de la moitié opposée du corps. Cette zone (fig. 20 et 21) comprend les circonvolutions frontale et pariétale ascendantes, qui bordent le sillon de Rolando, l'opercule rolandique formé par la partie inférieure de ces deux circonvolutions, le lobule paracentral ; quelques auteurs comprennent également dans cette zone les parties postérieures ou pieds d'insertion de la première et de la deuxième frontale, la partie postérieure de la frontale interne.

La zone motrice est irriguée par deux branches de l'artère sylvienne, l'artère frontale ascendante et l'artère pariétale ascendante.

La zone motrice se divise en trois centres moteurs principaux qui sont, en allant de haut en bas : le centre moteur du membre inférieur (3, fig. 20 et 21), le centre moteur du membre supérieur (2, fig. 20), le centre moteur de la face (1, fig. 20). Chacun de ces centres comprend d'autres centres secondaires commandant non plus à un membre tout entier, mais à des groupes musculaires différenciés.

Les lésions qui abolissent le fonctionnement de la zone motrice (lésions destructives, compression, phénomènes toxi-infectieux) déterminent du côté opposé du corps des troubles moteurs variables suivant l'étendue des lésions elles-mêmes (hémiplégie, monoplégies). Les troubles moteurs sont toujours moins accusés dans les muscles qui fonctionnent ensemble des deux côtés du corps, c'est-à-dire dans les muscles à fonctions synergiques (nerfs oculaires, facial supérieur, muscles masticateurs, muscles de la langue, muscles pharyngés et laryngés (Horsley et Beevor) ; ces muscles ont un centre moteur dans l'écorce de chacun des deux hémisphères ; aussi la destruction d'un de ces centres ne détermine qu'une légère paralysie du côté opposé du corps, car son action est suppléée par le centre homologue. Quand il existe une lésion bilatérale de l'opercule rolandique, région qui ne renferme que des centres moteurs de muscles à fonctions synergiques, on observe une paralysie accusée des muscles de la langue, des muscles pharyngés et laryngés (voir paralysie pseudo-bulbaire, p. 303).

*b*) **Centre ovale.** — Dans le centre ovale, les fibres motrices ou fibres de projection de l'écorce cérébrale (zone motrice) sont intimement mêlées aux fibres d'association (radiations calleuses) et aux fibres de la sensibilité générale ; elles vont de la zone motrice à la capsule interne en se réunissant de plus en plus en un faisceau compact qui vient former une partie du *pied de la couronne rayonnante* avant de pénétrer dans la capsule interne.

Les lésions des fibres motrices de projection se traduisent par les mêmes symptômes paralytiques que celles de la zone motrice elle-même ; la disposition anatomique des fibres permet de comprendre pourquoi une lésion déterminera une paralysie croisée d'autant plus partielle que la lésion sera située plus près de l'écorce cérébrale. Une lésion portant sur le pied de la couronne rayonnante déterminera presque toujours une hémiplégie croisée.

*c*) **Capsule interne.** — Les fibres motrices occupent dans la capsule interne (fig. 22) les 3/4 antérieurs du segment postérieur ou lenticulo-optique, et elles occupent dans celui-ci « une région d'autant plus antérieure, c'est-à-dire d'autant plus rapprochée du genou, qu'elles proviennent de régions rolandiques plus inférieures et plus antérieures » (Déjerine). Aussi, les fibres de projection issues de l'opercule rolandique forment le genou de la capsule interne et

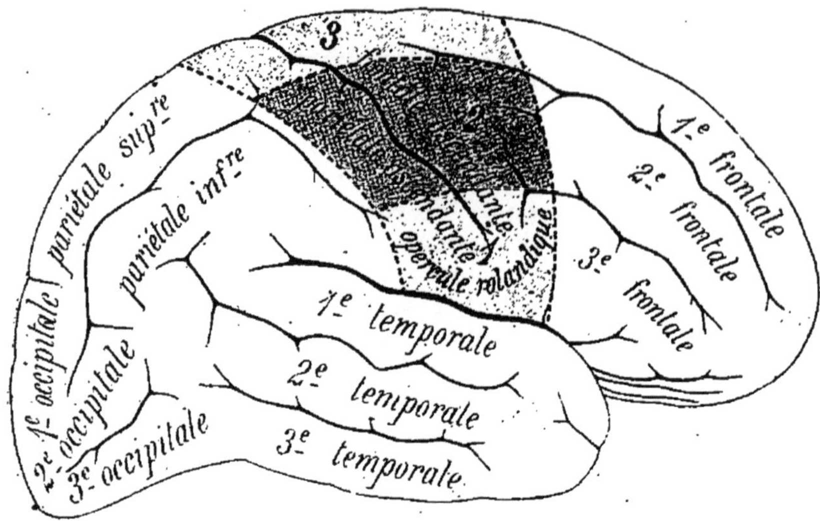


Fig. 20. — *Face externe de l'hémisphère droit* (zone motrice).

1, centre moteur de la face ; 2, centre moteur du membre supérieur ; 3, centre moteur du membre inférieur.

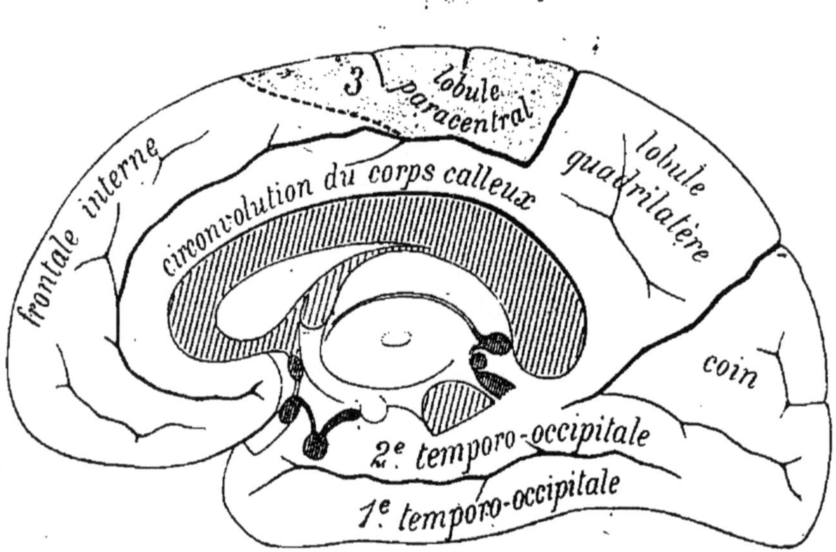


Fig. 21. — *Face interne de l'hémisphère droit* (zone motrice).

3, centre moteur du membre inférieur.

leur groupement prend le nom de *faisceau géniculé* (fig. 22, 1) ; les autres fibres forment le *faisceau pyramidal* (fig. 22, 2 et 3).

Sur une coupe horizontale antéro-postérieure du cerveau, passant par la capsule interne, le faisceau géniculé est situé au sommet de

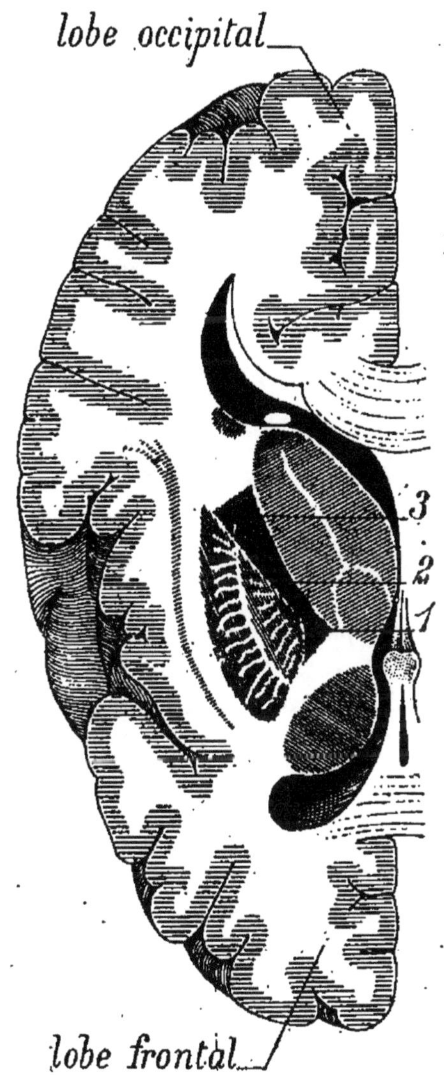


FIG. 22. — *Coupe horizontale antéro-postérieure passant par la capsule interne.*

1, faisceau géniculé ; 2, fibres motrices du membre supérieur ; 3, fibres motrices du membre inférieur.

l'angle formé par le segment antérieur et le segment postérieur de la capsule interne ; il occupe le cinquième antérieur du segment postérieur ; le faisceau pyramidal occupe les deuxième, troisième et quatrième cinquièmes de ce segment.

Le faisceau géniculé provenant de l'écorce de l'opercule rolandique (fig. 30) transmet les incitations motrices aux muscles de la face, de la langue, de la bouche, du pharynx, du larynx, aux

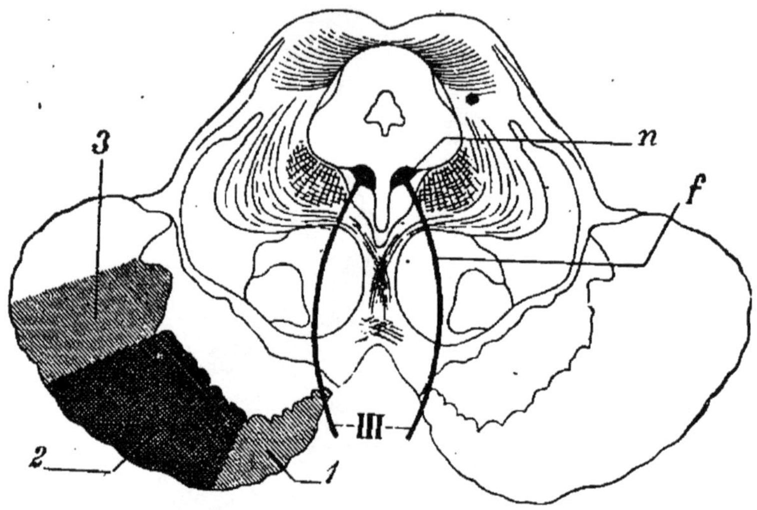


FIG. 23. — *Coupe horizontale des pédoncules cérébraux.*

1, faisceau géniculé ; 2, fibres motrices du membre supérieur ; 3, fibres motrices du membre inférieur ; *n*, noyau du nerf moteur oculaire commun. — *f*, fibres radiculaires du nerf moteur oculaire commun.

muscles masticateurs. La lésion du genou de la capsule interne se traduira par la parésie de ces muscles du côté opposé ; quand la lésion sera bilatérale, on aura les symptômes de la paralysie pseudo-bulbaire (voir p. 303).

Les lésions très circonscrites, localisées dans le segment postérieur de la capsule interne, déterminent rarement une monoplégie croisée, mais presque toujours une hémiplégie croisée.

*d*) **Pied du pédoncule cérébral.** — Les fibres motrices occupent les quatre cinquièmes internes du pied du pédoncule. Le faisceau géniculé occupe le cinquième interne (fig. 23, 1) ; le faisceau pyramidal, les trois cinquièmes moyens (2 et 3). « Les fibres occupent une région d'autant plus voisine du faisceau géniculé qu'elles proviennent de régions rolandiques plus inférieures et plus antérieures » (Déjerine).

Toute lésion détruisant les fibres ou une partie des fibres des quatre cinquièmes internes du pied du pédoncule cérébral se traduira par une monoplégie ou une hémiplégie du côté opposé à la lésion.

La lésion peut frapper en même temps les fibres de la voie mo-

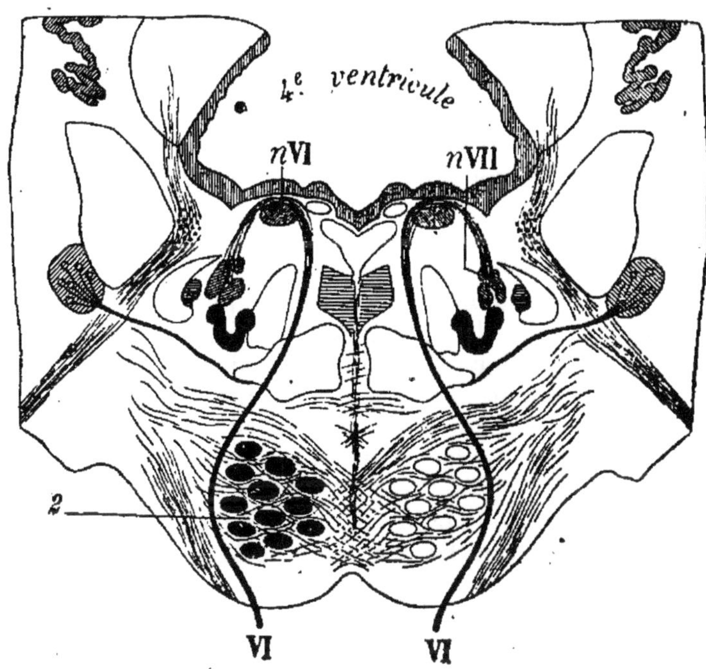


Fig. 24. — *Coupe horizontale passant par le tiers inférieur de la protubérance.*

2, faisceau pyramidal ; *n* VII, noyau du facial ; *n* VI, noyau du moteur oculaire externe.

trice et le noyau (fig 23, *n*) du nerf moteur oculaire commun ou ses fibres efférentes (*f*) ; elle détermine alors le *syndrome de Weber* ou *syndrome de la région du pied* (du pédoncule) ; on constate une hémiplégie croisée associée à la paralysie directe des muscles innervés par l'oculo-moteur commun. On donne encore à ce syndrome le nom d'hémiplégie alterne supérieure ou pédonculo-protubérantielle. Le syndrome de Benedikt diffère du syndrome de Weber par l'existence d'un hémitremblement croisé remplaçant l'hémiplégie croisée.

Les fibres de la sensibilité générale passent, comme nous l'avons montré antérieurement, dans la calotte des pédoncules (fig. 2) ; on pourra constater dans les cas de lésion s'étendant à la fois au pied et à la calotte du pédoncule une hémianesthésie croisée coïncidant avec une hémiplégie croisée (syndrome protubérantiel supérieur).

*e*) **Protubérance.** — La voie motrice occupe la partie antérieure de la protubérance, mais ici (fig. 24) les fibres, au lieu d'être réunies en un seul faisceau, sont dissociées en plusieurs faisceaux par les fibres horizontales du pédoncule cérébelleux moyen dont une partie passe en s'entrecroisant devant la voie pyramidale. A ce niveau la voie motrice diminue notablement d'épaisseur ; le faisceau géniculé se sépare en effet de la voie motrice pour aboutir aux différents noyaux moteurs protubérantiels du côté opposé (fig. 30). Il existe ainsi dans toute la hauteur de la protubérance une décussation du faisceau géniculé ; l'entrecroisement se fait successivement pour chacun des nerfs craniens. L'entrecroisement est total pour le noyau du nerf facial inférieur (VII) ; il est incomplet pour les fibres du faisceau géniculé qui se rendent aux autres noyaux moteurs protubérantiels : noyaux du nerf moteur oculaire commun (III), du nerf pathétique (IV), du nerf trijumeau moteur (V) (muscles masticateurs), du nerf facial supérieur (VII). Les muscles innervés par ces derniers nerfs ont en effet une action synergique et ont chacun une représentation corticale dans chacun des deux hémisphères.

Une lésion portant sur la voie motrice au niveau de la partie supérieure ou de la partie moyenne de la protubérance détermine une hémiplégie (face et membres) du côté opposé du corps.

Une lésion portant sur la voie motrice au niveau du tiers inférieur de la protubérance détermine une paralysie croisée des membres et une paralysie directe des muscles de la face, syndrome de Millard-Gubler ou syndrome protubérantiel inférieur. A ce niveau, en effet, les fibres du faisceau géniculé destinées aux noyaux du facial supérieur et inférieur ont subi leur décussation. Dans certains cas, la lésion détruit en même temps le noyau du facial et la paralysie faciale se complique d'amyotrophie. Au lieu de la paralysie faciale, on peut observer un hémispasme facial alterne avec la paralysie croisée des membres.

D'autres syndromes protubérantiels peuvent se produire, suivant que la lésion détruit en même temps que la voie pyramidale d'autres noyaux protubérantiels.

Si la lésion détruit le faisceau pyramidal immédiatement après la décussation des fibres qui sont destinées au noyau du facial, on observe la paralysie croisée des membres et l'intégrité de la face.

La lésion peut détruire, en même temps que la voie pyramidale et les fibres destinées au noyau du facial (syndrome de Millard-Gubler) le noyau de l'oculo-moteur externe du côté de la lésion (fig. 24). A la paralysie croisée des membres et à la paralysie directe de la face s'associe la paralysie directe de l'oculo moteur externe (syndrome de Foville, voir p. 191). Dans d'autres cas, la lésion détruit, en même temps que la voie pyramidale, les fibres ou le noyau du

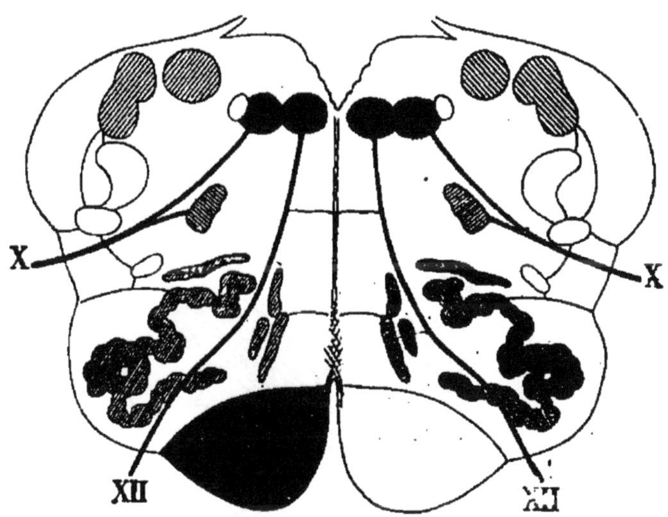


FIG. 25. — *Coupe horizontale passant par les pyramides bulbaires.*

trijumeau moteur ; on a alors une paralysie croisée des membres et une paralysie directe des muscles masticateurs. Quand le faisceau géniculé est détruit des deux côtés au niveau de la protubérance, on observe les symptômes de la paralysie pseudo-bulbaire.

Nous avons montré quel est le trajet des fibres de la sensibilité générale à travers la protubérance et quels sont les symptômes relevant de la sensibilité qui peuvent venir se surajouter à ceux de la motricité (voir p. 2 et 27).

*f)* **Bulbe.** — La voie pyramidale occupe les pyramides du bulbe (fig. 25). Le faisceau géniculé continue à se décusser et donne des fibres qui vont aboutir (fig. 30) au glosso-pharyngien (muscles pharyngiens), au pneumogastrique et au spinal (muscles laryngés) à l'hypoglosse (muscles de la langue).

A la partie inférieure du bulbe (fig. 26) la voie pyramidale s'entrecroise presque complètement avec celle du côté opposé, et descend dans la moelle où elle contribue à former le cordon latéral (*faisceau pyramidal croisé*) ; une partie des fibres descend directement dans la moelle pour former le *faisceau pyramidal direct ou faisceau de Türck*.

Suivant qu'une lésion portera sur la voie motrice avant, pendant ou après son entrecroisement, elle donnera lieu à une hémiplégie croisée, à une quadriplégie, à une hémiplégie directe. Dans tous les cas, la face est indemne. Les troubles paralytiques croisés des membres s'accompagnent souvent de la paralysie directe d'un ou de plusieurs nerfs bulbaires. Des troubles spéciaux de la sensibilité peuvent venir s'associer aux troubles moteurs (voir p. 27).

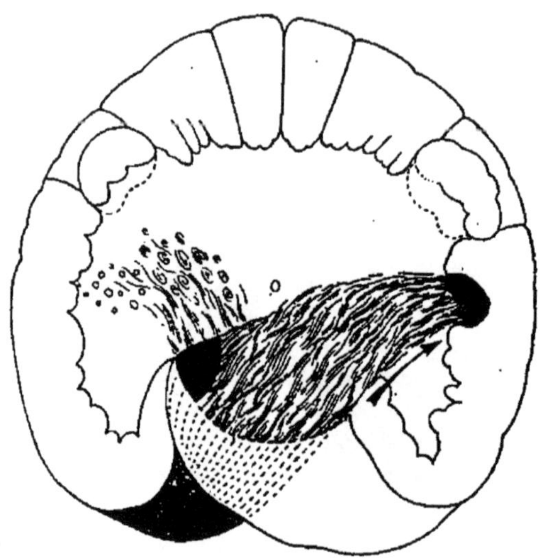

Fig. 26. — *Coupe horizontale du bulbe passant par l'entrecroisement moteur.*

*g*) **Moelle.** — Dans la moelle, la voie motrice forme le faisceau pyramidal direct et le faisceau pyramidal croisé (fig. 27). Les fibres de ces faisceaux viennent se mettre successivement en rapport avec les cellules des cornes antérieures de la moelle d'où partent les fibres radiculaires qui donnent naissance aux nerfs moteurs périphériques. La voie pyramidale s'amincit donc progressivement de haut en bas et le faisceau pyramidal direct n'existe plus au niveau de la moelle lombaire (fig. 29).

En réalité, toute la voie motrice est croisée, car le faisceau pyramidal direct s'entrecroise aussi avec celui de l'autre côté ; mais son entrecroisement, au lieu de se faire en bloc comme pour celui du faisceau pyramidal croisé, se fait fibre à fibre, par la commissure

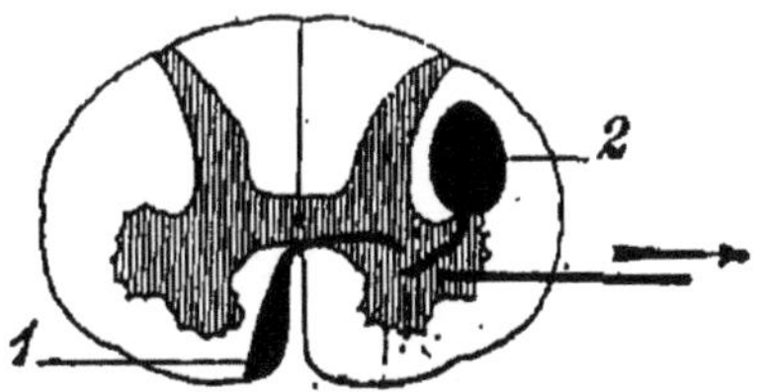


Fig. 27. — *Coupe horizontale de la moelle cervicale.*
1, faisceau pyramidal direct ou faisceau de Turck ; 2, faisceau pyramidal croisé.

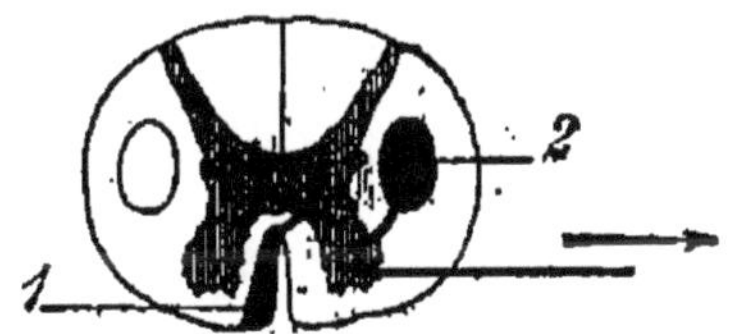


Fig. 28. — *Coupe horizontale de la moelle dorsale.*
1, faisceau pyramidal direct ; 2, faisceau pyramidal croisé.

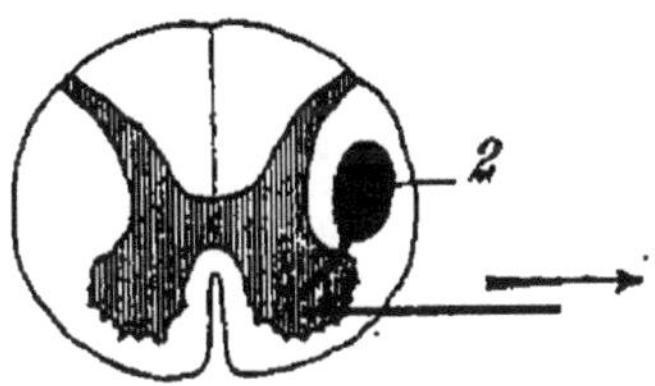


Fig. 29. — *Coupe horizontale de la moelle lombaire.*
2, faisceau pyramidal croisé.

antérieure, dans toute la hauteur de la moelle cervicale et dorsale.

Le faisceau pyramidal croisé occupe la partie profonde et postérieure du cordon latéral ; le faisceau pyramidal direct occupe une bande étroite bordant le sillon médian antérieur.

Le faisceau pyramidal dégénère dans les cas où les fibres qui le constituent sont séparées de leurs cellules d'origine (neurones corticaux des régions motrices). On rencontre cette dégénérescence dans les hémiplégies datant de plusieurs mois et dues soit à une hémorrhagie cérébrale, soit à un foyer de ramollissement, etc. ; la dégénérescence est unilatérale et croisée par rapport à l'hémisphère lésé.

La dégénérescence bilatérale des faisceaux pyramidaux s'observe

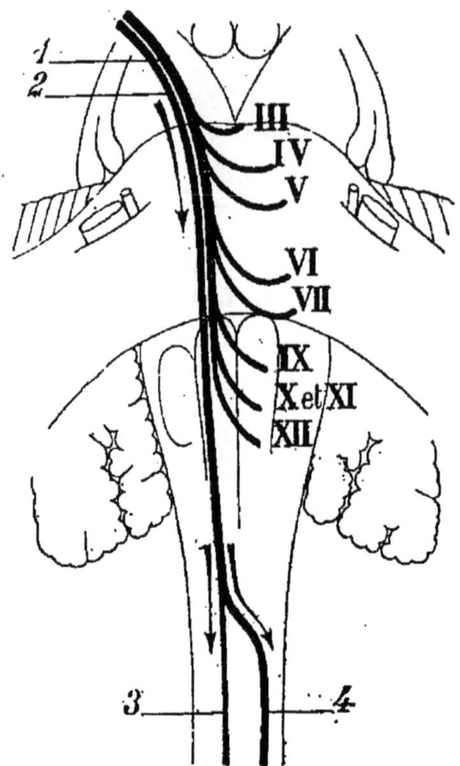


Fig. 30. — *Terminaison du faisceau géniculé dans la protubérance et le bulbe.*

1, faisceau géniculé se rendant aux III, IV, V, VI, VII, IX, X, XI et XIIe paires craniennes ; 2, faisceau pyramidal ; 3, faisceau pyramidal direct ; 4, faisceau pyramidal croisé.

dans les cas de lésions bilatérales des zones motrices. Quelquefois la dégénérescence est primitive, bilatérale, localisée seulement à la partie médullaire des faisceaux pyramidaux. Le syndrome, déterminé par cette lésion de la voie, sera étudié plus loin (voir p. 384).

## 2° Voie motrice secondaire ou cortico-ponto-cérébello-spinale (Fig. 31).

Cette voie suit, de l'écorce à la protubérance, le même trajet que la voie principale.

Les fibres de cette voie viennent se terminer dans les masses grises de la protubérance (fig. 31, *a*) ; de là repartent d'autres fibres qui par les pédoncules cérébelleux moyens vont aboutir à l'écorce cérébelleuse du côté opposé (*b*). Enfin, de l'écorce cérébelleuse descendent d'autres fibres qui par le pédoncule cérébelleux inférieur se rendent dans la moelle (cordon latéral) et viennent se mettre en rapport avec les cellules des cornes antérieures de la moelle (*c*).

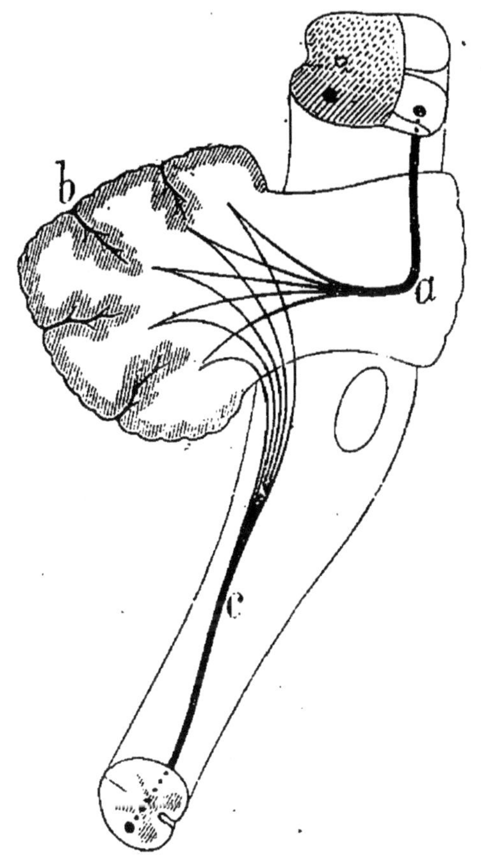


Fig. 31. — *Voie motrice ponto-cérébello spinale.*

## § II. — Examen de la motricité (technique).

L'examen de la motricité comprend l'examen : 1° de la force musculaire ; 2° de la tonicité musculaire ; 3° des réflexes ; 4° de la coordination musculaire ; 5° de la nutrition des muscles ; 6° l'examen électrique des nerfs et des muscles. Elle comprend en outre l'examen de l'équilibre, de la marche et des mouvements involontaires.

1° Force musculaire. — On fera exécuter au malade une série de mouvements dans lesquels entreront successivement en jeu les muscles de la face, des membres supérieurs et inférieurs, du tronc et du bassin (mouvements de flexion, d'extension, de rotation). On appréciera la force musculaire de la façon suivante : on dira au malade d'étendre son bras fléchi et on s'opposera à ce mouvement ; on lui dira de fléchir son membre étendu et on s'opposera au mouvement de flexion. On agira ainsi pour chaque segment de membre ; en même temps que la force, on appréciera la résistance des muscles à la fatigue. Comparer toujours le côté sain au côté malade. La force musculaire de la main se recherche au moyen du dynamomètre (1).

La diminution de la force musculaire (*asthénie*) peut n'exister que dans un groupe de muscles. On déterminera les muscles atteints en recherchant d'une part quels sont les mouvements encore possibles, d'autre part ceux qui ne peuvent plus être exécutés.

Aux membres inférieurs, on recherchera la force musculaire en procédant suivant les indications données par Grasset. Un sujet étant couché sur le dos peut, à l'état normal, soulever au-dessus du plan du lit soit un membre isolément, soit les deux membres à la fois. Si la force musculaire est diminuée d'un côté, le sujet peut soulever isolément le membre inférieur pa-

(1) Le dynamomètre est un appareil à pression qui peut être placé dans la main ; la pression exercée sur l'instrument est enregistrée par une aiguille tournant sur un cadran.

résié, mais il ne peut soulever simultanément les deux membres inférieurs (*signe de Grasset*). Ce fait est dû à ce que les parties du corps qui servent de points d'appui sont réduites au tronc quand les deux membres sont soulevés, au tronc et à un des membres inférieurs quand un seul membre est soulevé ; il faut plus de force pour soulever les deux membres inférieurs à la fois que pour les soulever l'un après l'autre.

Sous le nom de myasthénie ou d'amyosthénie, on entend l'asthénie, ou fatigabilité rapide des muscles ou de certains groupes musculaires.

2° TONICITÉ MUSCULAIRE. — On désigne sous le nom de *tonus musculaire* l'état de tension des muscles indépendant de la volonté et dû à l'action continue du système nerveux. De nombreuses théories ont été émises pour expliquer le tonus musculaire (1). On recherche

(1) *Théories du tonus.* — 1° Le tonus musculaire est un phénomène médullaire dû à l'irritation constante du neurone moteur par le neurone sensitif périphérique (Cl. Bernard, Vulpian, Charcot, Brissaud).

2° Le tonus musculaire est un phénomène médullaire dû à l'irritation constante du neurone moteur par le neurone sensitif périphérique, mais le faisceau pyramidal exerce sur ce tonus une action d'arrêt (P. Marie).

3° Le tonus musculaire est produit par les deux actions antagonistes du cerveau et du cervelet. Le cerveau joue un rôle inhibiteur, le cervelet un rôle excitateur (Bastian, Jackson).

4° Le tonus musculaire est la manifestation extérieure de l'état d'excitation des cellules motrices de la moelle. Les fibres cortico-spinales et les racines postérieures ont sur ces cellules une action inhibitrice, les fibres cortico-ponto-cérébelleuses une action excitatrice (Van Gehutchen).

5° Le tonus musculaire est entretenu par les centres médullaires ; mais il existe dans la protubérance un centre automatique qui règle le tonus médullaire, d'une part par des fibres directes (faisceaux pyramidaux) qui portent l'action inhibitrice, d'autre part

l'état de tonicité des muscles en faisant exécuter aux différents segments des membres des mouvements passifs de flexion et d'extension. Quand la tonicité des muscles est abolie dans un membre (*atonie*), celui-ci est inerte ; soulevé, il retombe suivant son propre poids (*résolution musculaire*). Aux membres supérieurs, on recherche l'hypotonicité musculaire en essayant d'appliquer la face palmaire de la main du sujet sur son épaule du même côté (signe de la flexion exagérée de l'avant-bras sur le bras) (Babinski). Quand la tonicité des muscles est exagérée (*hypertonie*), on observe de la raideur musculaire (contracture).

On entend par *contracture* la contraction tonique, involontaire, continue, d'un ou de plusieurs muscles de la vie animale. Il est alors difficile, quelquefois impossible, de faire exécuter aux membres des mouvements passifs ; on provoque souvent de la douleur en cherchant à vaincre la contracture. L'attitude des membres, l'aspect des muscles, permettent de préciser les groupes musculaires atteints. Dans l'hémiplégie organique (voir p. 118) Babinski a décrit le *signe de la pronation*

par des fibres indirectes (passant par le cervelet) qui portent l'action excitatrice (Grasset).

6° Le tonus musculaire est un phénomène médullaire, mais les neurones moteurs périphériques (cellules des cornes antérieures) asservis par les neurones centraux ont perdu leur initiative fonctionnelle (Mya et Lévi, Gerest).

7° Le tonus musculaire est un phénomène à la fois médullaire et cortical, mais surtout médullaire (Pandi).

8° Le tonus musculaire est un phénomène purement cortica chez l'homme ; les voies longues cortico-médullaires sont seules chargées de transmettre les courants toniques aux muscles volontaires. Le tonus des sphincters se produit par les voies courtes médullaires (Crocq).

*de la main* qui apparaît avant la contracture. « Du côté paralysé, la main se trouve en pronation et reprend cette position lorsque, après l'avoir portée en supination par un mouvement passif, on l'abandonne à elle-même. »

3° Réflexes. — Il existe deux groupes de réflexes, les réflexes tendineux et les réflexes cutanés. On entend par *réflexes cutanés* les contractions musculaires provoquées par l'excitation des nerfs sensibles. Les réflexes *tendineux* se divisent en deux espèces : 1° les vrais réflexes spinaux et cérébro-spinaux, qui ont pour point de départ le tendon avec ses parties avoisinantes et qui se terminent par la contraction de muscles déterminés ; 2° les pseudo-réflexes nommés phénomènes tendineux ou secousses : ce sont des réflexes idio-musculaires (1) dus au tiraillement des muscles par la percussion de leurs tendons.

Les centres des vrais réflexes tendineux sont étagés dans toute la hauteur du névraxe, comme l'indique le tableau ci-dessous ; le centre des réflexes cutanés est cortical.

CENTRES DES PRINCIPAUX RÉFLEXES

Réflexe du diaphragme : IVe segment cervical.

Réflexe du biceps : Ve segment cervical.

Réflexes du triceps, des radiaux et du cubital postérieur : VIe et VIIe segments cervicaux.

Réflexe du cubital antérieur : VIIIe segment cervical et Ier segment dorsal.

(1) Les *réflexes idio-musculaires* consistent en l'exagération de la contractilité des muscles sous l'influence d'une excitation mécanique. On les recherche en frappant les muscles avec un marteau à percussion ; il se produit au niveau de la région percutée une boule, ou nœud musculaire, qui a reçu le nom de *myoœdème*.

Centre cilio-spinal : VIII^e segment cervical et I^er segment dorsal.
Réflexes du grand et du petit palmaire, réflexes des fléchisseurs des doigts : VII^e et VIII^e segments cervicaux.
Réflexe achilléen, réflexe des péroniers : V^e segment lombaire et I^er segment sacré.
Réflexe du jambier antérieur : IV^e et V^e segments lombaires.
Réflexe du jambier postérieur : V^e segment lombaire et I^er segment sacré.
Réflexe patellaire : III^e segment lombaire.
Réflexe épigastrique : IX^e segment dorsal.
Réflexe abdominal : XI^e segment dorsal.
Réflexe crémastérien : I^er segment lombaire.
Centre de l'érection : II^e segment sacré.
Centre de l'éjaculation : III^e segment sacré.
Centre bulbo-caverneux : III^e segment sacré.
Centre vésical : IV^e segment sacré.
Réflexe cutané plantaire : cortex cérébral.

*a*) **Principaux réflexes tendineux étudiés en clinique.** — On se servira pour l'examen de ces réflexes d'un marteau à percussion.

1° Le *réflexe rotulien* ou *réflexe patellaire* ou *phénomène du genou* est provoqué par la percussion du tendon rotulien, qui a pour effet la contraction du quadriceps fémoral.

Quand le malade n'est pas alité, on lui fait prendre la position suivante : On le fait asseoir sur une chaise, les jambes à demi fléchies sur les cuisses, le talon reposant sur le sol. On recommande au sujet de laisser reposer son membre sur le sol sans le raidir. La percussion du tendon rotulien doit se faire au niveau de la zone située à la partie antérieure du genou. La percussion se fait en un temps, par un coup rapide du marteau sur le tendon. On peut examiner le réflexe rotulien en percutant une première fois doucement, une seconde fois fortement. Quand le réflexe se produit, la jambe est projetée en avant. On note si le réflexe est normal, faible ou fort, s'il est paresseux ou rapide.

On peut encore procéder ainsi : on fait asseoir le sujet sur le bord du lit et on lui recommande de laisser tomber ses jambes en relâchant ses muscles ; on percute ensuite le tendon rotulien.

Quand le sujet est couché, on soulève sa jambe en passant la main sous le jarret ; on lui recommande de relâcher ses muscles. On procède de la même façon que celle que nous venons d'indiquer.

La *manœuvre de Jandrassik* consiste à fléchir les doigts des deux mains du malade, à les réunir et à faire exercer au malade une traction en sens opposé. L'attention du sujet est ainsi détournée et le réflexe du genou est facile à déceler (1).

On donne le nom de *signe de Westphal* à l'absence du réflexe rotulien.

Il peut arriver, quand le réflexe rotulien est exagéré, que la percussion du tendon rotulien produise dans la jambe du côté opposé une contraction des adducteurs. Pour bien étudier ce réflexe, dit *contro-latéral*, il faut faire étendre le sujet sur le dos, placer la jambe, dont on percutera le tendon rotulien, dans la position indiquée à propos de la recherche du réflexe rotulien, mettre la cuisse du côté opposé en abduction et fléchir légèrement la jambe sur la cuisse. Quand on frappe le tendon rotulien d'un côté, l'autre jambe, qui est en abduction, se met en adduction.

Le *phénomène de la rotule* se produit dans les cas d'exaltation du réflexe patellaire. Il consiste en une

(1) Voir p. 182, technique de l'examen des réflexes oculaires.

série de secousses de la rotule qui ont lieu dès que l'on abaisse celle-ci par une traction énergique, le sujet étant dans le décubitus dorsal.

2° Le *réflexe achilléen* est la contraction des muscles jumeaux et soléaires provoqués par la percussion du tendon d'Achille. Pour le déceler, il est souvent nécessaire de faire agenouiller le malade sur une chaise, en lui faisant prendre le dossier comme point d'appui ; les genoux sont rapprochés le plus près possible du dossier. On recommande au malade de ne pas se raidir. On frappe avec le marteau sur le tendon d'Achille au niveau de la partie qui forme sous la peau une bride tendue. Quand le réflexe se produit, le pied s'étend sur la jambe. Quand le réflexe achilléen est exalté, on peut produire le *clonisme ou clonus du pied* appelé encore *trépidation épileptoïde ;* c'est une série de contractions et de relâchements des muscles jumeaux et soléaires. Le même phénomène se produit quand, le sujet étant assis ou étendu, on détermine la flexion brusque et passive du pied. Quelquefois les secousses se propagent à tout le membre : c'est ce qu'on appelle alors l'*épilepsie spinale.*

3° Les *réflexes du poignet* consistent en la contraction des muscles antérieurs ou des muscles postérieurs du poignet par la percussion de leurs tendons. Pour les mettre en évidence on procède ainsi :

*Réflexes antérieurs du poignet.* — On met la main du sujet en supination et en demi-flexion sur l'avant-bras ; on la fait reposer dans la main de l'opérateur. On percute les tendons du poignet d'une part au-dessus de l'os pisiforme, d'autre part au-dessus du scaphoïde. Les réflexes consistent en une flexion de la main sur l'avant-bras et une flexion des doigts sur le carpe.

Le *clonisme* ou *clonus de la main* appelé encore *phénomène de la main* se produit quand on relève celle-ci brusquement en extension sur le poignet ; il consiste en une série de contractions et de relâchements des muscles antérieurs de l'avant-bras ; il n'a lieu que si les réflexes du poignet sont très exagérés.

*Réflexes postérieurs du poignet.* — On met la main du sujet en pronation et on la soutient dans cette position en recommandant au sujet de relâcher ses muscles. On percute les tendons au niveau de la partie postérieure de l'articulation du poignet. Le réflexe consiste en une extension des doigts et de la main sur l'avant-bras.

4° Le *réflexe du coude* est la contraction du muscle triceps due à la percussion du tendon olécranien. On le recherche ainsi : Tenir l'avant-bras en demi-flexion sur le bras et recommander au malade de ne pas se raidir. On percute le tendon du triceps brachial. Le réflexe consiste en une extension de l'avant-bras sur le bras.

5° Le *réflexe massétérin* est la contraction du muscle masséter provoquée soit par la percussion de son tendon, soit par un abaissement brusque de la mâchoire. C'est, dans ce dernier cas, un réflexe idio-musculaire. On le met ainsi en évidence : Le malade entr'ouvre la bouche sans faire d'efforts. On pose sur l'arcade dentaire inférieure l'extrémité d'un coupe-papier et on frappe un coup sec sur la partie du coupe-papier voisine de l'arcade dentaire. La secousse détermine une contraction des masséters qui soulèvent la mâchoire inférieure.

6° *Réflexe cranien* (d'Averend). — On frappe légèrement la ligne médiane de la région frontale. On observe une contraction des deux orbiculaires.

*b*) **Principaux réflexes cutanés et muqueux étudiés en clinique.** — *a*) Le *réflexe plantaire* est constitué par la flexion des orteils sous l'influence de l'excitation de la plante du pied. On le recherche en mettant la jambe dans la position demi-fléchie et en chatouillant légèrement le milieu de la plante du pied avec la tête d'une épingle ou avec un crayon. Il faut avoir soin de recommander au sujet de relâcher ses muscles. Ce réflexe peut faire défaut chez certains sujets. L'excitation de la plante du pied doit être assez légère pour ne déterminer aucun retrait de la jambe (mouvement de défense).

Le *réflexe* ou signe *de Babinski* ou *phénomène des orteils* consiste en ce que, sous l'influence de l'excitation de la partie interne de la plante du pied, les orteils, et en particulier le gros orteil, au lieu de se mettre en flexion, s'étendent sur le métatarse ; ce réflexe indique une perturbation dans le fonctionnement du système pyramidal (sauf chez les nouveau-nés). Parfois, au lieu de se mettre en extension, les orteils se portent en abduction par rapport à l'axe du pied ; ce trouble, qui a la même signification que le phénomène des orteils, a reçu le nom de *signe de l'éventail*. Le signe de Babinski et le signe de l'éventail n'ont de valeur qu'autant qu'ils se produisent sans réaction du pied et de la jambe ; cette dernière peut en effet entraîner une extension des orteils non pathologique.

Babinski a encore décrit un réflexe cutané pathologique auquel il a donné le nom de *réflexe en flexion de la cuisse sur le bassin* ; il se rencontre dans les affections organiques des voies pyramidales. On le met en évidence de la façon suivante : le malade est assis, les pieds reposant sur le sol ; on excite les téguments de la cuisse ou de la jambe en les pinçant ou mieux en faisant passer un courant faradique ; la cuisse se fléchit sur le bassin. Ce signe peut s'observer même dans les cas où la sensibilité objective est troublée.

*b*) *Réflexe pharyngien ou pharyngé.* — Il consiste en une contraction des piliers du voile du palais sous l'influence de l'excitation du fond de la gorge. Le mouvement général de défense qui l'accompagne est quelque chose de surajouté (Babinski). Par la suggestion ou la volonté on peut résister à ce mouvement de défense, mais le réflexe reste intact (voir *Hystérie*, p. 472).

*c*) Le *réflexe crémastérien* consiste en l'élévation du testicule par contraction du crémaster sous l'influence de l'excitation de la partie supéro-interne de la cuisse. Chez la femme, ce sont les fibres les plus inférieures de la paroi abdominale qui se contractent. C'est le réflexe *inguinal* ou *de l'aine*. Ce réflexe s'obtient par le chatouillement de la face interne des cuisses ou la compression des masses musculaires de la région interne des cuisses.

*d*) Le *réflexe abdominal* consiste en la contraction des muscles de la paroi abdominale, sous l'influence de l'excitation de la peau qui les recouvre. On l'obtient en chatouillant légèrement la peau de la paroi abdominale au-dessous de l'ombilic et successivement de chaque côté de la ligne médiane. Le *signe de Rosenbach* consiste en l'abolition du réflexe abdominal.

*e*) *Réflexe palpébral ou réflexe de la conjonctive.* —

Il consiste en l'occlusion de la paupière quand on touche la cornée.

b) **Réflexes osseux**. — On les recherche en percutant les points suivants : 1° aux membres supérieurs : l'apophyse styloïde du radius (contraction réflexe du biceps et du long supinateur), l'apophyse styloïde du cubitus à sa face postérieure (contraction réflexe des muscles épitrochléens), l'épicondyle (contraction du deltoïde), l'épitrochlée (contraction du triceps) ; 2° aux membres inférieurs : la tubérosité interne du tibia (adduction réflexe du genou), la tubérosité antérieure, la malléole externe ou la tête du péroné (contraction des muscles demi-tendineux et demi-membraneux, la malléole externe (contraction du triceps sural), la partie moyenne de la crête iliaque (contraction des muscles postérieurs de la cuisse).

Pour l'examen des réflexes osseux des membres inférieurs, le sujet doit être couché et les membres doivent être placés dans une demi-flexion.

Les réflexes osseux sont surtout apparents chez les sujets jeunes ; dans les cas pathologiques, leur état concorde avec celui des réflexes tendineux (Noïca et Strominger).

4° Coordination des mouvements. — A l'état normal, il existe entre les différents groupes musculaires un concours d'action soit pour maintenir une partie de l'organisme dans telle ou telle attitude (coordination statique), soit pour exécuter tel ou tel mouvement volontaire (coordination cinétique). On donne le nom d'*ataxie* à l'incoordination motrice.

a) *Coordination statique*. — A l'état normal, un sujet peut imposer à ses membres placés dans telle ou telle position une immobilité parfaite. La perte de la coordination statique prend le nom d'*ataxie statique* ou perte de l'*équilibre volitionnel* (Babinski) ou encore *d'ataxie du tonus*. Les sujets ne peuvent garder leur équilibre qu'en présentant des oscillations latérales ou d'avant en arrière ; ils ne peuvent maintenir immobiles leurs membres supérieurs étendus ; ils ne peuvent se tenir debout sur un pied.

b) *Coordination cinétique*. — La perte de la coordination motrice dans les mouvements volontaires prend le nom d'*ataxie cinétique*. Elle peut se traduire d'après Babinski par de l'asynergie, par des troubles des mouvements successifs ou troubles de la diadococinésie, par des troubles des mouvements associés ou de la syncinésie.

1° **Synergie**. — On donne le nom de synergie à l'association des mouvements musculaires, et le nom d'asynergie au défaut d'association musculaire. Quand il y a asynergie, les mouvements s'exécutent d'abord avec hésitation, puis avec lenteur, se décomposent en mouvements accessoires saccadés, se terminent brusquement, sans mesure, et dépassent le but visé. On met en évidence l'asynergie de la façon suivante : *a*) pour les membres supérieurs : on demande au malade de porter l'index gauche ou droit au bout de son nez ; le doigt manque le but et va frapper une autre partie de la face ; on fait accomplir au sujet un travail délicat, tel qu'enfiler une aiguille, saisir une épingle, etc. ; *b*) aux membres inférieurs : on demande au sujet de toucher du pied un objet placé au-dessus du sol et à une certaine distance, de mettre un talon sur le genou du côté opposé. On recherchera l'asynergie pendant la marche (voir p. 106). A la face, l'asynergie apparaît surtout pendant le rire, la parole ; on la met en évidence en demandant au sujet de prendre un objet avec les lèvres, de siffler, de souffler, etc. Enfin, d'après Babinski, les troubles suivants s'observent surtout dans les affections cérébelleuses (asynergie cérébelleuse) : dans la marche, le tronc reste en arrière et ne suit pas les membres inférieurs ; dans la station, le sujet ne fléchit pas les jambes pour rétablir son équilibre si on lui fait porter son tronc en arrière ; le malade, étant couché, fléchit les cuisses et élève les talons s'il veut s'asseoir ; le malade étant assis, si on lui demande de toucher du pied un objet placé à une certaine distance et à une certaine hauteur, il étend d'abord la cuisse, puis la jambe ; le mouvement a lieu en deux temps inégaux.

2° **Diadococinésie** (1). — La diadococinésie est « la fonction grâce à laquelle il est possible d'exécuter rapidement des mouvements volitionnels successifs, et qui consiste dans l'association de l'action excito-motrice et de l'action frénatrice » (Babinski). Quand cette fonction est troublée, la succession rapide d'un même mouvement est impossible. Si le même mouvement est exécuté en même temps par les deux membres du corps, les troubles s'accentuent davantage. On recherche ce trouble : 1° aux membres supérieurs, en faisant exécuter rapidement au sujet des mouvements alternatifs de pronation et de supination, chaque mouvement élémentaire étant possible ; 2° aux membres inférieurs ; on fait coucher le sujet, les membres inférieurs placés l'un à côté de l'autre ; on lui demande de

(1) Du grec *diadochè*, succession, et *kinésis*, mouvement.

fléchir rapidement la jambe et de poser le talon sur le sol ; si la diadococinésie est troublée, le sujet frappe sa fesse violemment avec son talon et pose brusquement ce dernier sur le sol (Babinski). Mêmes troubles des mouvements si on dit au malade de se mettre rapidement à genoux sur une chaise.

3° **Syncinésie.** — Les troubles peuvent consister en des mouvements associés involontaires s'accomplissant d'un côté du corps et reproduisant exactement les mouvements accomplis de l'autre côté. A l'état pathologique, on peut observer certains mouvements particuliers associés à d'autres mouvements. On a décrit dans l'hémiplégie organique la flexion combinée de la cuisse et du bassin (Babinski), l'abduction associée des orteils (Babinski), le phénomène ou signe des interosseux (Souques), le phénomène ou signe de Strümpell.

La *flexion combinée de la cuisse et du bassin* est ainsi décrite par Babinski : « Lorsqu'étendu sur un plan résistant horizontal, dans le décubitus dorsal, les bras croisés sur la poitrine, le malade fait un effort pour se mettre sur son séant, du côté paralysé la cuisse exécute un mouvement de flexion sur le bassin et le talon se détache du sol, tandis que du côté opposé le membre inférieur reste immobile. » Le même mouvement peut se produire quand le sujet étant assis se renverse brusquement en arrière.

L'*abduction associée des orteils* consiste en l'écartement des orteils dans le même mouvement que précédemment.

Le *signe des interosseux* ou *abduction associée des doigts* se produit quand le sujet cherche à lever le bras paralysé ou à étendre les doigts.

Le *singe de Strümpell* ou *phénomène du jambier antérieur* se recherche de la façon suivante : on dit au sujet hémiplégique, qui est étendu sur le dos, de fléchir la jambe sur la cuisse du côté hémiplégié ; il se produit au cours de ce mouvement une élévation du bord interne du pied et en même temps le retournement de la plante du pied en dedans.

5° NUTRITION DES MUSCLES.— On recherche s'il existe une diminution de volume des muscles, une certaine mollesse dans les muscles ou les groupes musculaires (atrophie) ; on notera si l'atrophie est plus accusée aux extrémités des membres (éminences thénar et hypothénar, espaces interosseux) qu'à leur racine (muscles de l'épaule, muscles fessiers). Comparer par la mensuration le côté malade au côté sain. Apprécier le degré d'atrophie en examinant la force musculaire et en faisant exécuter au malade un certain nombre de mouvements. Compléter l'examen par la recherche des réactions électriques de dégénérescence. Noter si les muscles présentent des *contractions fibrillaires* appelées encore *secousses, tremblement fibrillaire* ou *vermiculaire*.

Dans les muscles atrophiés ou en voie d'atrophie, les fibres musculaires sont souvent remplacées par du tissu fibreux qui finit par se rétracter. Les *rétractions musculaires* déterminent des attitudes vicieuses, prononcées surtout aux extrémités des membres.

6° EXAMEN ÉLECTRIQUE DES NERFS ET DES MUSCLES. — Les courants employés en clinique sont le courant galvanique ou continu et le courant faradique ou interrompu.

Le courant galvanique est produit par un certain nombre de piles Leclanché montées en série et reliées à un collecteur qui permet d'introduire dans le circuit un nombre croissant ou décroissant de piles. L'intensité du courant est évaluée au moyen d'un galvanomètre dont chaque division correspond à un dixième de milliampère ; enfin, un interrupteur, destiné à rompre ou à rétablir le courant, et un inverseur, servant à renverser le sens du courant, sont indispensables.

Le courant faradique est produit par une bobine d'induction ; l'appareil le plus commode est l'appareil volta-faradique à chariot (de Dubois Raymond). Le courant inducteur est formé par deux piles Leclanché et traverse une bobine dite inductrice ; comme le courant induit prend naissance à l'ouverture et à la fermeture du courant inducteur, ce dernier est interrompu un certain nombre de fois par minute, grâce à un interrupteur spécial qu'il est possible de régler. La force du courant induit est mesurée par l'écartement des deux bobines inductrice et induite.

Le courant, qu'il soit galvanique ou faradique, est toujours recueilli par des fils métalliques recouverts de soie et fixés à des électrodes. Une des deux électrodes est *neutre* ou *indifférente* ; elle a une grande surface et se place sur une région du corps éloignée de celle à examiner (dessous de la nuque, région sacro-lombaire, sternum, etc.). L'autre électrode est dite *différente, active* ou *exploratrice* ; elle est de petite dimension et est mise en contact avec la région à examiner. Son application est soumise aux règles suivantes : les points d'élection pour les nerfs sont situés aux points où ceux-ci sont le plus rapprochés de la peau ; les points d'élection pour les muscles (points moteurs) sont situés aux points de pénétration des filets nerveux intra-musculaires ; ces différents points sont indiqués dans les ouvrages traitant de l'électricité médicale.

*Technique de l'exploration.* a) *Courant faradique.* — Des deux pôles du courant induit, le pôle négatif étant normalement le plus actif, on le prend comme pôle explorateur. On compare les effets obtenus du côté sain et du côté malade, en ayant soin d'explorer les régions symétriques. On recherche quel est l'écartement minimum des deux bobines inductrice et induite nécessaire pour produire la plus faible excitation du nerf ou du muscle exploré. Suivant qu'il faut un écartement des bobines moindre ou plus grand que celui correspondant au côté sain, on dit qu'il y a hyperexcitabilité ou hypoexcitabilité faradique.

b) *Courant galvanique.* — Normalement, les contractions au courant galvanique diffèrent : 1° suivant que l'on emploie un courant faible, moyen ou fort ; 2° suivant que l'on emploie comme pôle explorateur le pôle positif ou le pôle négatif ; 3° suivant que l'on recherche la contraction musculaire à l'ouverture ou à la fermeture du courant. Pratiquement on ne recherche que la Contraction musculaire obtenue par le pôle Négatif au moment de la Fermeture du courant, et la Contraction musculaire obtenue par le pôle Positif au moment de la Fermeture du courant. Normalement N F C $\rangle$ P F C, c'est-à-dire que, avec la même intensité de courant et au moment de la fermeture du courant, la secousse musculaire obtenue par application du pôle négatif est plus forte que celle obtenue par application du pôle positif.

A l'état pathologique, on peut observer :

1° L'augmentation de l'excitabilité galvanique ;

2° La diminution de l'excitabilité galvanique ;

3° Les altérations des secousses de contractions (lenteur des contractions) ;

4° L'inversion de la formule normale N F C $>$ P F C, qui devient N F C = ou $<$ P F C ; ce trouble est encore appelé *réaction d'Erb*.

La *réaction complète de dégénérescence*, que par abréviation on désigne DR ou RD, est caractérisée par :

1° L'abolition de l'excitabilité faradique et galvanique du nerf ; ce trouble est toujours précédé pendant une courte période de l'augmentation de l'excitabilité faradique et galvanique ;

2° L'abolition de l'excitabilité faradique du muscle ;

3° L'augmentation de l'excitabilité galvanique du muscle ;

4° La lenteur de la contraction du muscle sous l'influence du courant galvanique ;

5° L'inversion de la formule, qui devient N F C $<$ P F C.

La *réaction partielle de dégénérescence* est caractérisée par :

1° La conservation ou la diminution de l'excitabilité faradique et galvanique du nerf ;

2° La conservation ou la diminution de l'excitabilité faradique du muscle ;

3° La lenteur des secousses musculaires ;

4° L'inversion de la formule, qui devient N F C $<$ P F C.

La *réaction myotonique* (voir maladie de Thomsen, p. 496) est caractérisée par :

1° L'augmentation de l'excitabilité faradique des muscles ; la persistance de la contraction musculaire après interruption du courant ;

2° Des modifications légères de l'excitabilité galvanique du nerf et du muscle ;

3° L'augmentation de l'excitabilité mécanique des muscles.

Dans la *réaction myasthénique* de Jolly, les courants faradiques à intermittences fréquentes produisent la diminution et même la disparition de l'excitabilité des muscles.

La *réaction neurotonique* consiste en la persistance de la contraction musculaire par l'excitation faradique des nerfs.

7° Examen de l'équilibre. — On recherche les troubles de l'équilibre pendant que le corps est au repos (équilibre statique) et les troubles de l'équilibre pendant la marche (équilibre cinétique).

a) *Equilibre statique.* — On fait prendre au sujet la position du soldat sans arme ; on note si le corps présente des oscillations d'avant en arrière ou des oscillations latérales, si le corps s'incline d'un côté, si le sujet ne peut garder l'équilibre qu'en piétinant sans cesse. On répète le même examen en disant au sujet de fermer les yeux. Le *signe de Romberg* consiste dans la perte immédiate de l'équilibre dès que le sujet, placé dans la position du soldat sans arme, ferme les yeux. Dans le signe de Romberg incomplet ou fruste, le corps est seulement animé d'oscillations. On recherche si, le sujet étant debout et immobile, une très légère poussée lui fait perdre l'équilibre. On fait tenir ensuite le sujet sur un pied, puis sur l'autre. Certains sujets atteints de vertige ne peuvent garder l'équilibre, même s'ils sont assis.

b) *Equilibre cinétique.* — On fait marcher le sujet ;

on note s'il titube comme un homme ivre, s'il tombe dès qu'il veut marcher. L'équilibre statique et cinétique peut être très troublé chez des sujets capables de garder cependant des attitudes particulières. Babinski a montré que, dans les affections cérébelleuses, le sujet peut être incapable de se tenir debout et de marcher (perte de l'équilibre statique et cinétique),et capable cependant de garder les jambes en l'air quand il est dans le décubitus dorsal (conservation de la coordination musculaire statique).

8° Examen de la marche. — On fera marcher le sujet d'abord lentement, puis vivement ; on lui fera exécuter des mouvements au commandement, tels que marcher en avant, en arrière, faire demi-tour en marchant, marcher à cloche-pied, s'arrêter au mot halte, etc. On le fera monter et descendre des escaliers sans s'aider de la rampe. Comme pour le signe de Romberg, on fera exécuter les mouvements, d'abord les yeux ouverts, puis les yeux fermés ; certains sujets atteints d'incoordination motrice se plaignent de la difficulté qu'ils éprouvent à marcher ou à monter des escaliers dans l'obscurité (*signe de l'escalier* de Fournier) ; d'autres pendant la marche éprouvent un fléchissement des jambes et tombent (*dérobement des jambes*).

La marche revêt différents caractères, suivant les affections de l'appareil moteur. On notera si les jambes fléchissent et sont difficilement soulevées (voir démarche paraplégique, p. 129), si le malade talonne, c'est-à-dire s'il frappe le sol avec son talon avant de porter la jambe en avant, ou si, après avoir projeté le pied en avant, le talon frappe fortement le sol (voir démarche tabétique, p. 111), si le sujet semble traîner derrière lui un membre inférieur inerte (voir hémiplégie hystérique, p. 124), si les deux membres inférieurs sont traînés péniblement sans quitter le sol, « comme s'ils tiraient un boulet » (démarche dans l'hérédo-ataxie cérébelleuse), si le sujet lance une des jambes sur le côté en lui donnant un mouvement de faux (voir hémiplégie organique, p. 117), s'il marche légèrement penché en avant et dans une attitude soudée (démarche dans la paralysie agitante, p. 492), s'il titube (démarche cérébelleuse, p. 355), si le sujet marche en steppant, c'est-à-dire en levant le pied très haut et en laissant tomber vers le sol la pointe des pieds (démarche dans les névrites, p. 412).

9° Examen des mouvements involontaires. — Les mouvements anormaux que l'on pourra observer rentrent dans un des groupes suivants : les tremblements, les mouvements athétosiques, les mouvements choréiques, les tics, les secousses musculaires, les mouvements convulsifs. Les caractères particuliers à chacun d'eux seront décrits plus loin (p. 160).

## § III. — **Troubles des réflexes.**

Nous étudierons successivement les troubles des réflexes dans les maladies de l'encéphale, dans les maladies médullaires, dans les maladies des nerfs et des racines, dans les névroses, dans les maladies des muscles, dans les infections et les intoxications.

1° Maladies de l'encéphale. — Dans l'*hémiplégie organique* il y a, au moment de l'ictus, abolition des réflexes tendineux, puis survient leur exagération ; les réflexes cutanés sont diminués souvent dès le début de la maladie. Le réflexe de Babinski est la règle dans les hémiplégies anciennes. On peut le rencontrer du côté sain (lésions des fibres pyramidales homolatérales).

Dans l'*hérédo-ataxie cérébelleuse*, il y a exagération des réflexes tendineux et conservation des réflexes cutanés plantaires.

Dans les *états paréto-spasmodiques infantiles* (syndrome de Little), il y a exagération des réflexes tendineux et conservation des réflexes cutanés plantaires.

Dans la *paralysie générale*, l'état des réflexes dépend des lésions de la moelle concomitantes (sclérose des faisceaux pyramidaux, sclérose des cordons postérieurs).

2° MALADIES MÉDULLAIRES. — Dans les *poliomyélites*, il y a diminution des réflexes tendineux et cutanés.

Dans le *tabes*, il y a diminution ou abolition des réflexes patellaires et achilléens dès le début de la maladie, conservation des réflexes cutanés pendant plusieurs années. Le signe de Westphal est la disparition du réflexe patellaire.

Dans la *sclérose en plaques*, il y a exagération des réflexes tendineux et souvent diminution des réflexes cutanés plantaires.

Dans la *sclérose latérale amyotrophique*, il y a exagération des réflexes tendineux et souvent diminution des réflexes cutanés plantaires.

Dans les *scléroses combinées*, les réflexes tendineux sont exagérés ou diminués suivant que la lésion des cordons latéraux ou celle des cordons postérieurs prédomine. Les réflexes cutanés plantaires sont conservés ou abolis.

Dans les cas de *compression médullaire* il y a exagération ou abolition des réflexes tendineux suivant que les cellules motrices des cornes antérieures sont irritées ou détruites.

3° Maladies des nerfs et des racines. — Dans les *névrites* et les *radiculites*, on observe l'affaiblissement ou l'abolition des réflexes tendineux et cutanés.

4° Névroses. — Dans les névroses, l'état des réflexes tendineux est variable. Les réflexes tendineux sont souvent exagérés chez les épileptiques. On admet aujourd'hui qu'il n'y a pas de troubles des réflexes dans l'hystérie non associée à une affection organique du système nerveux (voir p. 471).

5° Maladies des muscles. — Dans les myopathies primitives, on observe l'affaiblissement ou la disparition des réflexes tendineux et cutanés.

6° Infections et intoxications. — Les infections et les intoxicatious donnent lieu d'abord à l'exagération, puis à l'abolition des réflexes tendineux. Dans la syphilis, il y aurait souvent abolition des réflexes tendineux.

**Dissociation du tonus musculaire et des réflexes tendineux.** — Dans la plupart des cas, l'hypertonicité coïncide avec l'exaltation des réflexes tendineux, l'hypotonicité avec leur abolition ou leur diminution, mais il semble qu'il y ait des exceptions à cette règle. On peut rencontrer l'exagération des réflexes des membres atteints de paralysie flasque (hémiplégie flasque) ou en état d'hypotonicité (sclérose en plaques).

**Dissociation et antagonisme des réflexes tendineux et cutanés.** — Certains auteurs ont décrit dans les lésions du faisceau pyramidal l'antagonisme entre les réflexes tendineux, qui sont exagérés, et les réflexes cutanés, qui sont abolis ou diminués (Van Gehuchten) ; l'irritation des fibres pyramidales produirait l'épuisement des cellules corticales (diminution des réflexes cutanés) et l'éréthisme des cellules motrices (exaltation des réflexes tendineux) (Crocq). Babinski admet qu'il existe seulement dans les affections du faisceau pyramidal une perturbation ou même une abolition des réflexes cutanés, mais il n'y a pas toujours antagonisme entre les réflexes tendineux et les réflexes cutanés.

## § IV. — **Troubles de la coordination musculaire (ataxies).**

Les troubles de la coordination motrice peuvent être déterminés par des lésions portant sur les nerfs périphériques, sur les racines médullaires postérieures, par des lésions médullaires, cérébelleuses ou cérébrales ; on les observe dans certains états névrosiques et dans les intoxications.

D'une façon générale, l'intensité de l'ataxie dépend du siège des lésions. Dejerine et Egger résument ainsi les conditions anatomiques qui la déterminent : « L'intensité de l'ataxie dépend du siège de la lésion causale, c'est-à-dire du niveau où s'effectue, dans l'axe cérébro-spinal, l'interruption entre le faisceau sensitif et les centres coordinateurs. Plus le faisceau sensitif aura conservé à sa disposition de centres coordinateurs, moins l'ataxie sera prononcée et *vice versa*. Si nous supposons, en effet, une lésion des deux pôles opposés du faisceau sensitif, racine postérieure, neurone thalamo-cortical ; dans le premier cas, tabes dorsal, nous aurons une incoordination excessive ; dans le second cas, l'incoordination sera réduite au minimum. »

Nous décrirons tout d'abord l'incoordination que l'on

rencontre dans les lésions des racines postérieures, car elle est le symptôme principal d'une maladie très commune, le tabes.

1° Ataxie d'origine radiculaire. — On donne le nom de tabes ou d'ataxie locomotrice à une affection caractérisée par l'atrophie des racines postérieures et la sclérose des cordons postérieurs de la moelle ; l'incoordination motrice en est le symptôme dominant.

Le début de l'ataxie est insidieux (voir tabes, p. 386) ; avant que l'incoordination soit manifeste, les sujets éprouvent différents symptômes, tels que le dérobement des jambes, la perte de l'équilibre dans l'obscurité, de la maladresse. Dès cette période cependant, l'ataxie peut être dépistée par les divers procédés indiqués plus haut (p. 97).

L'ataxie est surtout marquée aux membres inférieurs, mais elle peut débuter par les membres supérieurs (tabes cervical ou supérieur).

Quand l'ataxie des membres inférieurs est prononcée, le sujet a une démarche particulière (démarche tabétique) ; il surveille continuellement les mouvements de ses membres : il lève brusquement la jambe et la laisse retomber en frappant le sol avec son talon, on dit que le malade *talonne* ; la direction des mouvements est mal assurée, et souvent les jambes sont lancées en dehors. Plus tard, la marche n'est plus possible qu'avec des cannes, puis le malade finit par ne plus pouvoir marcher.

Après les membres inférieurs, l'ataxie gagne les membres supérieurs ; elle se manifeste d'abord dans les actes délicats, puis dans les mouvements les plus simples ; on constate à la fois l'ataxie statique et l'ataxie cinétique (voir p. 97) ; les mouvements ne sont plus adaptés au but ; l'écriture est altérée, les lettres sont irrégulières et ne sont plus écrites sur une même ligne.

Le signe de Romberg (voir p. 105) est un symptôme précoce qui peut apparaître avant que l'incoordination soit évidente.

L'ataxie peut être plus prononcée d'un côté du corps ou même n'exister que d'un côté du corps (hémi-ataxie).

2° Ataxie d'origine névritique. — L'ataxie est déterminée par la lésion des nerfs périphériques.

a) *Ataxie dans les névrites périphériques* (*nervo-tabes périphérique*). — Contrairement à l'ataxie du tabétique, qui progresse lentement, l'ataxie du sujet atteint de nervo-tabes évolue en quelques semaines ; elle peut envahir les membres supérieurs et inférieurs, mais elle est plus souvent localisée à ces derniers.

Les nerfs et les muscles atteints d'ataxie sont douloureux à la pression. Dans le tabes, les troubles de la sensibilité revêtent les caractères de la topographie radiculaire (voir p. 19) ; dans le tabes périphérique, ces troubles ont une topographie périphérique (voir p. 19); ils sont moins accusés à la racine des membres qu'à leur extrémité.

b) *Névrite interstitielle hypertrophique ou ataxie familiale* (Déjerine et Sottas). — Les sujets sont atteints à la fois d'incoordination motrice et de faiblesse musculaire. Dans la marche ils lancent leurs jambes comme les tabétiques et laissent tomber la pointe du pied vers le sol comme les malades atteints d'atrophie musculaire (steppage). Le signe de Romberg, le dérobement des jambes sont des symptômes constants.

Aux membres supérieurs, l'ataxie est semblable à celle du tabétique.

3° ATAXIE D'ORIGINE MÉDULLAIRE. — a) *Dans les infections et intoxications chroniques.* — L'ataxie se rencontre dans la syphilis spinale quand des foyers de myélite sont localisés au niveau des cordons postérieurs. L'évolution des symptômes est en général rapide ; à l'ataxie vient se joindre fréquemment un certain degré de paralysie spasmodique. Il s'agit dans ce cas d'un pseudo-tabes d'origine médullaire ; l'incoordination motrice est en général moins marquée que dans le tabes. Le signe de Romberg fait défaut.

Au cours de l'anémie pernicieuse et du diabète, on a signalé de l'incoordination motrice déterminée par des lésions diffuses des cordons postérieurs de la moelle.

b) *Maladie de Friedreich ou ataxie familiale héréditaire.* — Cette maladie est déterminée par la lésion des cordons postérieurs et des cordons latéraux (faisceaux cérébelleux directs). L'ataxie est spéciale ; le malade titube et ne peut garder l'équilibre ; il lance ses jambes comme le tabétique (démarche tabéto-cérébelleuse). Aux membres supérieurs, l'incoordination se témoigne par des mouvements irréguliers qui ont surtout lieu quand le malade veut saisir un objet ; la main accomplit une série de mouvements de latéralité « en planant ». La tête est animée de mouvements continuels latéraux ou d'avant en arrière ; la parole est scandée ou nasonnée (ataxie des muscles du larynx et de la langue) ; les muscles de la face et de la langue sont animés de tremblement fibrillaire.

4° ATAXIE CÉRÉBELLEUSE. — L'incoordination motrice dépend à la fois de l'état vertigineux du sujet et des troubles du tonus musculaire (atonie). Elle consiste en asynergie (voir p. 98) et en troubles de la diadococinésie (voir p. 99). Les troubles des mouvements et de l'équilibre contrastent avec l'intégrité de la force musculaire et de la sensibilité. Les troubles apparaissent surtout dans la station debout et dans la marche ; le sujet est entraîné du côté de sa lésion cérébelleuse. Dans la station debout, il ne peut garder l'équilibre, le corps oscille sans cesse et les membres inférieurs sont animés de tremblement. Pendant la marche, le malade titube comme un homme ivre en traînant les jambes (démarche ébrieuse). Aux membres supérieurs, l'incoordination consiste en oscillations et en un léger tremblement. Ces troubles sont moins marqués quand le sujet est assis ou couché ; il peut même donner à ses membres des positions qu'il garde plus ou moins longtemps. Quand la lésion est unilatérale, il a une tendance à incliner la tête et le corps du côté de sa lésion. La parole est scandée ; le signe de Romberg n'existe pas. Nous avons décrit plus haut les procédés qui permettent de déceler l'asynergie cérébelleuse et les troubles de la diadococinésie (p. 99).

L'ataxie cérébelleuse se rencontre dans les hémorrhagies, ramollissements, tumeurs et abcès du cervelet, dans l'hérédo-ataxie cérébelleuse (voir p. 349).

5° Ataxie d'origine cérébrale. — L'hémiataxie peut s'observer chez les hémiplégiques qui ont récupéré une certaine force musculaire dans leurs membres primitivement paralysés. L'incoordination est souvent en rapport avec des troubles de la sensibilité profonde (sens musculaire) et superficielle. Les mouvements sont mal assurés, manquent de précision ; mais l'ataxie n'est pas comparable comme intensité à celle des tabétiques. L'ataxie d'origine cérébrale se rencontre également chez les sujets atteints de tumeur cérébrale.

Dans la paralysie générale, il existe une incoordination motrice qui est due aux lésions diffuses de l'écorce cérébrale ; on observe chez ces sujets de la maladresse dans les mouvements, des troubles de la marche et de l'équilibre ; dans certains cas, l'ataxie est très prononcée et résulte de lésions des cordons postérieurs de la moelle (forme tabétique de la paralysie générale, p. 326).

6° Ataxie dans les névroses. — On peut observer chez les neurasthéniques des troubles de la marche rappelant la démarche cérébelleuse, mais ceux-ci ne sont jamais très accusés.

Chez les hystériques, l'ataxie peut donner lieu au syndrome de l'*astasie-abasie*. Les sujets présentent de l'impuissance motrice des membres inférieurs par défaut de coordination relative à la station et à la marche (Charcot). Les mouvements des membres supérieurs sont normaux. Dans la forme paralytique, le sujet ne peut marcher que s'il est soutenu ; couché, il peut exécuter tous les mouvements qu'on lui commande. Dans la forme ataxique, les membres sont animés de mouvements choréiformes, de secousses musculaires dès que le sujet veut marcher.

7° Ataxie dans les intoxications aiguës. — L'ivresse est le type de cette forme d'ataxie qui ressemble à l'ataxie cérébelleuse ; mais, dans l'ataxie due à l'ivresse, l'incoordination est beaucoup plus marquée. La cause qui lui donne naissance, son évolution, diffèrent totalement des autres formes d'ataxie. Dans les intoxications par l'éther, le chloral, la quinine, etc., on observe les mêmes troubles de la coordination.

## § V. — Troubles de la force musculaire.

On donne le nom de *paralysie* à l'abolition du mouvement volontaire et de *parésie* à sa diminution. Les paralysies peuvent résulter de lésions localisées dans l'écorce cérébrale (régions motrices), dans la capsule interne, dans les pédoncules cérébraux, dans la protubérance, dans le bulbe, dans la moelle, dans les racines antérieures médullaires ou dans les nerfs périphériques ; elles peuvent résulter de lésions des muscles eux-mêmes (voir myopathies, p. 169 et 438). Elles peuvent enfin relever de troubles fonctionnels et se rencontrer dans les névroses.

On donne le nom d'*hémiplégie* à la paralysie d'une moitié du corps, droite ou gauche ; quand l'hémiplégie est bilatérale, elle prend le nom de *diplégie* ; la *monoplégie* est la perte de la motilité dans un groupe musculaire ; elle est dite brachiale, crurale, faciale, linguale, suivant qu'elle est limitée à un bras, à une jambe, à une moitié de la face ou de la langue ; la *paraplégie* est la paralysie des membres inférieurs ; la *quadriplégie* ou *tétraplégie*, la paralysie des quatre membres.

### 1° De l'hémiplégie.

Nous décrirons successivement l'hémiplégie qui survient chez les adultes ou les vieillards, l'hémiplégie infantile, l'hémiplégie hystérique, l'hémiplégie qui survient comme symptôme accessoire au cours d'autres maladies du système nerveux ou de maladies diverses de l'organisme.

*a*) **Hémiplégie de l'adulte.** — Suivant le siège de la lésion qui la détermine, on distingue l'hémiplégie corticale, capsulaire, protubérantielle, bulbaire, spinale, névritique.

1° *Hémiplégie corticale.* — L'hémiplégie peut apparaître brusquement (attaque d'apoplexie, voir p. 203) ou progressivement ; quelquefois elle est précédée de troubles divers de la sensibilité subjective (paresthésies, sensations douloureuses ou douleurs préhémiplégiques de Weir-Mitchell) ou de convulsions partielles dans les membres qui seront atteints de paralysie. La paralysie est d'abord flasque ; la face est paralysée du même côté que les membres ; contrairement à ce qui se passe dans la paralysie faciale périphérique (voir p. 138), le facial supérieur est moins paralysé que le facial inférieur (muscles à fonctions synergiques, voir p. 76). Le muscle peaucier est paralysé et ne se contracte plus, quand le malade ouvre la bouche tandis qu'on s'oppose à ce mouvement (*signe du peaucier*). Quand l'hémiplégique ouvre la bouche, celle-ci présente une déviation oblique ovalaire ; la bouche a la forme d'une raquette dont la grosse extrémité est située du côté sain. La luette est déviée du côté sain, le voile du palais est abaissé du côté paralysé. Quand le malade mange, les aliments viennent s'accumuler entre les gencives et la joue paralysée. La jambe est généralement moins paralysée que le bras, et la paralysie est plus prononcée aux extrémités des membres qu'à leur racine.

Dans les cas où l'hémiplégie est peu accusée, on appréciera la parésie du membre inférieur en recherchant le *signe de Grasset* : possibilité de soulever isolément le membre paralysé avec impossibilité de soulever simultanément les deux membres inférieurs (voir p. 88).

Les muscles de l'abdomen sont moins paralysés que ceux des membres. Les muscles des yeux et du larynx paraissent avoir conservé l'intégrité de leurs fonctions ; en réalité, ils sont légèrement parésiés du côté paralysé (voir p. 76 et 186). Les réflexes tendineux sont abolis ou diminués. Les troubles de la sensibilité sont localisés au niveau des membres paralysés et présentent des caractères particuliers (voir p. 28).

La paralysie peut disparaître au bout de quelques jours (voir paralysie transitoire, p. 125), ou après plusieurs semaines. Si elle ne guérit pas, elle reste rarement flasque ; après une période de plusieurs semaines, les muscles paralysés se contracturent (*période de contracture*). Dans certains cas, la contracture est précoce et survient dès le début de l'hémiplégie (hémorrhagie cérébrale et inondation ventriculaire) ou après plusieurs jours (lésions inflammatoires, irritation du faisceau pyramidal). Le plus souvent, la contracture apparaît après la période de paralysie flasque, vers la sixième semaine ; elle est tardive, permanente et s'établit lentement. On constate du côté paralysé l'exagération des réflexes tendineux, le signe de la pronation de la main (voir p. 89) et le signe de Babinski (p. 95) ; chez certains sujets, la contracture reste peu accusée (contraction latente) ; chez d'autres, elle est si prononcée qu'elle détermine des attitudes vicieuses des membres. En général, la contracture, comme les troubles paralytiques, est plus accusée aux extrémités des membres qu'à leur racine ; au membre supérieur, elle porte surtout sur les fléchisseurs (type de flexion) ; le type d'extension est exceptionnel ; au membre inférieur, c'est le type d'extension qui est le plus fréquent. Le malade, ne pouvant plus fléchir la jambe, marche en la lançant au dehors ; on dit qu'il marche « en fauchant » (démarche hélicopode). Quand la contracture existe depuis longtemps, les mouvements passifs sont impossibles dans les membres déformés (rétractions tendineuses et musculaires).

Les syncinésies ou mouvements associés (p. 100) sont communs du côté hémiplégié. On peut observer dans les membres paralysés des mouvements involontaires se produisant en même temps que les mouvements volontaires du côté sain. Enfin, on a décrit les mouvements associés suivants : la flexion combinée de la cuisse et du bassin, l'abduction des orteils (1) (Babinski), le signe des interosseux (Souques), le signe de Strümpell (voir la description de ces signes, p. 100).

Chez les hémiplégiques, on observe du côté sain l'affaiblissement de la force musculaire surtout accentuée dans le membre inférieur, un certain degré de contracture, l'exagération des réflexes tendineux, le signe de Babinski.

On peut observer comme symptômes secondaires de l'hémiplégie le tremblement (voir p. 167), l'hémichorée (p. 168), l'hémiathétose (p. 169), des troubles vasomoteurs et trophiques (p. 238 et 254). Quand l'atrophie

(1) Ce signe est « plus commun dans l'hémiplégie infantile que dans l'hémiplégie de l'adulte, plus commun dans l'hémiparésie que dans l'hémiplégie, et enfin plus commun dans les paralysies d'origine spinale que dans celles qui dépendent d'une affection cérébrale ». (Babinski.)

musculaire est très prononcée, la contracture disparaît.

Les troubles de la parole sont fréquents dans l'hémiplégie droite (lésion de la zone du langage située dans l'hémisphère gauche, voir p. 221). Les hémiplégiques par lésion corticale présentent souvent de l'affaiblissement intellectuel, consistant surtout en diminution de la mémoire, et un état émotif très mobile.

L'hémiplégie corticale persistante peut être due à un foyer de ramollissement ou d'hémorrhagie cérébrale (athérome cérébral, syphilis cérébrale), à une embolie ou à une artérite (endartérite syphilitique) de la sylvienne, à une tumeur cérébrale, à une plaque de méningite (méningo-encéphalite localisée), à une hémorrhagie méningée.

L'hémiplégie organique peut apparaître immédiatement à la suite d'un traumatisme cranien (*hémiplégie traumatique précoce*) ; il est facile d'interpréter les lésions causales ; dans certains cas exceptionnels, l'hémiplégie organique n'apparaît que plusieurs jours ou plusieurs semaines après le traumatisme (*hémiplégie traumatique tardive*) ; il est difficile, au point de vue médico-légal, d'attribuer les lésions cérébrales au traumatisme, qui cependant pourra parfois être considéré comme une cause occasionnelle.

Quand une hémiplégie organique persistante reste flasque et ne s'accompagne pas d'exagération des réflexes tendineux, elle est souvent due à une compression des centres nerveux.

2° *Hémiplégie capsulaire.* — Elle est souvent due à une hémorrhagie, rarement à un foyer de ramollissement. L'hémiplégie est très accusée et peut s'accompagner de troubles sensitifs quand la couche optique participe à la lésion (voir p. 28). L'intelligence du sujet reste normale. Les troubles de la parole consistent en dysarthrie (lésion du faisceau géniculé).

3° *Hémiplégie pédonculaire.* — Elle s'accompagne généralement de symptômes particuliers dont l'ensemble forme le *syndrome de Weber ou syndrome du pied du pédoncule* (voir p. 80) ; à l'hémiplégie du côté opposé à la lésion se joint la paralysie du moteur oculaire commun du côté de la lésion. On appelle encore cette forme : *hémiplégie alterne supérieure* ou *pédonculo-protubérantielle.*

Quand la lésion siège au niveau des tubercules quadrijumeaux, on observe la paralysie des mouvements associés de latéralité des globes oculaires, des troubles auditifs et visuels (syndrome des tubercules quadrijumeaux, voir p. 189).

L'hémiplégie pédonculaire peut être déterminée par un foyer de ramollissement ou d'hémorrhagie siégeant dans le pédoncule, ou par une tumeur, gomme syphilitique, tubercule ou anévrysme des artères de la base, comprimant le pédoncule ; on a signalé l'hémiplégie pédonculaire dans certains cas de méningite de la base du cerveau.

4° *Hémiplégie protubérantielle.* — L'hémiplégie protubérantielle est une hémiplégie alterne et revêt le type Millard-Gubler (voir p. 81). On observe la paralysie des membres du côté opposé à la lésion et la paralysie faciale du type périphérique (voir p. 138) du côté de la lésion. Elle peut s'accompagner d'hémianesthésie alterne. A la paralysie faciale peuvent s'associer la paralysie du muscle droit externe du côté de la lésion et la paralysie du droit interne du côté opposé (voir syndrome de Foville, p. 191).

Quand la lésion siège à la partie supérieure de la protubérance, on observe, outre les symptômes hémiplégiques, la paralysie des mouvements associés de latéralité des globes oculaires (*syndrome protubérantiel supérieur*, voir p. 189). L'hémiplégie protubérantielle est due aux mêmes causes que l'hémiplégie pédonculaire.

5° *Hémiplégie bulbaire.* — Quand la lésion siège au niveau des olives, l'hémiplégie porte sur les membres du côté opposé. La face est indemne ; il n'y a donc pas, à proprement parler, hémiplégie. Le nerf hypoglosse est paralysé du même côté que la lésion (hémiparésie et hémiatrophie linguale). L'hémiplégie bulbaire s'appelle encore *hémiplégie alterne inférieure.* Les autres troubles consistent en hémianesthésie, hémiasynergie, latéropulsion et myosis du côté de la lésion (*syndrome bulbaire*). L'hémiplégie bulbaire est due aux mêmes causes que l'hémiplégie pédonculaire et protubérantielle.

6° *Hémiplégie spinale.* — L'hémiplégie ne porte que sur les membres et le tronc d'un côté, la face est indemne ; de plus il faut, pour produire ce syndrome, que la lésion siège au-dessus du renflement cervical de la moelle. Une lésion au-dessous de cette région ne détermine qu'une paraplégie ou une monoplégie inférieure.

L'hémiplégie spinale est due à une lésion siégeant sur une moitié de la moelle ; cette lésion est ordinairement d'origine traumatique ou due à une compression unilatérale (mal de Pott, tumeur) ; elle peut résulter d'un ramollissement (myélomalacie) ou d'une hémorrhagie médullaire (hématomyélie). Le syndrome de Brown-Séquard (voir p. 25) est caractérisé par la paralysie des membres du côté de la lésion et l'anesthésie des membres du côté opposé à la lésion.

7° *Hémiplégie névritique.* — L'hémiplégie névritique est très rare. Les névrites déterminent souvent des troubles symétriques des deux côtés du corps (voir p. 412).

*b)* **Hémiplégie infantile.** — Quand l'hémiplégie survient chez un sujet qui n'a pas encore atteint son complet développement, elle détermine un arrêt de croissance du côté paralysé et celui-ci est d'autant plus prononcé que l'hémiplégie est survenue à un âge plus jeune. L'hémiplégie infantile peut survenir avant la naissance (hémiplégie congénitale) ou dans les premières années de la vie. Les principales causes sont l'artérite infectieuse, l'hémorrhagie ou le ramollissement cérébral, l'embolie cérébrale, l'encéphalite, la méningo-encéphalite localisée ; elle peut être due à un défaut de développement du cerveau (porencéphalie).

L'arrêt de développement porte sur les membres et le tronc du côté paralysé. La contracture et les rétractions fibro-musculaires entraînent des déformations des membres. Au membre supérieur, la flexion des mains est tellement prononcée qu'il se fait une luxation des os carpiens ; le pied est généralement en flexion plantaire (équinisme). La paralysie faciale est moins accusée que la paralysie des membres ; l'asymétrie faciale est très commune. La contracture des muscles du tronc détermine de la scoliose. Du côté hémiplégié, on constate la coloration violacée et l'hypothermie des téguments. L'hémiplégie infantile s'accompagne fréquemment d'hémichorée, d'hémiathétose, de tremblement.

L'hémiplégique infantile est souvent atteint de faiblesse intellectuelle de degré variable (idiotie, imbécillité, débilité mentale) ; l'épilepsie généralisée ou partielle peut venir encore compliquer le syndrome morbide.

c) **Hémiplégie hystérique.** — L'hémiplégie hystérique survient souvent à la suite d'une attaque hystérique ; la paralysie peut être flasque ou spasmodique dès le début ; elle domine dans les membres et surtout dans le membre inférieur ; la face peut être indemne ; quand elle est atteinte, on peut constater un état spasmodique contrastant avec la paralysie flasque des membres. Quelquefois on observe une diplégie faciale. Dans la marche, le sujet traîne la pointe du pied sur le sol, il marche « en draguant » ; on n'observe pas de troubles de la réflectivité ; l'hémianesthésie sensitivo-sensorielle fait rarement défaut. Nous donnons dans le tableau suivant les principaux caractères différentiels entre l'hémiplégie organique (d'origine cérébrale) et l'hémiplégie hystérique ; la plupart de ces caractères différentiels ont été décrits par Babinski.

| *Hémiplégie organique.* | *Hémiplégie hystérique.* |
|---|---|
| La paralysie apparaît avec netteté non seulement dans les mouvements unilatéraux, mais dans les mouvements bilatéraux synergiques. | Les muscles du côté hémiplégié fonctionnent normalement dans les mouvements bilatéraux synergiques. |
| Les mouvements inconscients ou subconscients sont abolis (signe du peaucier, signe de la flexion combinée de la cuisse et du bassin). | Les mouvements inconscients ou subconscients sont normaux. |

| | |
|---|---|
| Au début, on constate de l'hypotonicité musculaire. | Pas d'hypotonicité musculaire. |
| Les réflexes tendineux et osseux sont abolis ou diminués au début de la paralysie, puis plus tard exagérés. | Pas de modifications des réflexes tendineux et osseux. |
| Les réflexes cutanés sont souvent abolis ou affaiblis. | Pas de troubles des réflexes cutanés. |
| Le signe de Babinski existe. | Pas de signe de Babinski. |
| La forme de la contracture a un aspect particulier et ne peut être reproduite par une contraction volontaire. | La forme de la contracture peut être reproduite par une contraction volontaire des muscles. |
| Absence d'alternatives d'amélioration et d'aggravation. La contracture succède à la flaccidité. | Evolution capricieuse. La contracture de la face peut s'associer à la paralysie flasque des membres. |
| L'hémiplégique organique marche « en fauchant ». | L'hémiplégique hystérique marche « en draguant ». |
| Les sens spéciaux sont touchés bilatéralement ou sont indemnes. | L'hémianesthésie sensitivo-sensorielle coïncide fréquemment avec l'hémiplégie. |
| Dans la *marche de flanc*, l'hémiplégique organique ne racle le sol avec le bord interne du pied paralysé que s'il marche vers le côté non paralysé (Schuller). | L'hémiplégique hystérique racle le sol avec le pied paralysé, dans la marche de flanc, que celle-ci ait lieu vers le côté paralysé ou vers le côté opposé. |

*d*) **Hémiplégie au cours des maladies du système nerveux.** — L'hémiplégie peut apparaître à titre épisodique au cours de la sclérose en plaques, du tabes, de la paralysie générale, de l'épilepsie.

Dans la sclérose en plaques et la paralysie générale, l'hémiplégie survient le plus souvent brusquement au cours d'une attaque apoplectiforme. Elle dure quelques heures ou quelques jours ; elle est ordinairement transitoire, mais sujette à récidiver (hémiplégie transitoire). On l'attribue à des troubles circulatoires.

Dans le tabes, l'hémiplégie peut survenir brusquement et sans perte de connaissance. Elle est alors fugace et disparaît rapidement (hémiplégie transitoire). Quand l'hémiplégie chez les tabétiques est permanente, elle est due à des foyers de ramollissement ou d'hémorrhagie cérébrale ; l'hémiplégie, dans ce cas, n'a aucun rapport avec le tabes.

Après les crises épileptiques et surtout après les crises en série, après les crises d'épilepsie partielle, on peut observer une hémiplégie généralement fugace (hémiplégie transitoire) due à l'épuisement cérébral. Les membres et la face sont atteints inégalement.

En présence d'un sujet atteint d'une affection nerveuse et présentant brusquement une hémiplégie, on devra toujours rechercher si celle-ci n'est pas de nature hystérique.

(*e* **Hémiplégie au cours des diverses maladies.** — Dans les maladies toxi-infectieuses, l'hémiplégie peut être due à une embolie, à une artérite cérébrale (thrombose), à une hémorrhagie, à l'œdème cérébral. L'hémiplégie pleurétique apparaît au cours des pleurésies et surtout après la thoracentèse ; elle est souvent passagère. On la considère comme étant soit de nature réflexe, soit de nature hystérique ; mais elle peut être due à des modifications cérébrales résultant de la disparition du liquide pleural, dans certains cas à une petite embolie.

Dans l'urémie, on peut observer une hémiplégie survenant brusquement au cours d'un ictus apoplectiforme (hémiplégie urémique) ; elle est ordinairement transitoire et relève de l'œdème cérébral ; elle peut succéder à des crises convulsives urémiques.

Dans le diabète, on a signalé également l'hémiplégie transitoire (hémiplégie diabétique) ; elle est due soit à une intoxication des cellules des régions motrices corticales, soit à des troubles circulatoires dans ces mêmes régions.

Dans les affections cardiaques, l'hémiplégie est due le plus souvent à une embolie, rarement à l'œdème cérébral.

## 2° DES MONOPLÉGIES.

Les monoplégies organiques sont déterminées soit par des lésions de l'écorce cérébrale ou du centre ovale, soit par des lésions des cornes antérieures de la moelle, soit par des lésions des racines médullaires (plexus) ; les lésions de la capsule interne, des pédoncules, de la protubérance, de la moelle, portant sur la voie pyramidale, déterminent une hémiplégie, et non des monoplégies ; les fibres motrices dans ces régions du névraxe forment un faisceau compact, et toute lésion détruit l'ensemble des fibres (voir anatomie clinique, p. 60).

Les monoplégies corticales présentent la même symptomatologie et sont dues aux mêmes lésions cérébrales que l'hémiplégie corticale. A la période de paralysie flasque succède, quand la lésion corticale est irréparable, la période de contracture. Les réflexes tendineux et la sensibilité présentent les mêmes caractères que dans l'hémiplégie avec contracture. La monoplégie crurale et surtout la monoplégie brachiale peuvent être le reliquat d'une hémiplégie. Suivant la région du cortex atteinte (voir fig. 21 et 22), la monoplégie est brachiale, crurale, faciale, linguale. Ces deux dernières formes sont rares.

Les lésions corticales qui déterminent les monoplégies peuvent provoquer également des accès d'épilepsie partielle dans le membre paralysé.

Les monoplégies dues à une lésion du centre ovale sont rares.

Dans la paralysie infantile, dans la paralysie spinale aiguë de l'adulte, dans la syringomyélie, l'atrophie unilatérale des cornes antérieures de la moelle détermine, suivant l'étage de la moelle, une monoplégie brachiale ou crurale située du même côté que la lésion. Les lésions unilatérales de la moelle au-dessous du renflement lombaire déterminent une monoplégie crurale appelée encore *hémiparaplégie* (voir syndrome de Brown-Séquard, p. 25).

Les monoplégies brachiales dues à une lésion du plexus brachial ou des racines s'accompagnent de symptômes particuliers : atrophies musculaires rapides, abolition des réflexes tendineux, troubles de la sensibilité, troubles pupillaires, réaction électrique de dégénérescence des muscles et des nerfs.

Les monoplégies par lésion des nerfs périphériques (névrites) sont très rares ; les névrites atteignent généralement les nerfs d'une façon symétrique et déterminent des troubles bilatéraux.

Les monoplégies peuvent être d'origine fonctionnelle (voir hystérie, p. 436).

### 3° PARAPLÉGIE.

La paraplégie peut être déterminée par la lésion bilatérale des zones motrices (tiers supérieur), par une lésion médullaire non systématisée, par la lésion des racines antérieures de la moelle lombaire ou des nerfs périphériques ; elle peut apparaître dans les lésions systématisées de la moelle ; enfin elle peut être d'ordre fonctionnel (névrose).

Au point de vue clinique, la paraplégie peut revêtir le type de la paraplégie flasque ou le type de la paraplégie spasmodique, mais on peut observer de nombreux types intermédiaires à ces deux formes.

La *paraplégie flasque* est caractérisée par la perte totale des mouvements des membres inférieurs, l'abolition du tonus musculaire, des réflexes tendineux et souvent cutanés, par la paralysie du rectum et de la vessie. Elle peut persister telle ou être la première phase d'une paraplégie spasmodique.

Dans la *paraplégie spasmodique*, les mouvements volontaires peuvent être complètement ou partiellement abolis. Le malade éprouve de la difficulté à fléchir la jambe sur la cuisse. Les réflexes tendineux sont exagérés et brusques ; on peut observer le signe de Babinski et le réflexe de la flexion combinée de la cuisse et du bassin (voir p. 95), de la trépidation épileptoïde, le clonisme de la rotule, des mouvements associés ou syncinésies (flexion combinée de la jambe sur la cuisse, p. 100). Les membres sont animés de secousses musculaires survenant brusquement. La contracture des membres revêt ordinairement le type de l'extension ; les sphincters sont atteints. La démarche est spasmodique ; les malades marchent sur la pointe et le bord interne des pieds ; ils marchent en déterminant un mouvement de rotation du tronc du côté opposé au pied qui est en avant (*démarche des gallinacés*) ; à un degré plus avancé, la marche se fait à l'aide de béquilles et le corps oscille comme un pendule (*démarche pendulaire*) (Déjerine). Quand la paraplégie est peu accentuée, la démarche est *sautillante*. Les sensibilités objective et subjective sont généralement troublées ; les sujets se plaignent de douleurs lancinantes dans les membres paralysés (paraplégie douloureuse) ; il s'agit dans ce cas de pseudonévralgies dues aux lésions des racines médullaires concomitantes des lésions de la moelle.

*a*) **Paraplégie cérébrale.** — a) *Chez l'adulte.* — La paraplégie d'origine cérébrale est très rare, car elle résulte d'une lésion corticale localisée à la région rolandique supérieure dans chacun des hémisphères. Dans la paralysie pseudo-bulbaire (voir p. 303), on peut observer une légère paraplégie spasmodique.

b) *Chez l'enfant.* — La paraplégie s'observe dans le *syndrome de Little*, appelé improprement par certains auteurs *maladie de Little* ou *tabes dorsal spasmodique*. Ce syndrome peut être dû d'une part à des lésions médullaires, d'autre part à des lésions cérébrales bilatérales (porencéphalie, ramollissement, méningo-encéphalite, foyers de sclérose cérébrale) survenant dans le jeune âge ; dans certains cas, il paraît relever d'une agénésie des faisceaux pyramidaux (naissance avant terme), ou d'hémorrhagies corticales traumatiques (accouchements laborieux).

La paraplégie infantile d'origine cérébrale a beaucoup d'analogie avec l'hémiplégie infantile ; la seule différence réside en ce fait que dans la paraplégie infantile la lésion, au lieu d'être unilatérale comme dans l'hémiplégie infantile, est bilatérale et siège surtout au niveau des centres moteurs des membres inférieurs (fig. 20 et 21).

Le syndrome de Little apparaît généralement chez l'enfant à l'occasion des premiers mouvements ; il est caractérisé par un état spasmodique portant d'abord sur les quatre membres, puis sur les deux membres inférieurs seulement; la face n'est pas toujours respectée. On constate de la rigidité des muscles ; la marche est impossible ou tout au moins difficile ; les membres inférieurs sont toujours plus contracturés que les supérieurs; les genoux se pressent mutuellement, et dans la marche le sujet les place l'un devant l'autre ; les jambes sont légèrement fléchies, les pointes des pieds sont plus rapprochées l'une de l'autre que les talons. Dans la marche, qui varie suivant le degré de contracture, les pieds reposent sur leur pointe et le malade marche « comme les gallinacées, avec le tronc, en se dandinant » (Déjerine). On constate une ensellure lombaire. Les membres supérieurs sont quelquefois contracturés, quelquefois indemnes ou seulement atteints de raideurs musculaires. Les réflexes sont exagérés, la sensibilité est normale ; les sphincters sont indemnes. Le degré de l'intelligence varie suivant le siège des lésions ; quand les lésions ne siègent pas dans le cortex, l'intelligence peut être intacte. Dans le cas contraire, l'intelligence varie suivant l'étendue des lésions ; des crises épileptiques peuvent également apparaître.

Le syndrome de Little s'amende avec l'âge dans les cas qui ont comme facteur la naissance avant terme ou un accouchement laborieux.

*b*) **Paraplégies dans les lésions médullaires non systématisées.** — Les paraplégies dues à une lésion de la moelle non systématisée, c'est-à-dire ne portant pas sur un système de fibres ayant même origine et même terminaison, peuvent être dues à un traumatisme (coup de couteau, balle de revolver, luxation ou fracture de la colonne vertébrale), à une compression (mal de Pott, cancer vertébral, tumeurs, pachyméningite syphilitique, gomme syphilitique), à un foyer de ramollissement de la moelle ou myélomalacie (athérome, artérite infectieuse, syphilitique), à une lésion inflammatoire intramédullaire (myélite syphilitique, gomme syphilitique), à une hémorrhagie médullaire ou hématomyélie, à la syringomyélie (voir p. 397). Les *paraplégies des vieillards* sont surtout dues à l'athérome entraînant soit des lacunes de la substance nerveuse médullaire, soit l'atrophie des cellules des cornes antérieures. Suivant la lésion qui la provoque, la paraplégie peut être à début brusque ou à évolution lente.

Suivant la localisation de la lésion dans la hauteur de la moelle, on décrit la paraplégie cervicale, la paraplégie lombaire, la paraplégie lombo-sacrée (1).

Une lésion de la moelle cervicale détermine la paralysie des quatre membres (quadriplégie) ; il n'y a pas à proprement parler paraplégie. La paralysie des membres est flasque ou spasmodique ; les membres supérieurs sont plus atteints que les membres inférieurs ; l'atrophie musculaire y est également plus prononcée (lésions des cellules des cornes antérieures au niveau du renflement cervical, centre trophique des muscles). On donne encore à l'ensemble de ces troubles le nom de *syndrome de la moelle cervicale.*

(1) Nous avons décrit ailleurs les symptômes provoqués par une lésion unilatérale de la moelle (voir syndrome de Brown-Séquard, p. 25).

Quand la lésion occupe la partie inférieure de la moelle cervicale et empiète sur la partie supérieure de la moelle dorsale, on observe des symptômes particuliers consistant en troubles pupillaires ; ceux-ci sont caractérisés par une dilatation des pupilles ou leur rétrécissement, par l'exophtalmie ou l'enophtalmie, suivant que le centre irien ou cilio-spinal (segment médullaire correspondant à la huitième paire cervicale et à la première dorsale) est excité ou détruit (Déjerine-Klumpke). On donne le nom de *syndrome du sympathique cervical*, de *syndrome de Cl. Bernard-Hutchinson*, de *syndrome oculo-palpébral* à l'ensemble des symptômes suivants : myosis, enophtalmie, rétrécissement de la fente palpébrale, troubles vaso-moteurs de la pommette et de l'oreille du côté correspondant à la lésion.

Quand la lésion occupe le segment médullaire correspondant aux 3e, 4e et 5e paires cervicales (centre du phrénique), on observe des troubles respiratoires consistant en toux, dyspnée, hoquet ; on a signalé comme symptôme fréquent le ralentissement du pouls.

La paraplégie par lésion de la moelle dorsale est généralement flasque d'abord ; la contracture n'apparaît que lentement. La participation des racines postérieures médullaires à la lésion détermine des douleurs en ceinture ; on peut également constater une anesthésie à type radiculaire dans les zones où siègent les troubles de la sensibilité subjective.

Quand il existe une lésion complète transversale de la moelle dorsale, on observe une paraplégie flasque permanente ; les membres inférieurs sont anesthésiés ; l'excitabilité électrique des muscles et des nerfs est normale ; l'atrophie musculaire n'apparaît que tardivement, car les cellules motrices des cornes antérieures de la moelle lombaire, centre trophique des muscles des membres inférieurs, ne sont pas lésées. L'ensemble de ces symptômes constitue le *syndrome de la moelle dorsale.*

Dans les paraplégies par lésion de la moelle lombaire, on observe généralement une atrophie des muscles des membres inférieurs (lésion des cellules des cornes antérieures ou lésions concomitantes des racines antérieures) ; la paraplégie est généralement flasque ; les troubles de la sensibilité subjective sont communs (paraplégie douloureuse), la sensibilité objective et les réflexes sont abolis ; les sphincters sont paralysés (*syndrome de la moelle lombaire*).

La paraplégie lombo-sacrée est la paralysie des membres inférieurs déterminée par la lésion de la queue de cheval (1). La paralysie est flasque et très douloureuse (lésions directes des racines) ; les muscles antérieurs de la cuisse ne sont pas paralysés. L'atrophie musculaire survient très rapidement dans les muscles atteints. Le réflexe patellaire est conservé (intégrité du 3e segment lombaire) ; le réflexe du tendon d'Achille et le réflexe cutané plantaire sont abolis. On observe l'anesthésie du rectum, de la vessie, de la verge, de l'anus, de la région fessière, des membres inférieurs. Les sphincters sont paralysés (*syndrome de la queue de cheval*).

Dans certains cas, les lésions sont plus localisées, et au lieu de porter sur la queue de cheval, elles portent soit sur l'épicône, soit sur le cône médullaire ; il en résulte les syndromes suivants :

(1) La queue de cheval comprend les trois dernières racines lombaires, les racines sacrées et la racine coccygienne.

*Syndrome de l'épicône* (1) ; il comprend la paralysie des muscles des jambes et des cuisses, sauf le quadriceps, les adducteurs et le psoas, la paralysie des fessiers et des muscles du périnée, la paralysie des sphincters ; on note l'anesthésie de la cuisse et de la jambe dans le territoire du sciatique, l'anesthésie des fesses et du scrotum ; les réflexes rotuliens sont conservés, le réflexe du tendon d'Achille et le réflexe cutané plantaire sont abolis.

*Syndrome du cône médullaire* (2) ; il diffère des autres syndromes médullaires par l'intégrité des mouvements et de la sensibilité des membres inférieurs ; les réflexes sont conservés ; il est caractérisé par l'anesthésie de la partie postérieure des cuisses, des fesses, de la région coccygienne, du scrotum ou des grandes lèvres, de la muqueuse uréthrale, du rectum, de l'anus. A ces signes s'ajoutent la rétention et l'incontinence de l'urine et des matières fécales, la suppression de l'érection.

c) **Paraplégie névritique.** — Elle peut être due à la lésion soit des racines antérieures de la moelle lombaire et sacrée, soit des nerfs périphériques qui en partent. Son étude se confond avec celle des radiculites (p. 406) et des névrites périphériques (p. 412). La paraplégie est flasque, l'atrophie musculaire toujours très marquée et précoce ; les troubles subjectifs et objectifs de la sen-

(1) On donne le nom d'épicône à la région de la moelle qui est comprise entre la troisième paire sacrée et la quatrième paire lombaire inclusivement.

(2) On donne le nom de cône médullaire à la partie inférieure de la moelle comprenant la dernière paire sacrée et le filum terminale.

sibilité sont constants dans la paraplégie par névrite périphérique. Le type de la paraplégie névritique est la paraplégie alcoolique (voir p. 416).

*d*) **Paraplégie dans les lésions médullaires systématisées.** — On peut l'observer dans la sclérose combinée, dans le tabes, dans la poliomyélite antérieure.

Dans la *sclérose combinée* ou *tabes ataxo-paraplégique*, la sclérose porte à la fois sur les cordons postérieurs et latéraux. La paraplégie est d'autant plus prononcée que la lésion des cordons latéraux est plus intense. Les réflexes tendineux sont exagérés; des contractures peuvent apparaître dans les membres inférieurs ; la démarche est tabéto-spasmodique.

Les *tabétiques* deviennent paraplégiques quand la lésion des cordons postérieurs gagne les faisceaux pyramidaux ou s'accompagne de l'atrophie des cornes antérieures de la moelle.

Dans la *sclérose latérale familiale* ou *paraplégie spasmodique familiale*, on observe une paraplégie spasmodique ; la lésion médullaire consisterait en une sclérose des faisceaux pyramidaux à évolution lente et progressive, apparaissant généralement chez plusieurs membres de la même famille.

Dans la *sclérose latérale amyotrophique* (voir p. 384), il existe une rigidité spasmodique des quatre membres ; il n'y a pas à proprement parler paraplégie.

Dans les *poliomyélites aiguës* (paralysie infantile, paralysie spinale de l'adulte) et les *poliomyélites chroniques* (voir p. 380), la lésion peut se localiser sur les cornes antérieures de la moelle lombaire et déterminer une paraplégie flasque avec atrophie musculaire rapide, entraînant plus tard des déformations des membres ; on ne constate pas de troubles de la sensibilité. Dans la maladie de Landry ou paralysie ascendante aiguë (voir p. 383), on constate une paraplégie flasque, la paralysie se propage rapidement aux membres supérieurs ; l'affection se termine par la mort.

*c*) **Paraplégies fonctionnelles.** — Dans la neurasthénie (voir p. 442), on peut observer une faiblesse des membres inférieurs surtout accusée le matin au réveil ou apparaissant à la suite d'une fatigue légère. Les réflexes sont exagérés.

La paraplégie hystérique apparaît généralement brusquement ; elle peut disparaître de même ; son évolution est très capricieuse ; elle peut être spasmodique ou flasque ; la paralysie s'accompagne généralement d'une paraplégie sensitive. Les réflexes tendineux et cutanés sont normaux.

## 4° Topographie des paralysies organiques des nerfs craniens et spinaux.

### *A*) Nerfs craniens.

On dit que la paralysie est nucléaire, infra-nucléaire ou supra-nucléaire, suivant que la lésion siège au niveau du noyau du nerf, entre le noyau et les branches périphériques du nerf, entre le noyau et le centre cortical du nerf. Les paralysies nucléaires et infra-nucléaires s'accompagnent d'atrophie rapide des muscles paralysés.

*Nerfs moteurs oculaires.* — Voir troubles de l'appareil moteur de la vision (p. 186).

*Nerf masticateur* ou *branche motrice du trijumeau.*

— Dans les cas de lésion de ce nerf, on observe la paralysie des muscles élévateurs de la mâchoire inférieure. Le sujet ne peut plus serrer les dents du côté malade; les mouvements latéraux de la mâchoire sont abolis. La lésion peut être nucléaire (paralysie labio-glosso-laryngée, voir p. 366) ; elle peut être infra-nucléaire et s'accompagner de troubles sensitifs de la face dus à la lésion concomitante de la branche sensitive du trijumeau ; elle peut être supra-nucléaire (paralysie pseudo-bulbaire, (voir p. 303). Dans l'hémiplégie les muscles masticateurs sont parésiés du côté hémiplégié, mais cette parésie disparaît vivement (Mirallié).

*Nerf facial* ou *nerf de la mimique*. — La paralysie faciale ou *prosoplégie* peut être d'origine périphérique ou d'origine centrale. Dans la paralysie faciale périphérique, les muscles paralysés sont attirés du côté sain ; la narine est rétrécie du côté paralysé, l'œil ne peut plus se fermer (lagophtalmie) ; les larmes s'écoulent au dehors (paralysie du muscle de Horner), les rides sont effacées et le voile du palais est abaissé du côté paralysé ; dysarthrie pour les labiales ; exaltation de l'ouïe ou hyperacousie du côté paralysé (paralysie du muscle de l'étrier). A la paralysie peut succéder la contracture; la face se dévie alors en sens inverse ; les rides sont plus accusées et l'ouverture de l'œil est diminuée du côté contracturé.

Dans la paralysie faciale périphérique on observe les deux signes suivants : le signe de Bell et le signe de Cestan et Dupuy-Dutemps. Le *signe de Bell* se recherche ainsi : on dit au malade de fermer les yeux ; l'occlusion des paupières est complète du côté sain, incomplète du côté paralysé avec mouvement de rotation en haut et en dehors du globe oculaire correspondant.

Dans le *signe de Cestan et Dupuy-Dutemps*, quand le sujet regarde en bas, la paupière du côté paralysé s'abaisse moins que celle du côté sain. Si on dit au sujet de fermer les yeux, la paupière paralysée s'élève aussitôt. Ce phénomène palpébral serait dû à ce que la paupière, n'étant plus maintenue par l'orbiculaire paralysé, est entraînée par le globe oculaire qui se porte en haut et en dehors dans l'occlusion énergique des paupières.

Quand la paralysie faciale est d'origine centrale, supra-nucléaire par conséquent, elle se localise surtout au facial inférieur ; l'orbiculaire et le muscle frontal sont peu touchés. D'après la loi de Broadbent et Charcot, d'Horsley et Beevor (voir p. 76), les muscles qui entrent en jeu dans les mouvements associés sont affectés à un degré beaucoup moindre que les muscles à mouvements asynergiques. Le réflexe cornéen et les réflexes de la mimique sont conservés. Les réactions électriques sont normales. Il en est de même dans la paralysie faciale hystérique (voir hémiplégie hystérique, p. 124).

La paralysie nucléaire est souvent bilatérale et associée à d'autres paralysies craniennes ; le réflexe cornéen est aboli.

La paralysie infra-nucléaire peut être due à une lésion siégeant sur les filets radiculaires du nerf près de son noyau d'origine ; elle s'accompagne souvent d'hémiplégie alterne (voir p. 121) ; elle peut être due à une lésion siégeant sur le nerf dans son trajet intra-temporal ; il y a alors abolition ou diminution du goût (lésion de la corde du tympan) dans les deux tiers antérieurs de la langue du côté de la paralysie et de l'exaltation douloureuse de l'ouïe (paralysie du muscle de l'étrier). Ces troubles n'existent pas quand la lésion siège sur le nerf après sa sortie du rocher. La paralysie infra-nucléaire aboutit souvent à la contracture; elle s'accompagne de l'abolition du réflexe cornéen.

*Nerf glosso-pharyngien.* — On n'a jamais observé la paralysie isolée de ce nerf due à une lésion cérébrale; la paralysie périphérique de ce nerf est toujours accompagnée de celle du pneumogastrique et du spinal. C'est à sa paralysie qu'il faut rapporter les troubles du goût dans le tiers postérieur de la langue du côté lésé et les troubles de la déglutition.

*Nerf pneumogastrique (et branche interne de spinal).* — Le pneumogastrique contient des filets moteurs se rendant au pharynx, au poumon et à l'estomac (1). Sa lésion détermine surtout des troubles laryngés et cardiaques. Lésé au-dessus de la naissance du récurrent, on observe une paralysie de la corde vocale correspondante. Quand la lésion est bilatérale, il y a aphonie et dyspnée.

Les troubles cardiaques sont caractérisés par une accélération des battements du cœur.

On donne le nom de *syndrome de la X<sup>e</sup> et XI<sup>e</sup> paires* à l'association des symptômes suivants : dyspnée, irrégularité du rythme respiratoire pouvant revêtir le type de Cheyne-Stokes; irrégularité du rythme car-

(1) Les filets moteurs du pneumogastrique destinés au constricteur supérieur du pharynx et aux muscles intrinsèques du larynx (moins le crico-thyroïdien), proviennent de la branche interne du spinal qui se rend au ganglion plexiforme pour suivre ensuite la voie du pneumogastrique.

diaque pouvant aller jusqu'à la syncope ; à ces symptômes se surajoute quelquefois la glycosúrie.

La compression, le traumatisme, les névrites toxiques ou infectieuses sont les principales causes des lésions du pneumogastrique.

*Nerf spinal.* — La branche interne de ce nerf se confond avec le pneumogastrique. Sa lésion détermine la paralysie unilatérale et homologue du voile du palais et du larynx (*syndrome d'Avellis*).

La lésion de la branche externe produit la paralysie du sterno-cléïdo-mastoïdien et du trapèze. On peut l'observer dans la paralysie glosso-labio-laryngée, la syringomyélie.

Le *syndrome de Schmidt* est caractérisé par la paralysie unilatérale des muscles trapèze et sterno-mastoïdien, plus la paralysie unilatérale et homologue du voile du palais et du larynx ; c'est la paralysie totale du nerf spinal.

Le *syndrome de Jackson* est caractérisé par la paralysie unilatérale du voile du palais et du larynx, et par une hémiatrophie de la langue (paralysie unilatérale de la branche interne du spinal et du nerf grand hypoglosse).

*Nerf hypoglosse.* — Sa lésion produit une hémiparalysie de la langue qui entraîne de la dysarthrie, des troubles de la mastication. La langue tirée hors de la bouche est déviée du côté paralysé (action du génioglosse). Si la lésion est nucléaire ou périphérique, l'hémiparalysie s'accompagne d'hémiatrophie linguale. Si elle est d'origine centrale, elle s'accompagne d'hémiplégie. L'hémicontracture de la langue peut se rencontrer dans l'hystérie.

### *B)* Nerfs spinaux.

Les paralysies des nerfs spinaux peuvent être provoquées par une lésion siégeant sur les troncs nerveux (paralysies périphériques), sur les racines médullaires (paralysies radiculaires), sur les différents segments de la moelle (paralysies médullaires), dans les hémisphères cérébraux (paralysies d'origine cérébrale). Les paralysies périphériques s'accompagnent d'atrophie rapide des muscles.

*a)* ***Topographie des paralysies périphériques motrices.***

*Nerf radial.* — Sa lésion produit la paralysie du triceps et des extenseurs de l'avant-bras. L'avant-bras est fléchi, la main est en pronation et en flexion, les doigts sont fléchis (*main tombante*). L'extension des phalangettes et des phalangines peut encore se faire grâce à l'action des interosseux innervés par le cubital. Les troubles de la sensibilité sont variables suivant les lésions du nerf. C'est là le tableau de la paralysie quand le radial est lésé au niveau du plexus brachial (*paralysie dite des béquilles*). Dans les cas de compression du nerf, le triceps est respecté. Dans les névrites infectieuses ou toxiques (plomb), le long supinateur et le long abducteur du pouce sont souvent indemnes.

*Nerf cubital.* — Ce nerf innerve le cubital antérieur, les faisceaux internes du fléchisseur profond, les interosseux, les deux lombricaux internes, les muscles de l'éminence hypothénar, l'adducteur du pouce. Sa lésion donne à la main une attitude caractéristique (*griffe cubitale*). L'annulaire et le petit doigt sont fléchis fortement, le médius et l'index le sont moins (action des deux lombricaux externes innervés par le médian); le pouce ne peut plus s'opposer au petit doigt, les mouvements d'adduction de la main sont peu étendus. Les muscles innervés par le nerf cubital s'atrophient. Les traumatismes, les névrites toxiques et infectieuses, la compression sont les causes les plus communes de la paralysie cubitale.

*Nerf médian.* — Ce nerf innerve à l'avant-bras tous les muscles de la région antérieure, sauf le cubital antérieur et les deux faisceaux internes du fléchisseur commun profond des doigts, à la main les muscles de l'éminence thénar, sauf l'adducteur du pouce. Sa lésion donne à la main l'attitude appelée *griffe médiane* ou *main de singe*, ou *main simienne*. L'opposition du pouce devient impossible et celui-ci se place sur le même plan que les autres doigts. Les deux dernières phalanges des doigts sont en extension, la première phalange en flexion ; la pronation de la main est peu étendue. La paralysie médiane a les mêmes causes que celle du nerf cubital.

Quand la paralysie et l'atrophie sont localisées à la fois dans les muscles innervés par le cubital et le médian, la main prend l'attitude dite *de prédicateur*. Le poignet est en extension sur l'avant-bras, les deux dernières phalanges des doigts en flexion, la première phalange en extension. C'est surtout dans la syringomyélie qu'on rencontre ce type.

*Nerf musculo-cutané.* — Ce nerf, branche du plexus brachial, innerve le biceps, le coraco-brachial, le brachial antérieur. Sa paralysie détermine l'abolition des mouvements de flexion de l'avant-bras sur le bras.

*Nerf circonflexe.* — Ce nerf innerve le deltoïde et le petit rond. Dans la paralysie du nerf circonflexe, le bras ne peut s'élever au-dessus de la ligne horizontale.

*Nerf du grand dentelé.* — L'omoplate paraît décollée du thorax (omoplate ailée) ; le bras ne peut s'élever au-dessus de la ligne horizontale.

*Nerf sciatique.* — Ce nerf innerve le biceps crural, le demi-tendineux et le demi-membraneux, une partie du grand adducteur. Par ses deux branches terminales, le poplité interne et le poplité externe, il innerve les muscles de la jambe et du pied. Dans les lésions de ce nerf, les jambes ne peuvent plus être fléchies volontairement, mais leur extension est encore possible (action du quadriceps crural). Le sujet peut encore marcher en maintenant ses jambes en extension.

Le sciatique poplité externe innerve les péroniers latéraux, le jambier antérieur, le long extenseur des orteils, l'extenseur propre, le pédieux. Sa lésion détermine la chute de la pointe du pied (équinisme) ; le malade *steppe* en marchant.

La paralysie du musculo-cutané (branche du nerf poplité externe) détermine la paralysie du long péronier et se traduit par l'affaissement de la voûte plantaire (*pied plat paralytique*).

Le sciatique poplité interne innerve le triceps sural, le jambier postérieur, le fléchisseur des orteils, les interosseux. Sa lésion produit l'abolition de la flexion du pied sur la jambe, des orteils sur le pied, et la paralysie des interosseux produit une *griffe des orteils*.

Les paralysies du nerf sciatique sont rares ; il n'en est pas de même des paralysies isolées des divers groupes musculaires de la jambe. On les rencontre dans les névrites toxiques (plomb, alcool) ou infectieuses (infection puerpérale). Dans les poliomyélites, l'équin varus est la déformation la plus fréquente due à l'atrophie des muscles innervés par le sciatique poplité externe ; le pied est tombant et en adduction. Dans les cas de compression de la queue de cheval, le pied est en équinisme. Dans les affections cérébrales, syndrome de Little, hémiplégie, la contracture détermine le type d'extension, le pied est en équinisme.

*Nerf crural.* — Ce nerf innerve le quadriceps crural, le moyen adducteur, le couturier, le pectiné, le psoas iliaque. Quand il est paralysé, le sujet ne peut fléchir la cuisse sur le bassin ni étendre la jambe sur la cuisse.

*b*) ***Topographie des paralysies radiculaires motrices.*** Un muscle est en général innervé par des nerfs provenant de plusieurs racines. La distribution des racines des nerfs spinaux est résumée dans le tableau ci-dessous. On pourra d'après les muscles paralysés faire le diagnostic des racines lésées.

| | | |
|---|---|---|
| **Moelle cervicale.** | 1re paire cervicale. | Droit latéral ; petit et grand droit antérieur ; génio-hyoïdiens ; sous-hyoïdiens ; grand et petit droit postérieur ; grand et petit oblique ; grand complexus. |
| | 2e paire cervicale. | Grand droit antérieur ; long du cou ; sterno-cléido-mastoïdien ; génio-hyoïdiens ; sous-hyoïdiens ; grand oblique ; grand complexus ; splénius ; petit complexus. |
| | 3e paire cervicale. | Grand droit antérieur ; long du cou : sous-hyoïdiens ; scalène postérieur ; angulaire de l'omoplate ; trapèze ; grand complexus ; muscles spinaux. |
| | 4e paire cervicale. | Grand droit antérieur ; long du cou ; scalène postérieur ; diaphragme ; angulaire de l'omoplate ; trapèze ; muscles spinaux. |

| | | |
|---|---|---|
| Moelle brachiale. | 5e paire cervicale (circonflexe, sus-scapulaire, radial et musculo-cutané). . . . . | Long du cou ; scalènes ; angulaire de l'omoplate ; rhomboïde ; grand dentelé ; sous-clavier ; sous-épineux ; sus-épineux ; petit rond, sous-scapulaire ; deltoïde ; biceps brachial ; brachial antérieur. |
| | 6e paire cervicale (circonflexe, sus-scapulaire, radial et musculo-cutané). . . . . | Long du cou ; scalènes : grand dentelé ; sous-scapulaire ; deltoïde ; grand pectoral ; biceps brachial ; brachial antérieur ; rond pronateur ; grand palmaire ; long et court supinateur ; radiaux externes ; extenseurs des doigts ; court extenseur, long extenseur et long abducteur du pouce. |
| | 7e paire cervicale (radial). . . . | Long du cou ; scalène postérieur ; grand et petit pectoral ; grand dorsal ; coraco-brachial ; triceps brachial ; anconé ; fléchisseurs superficiels des doigts ; radiaux externes ; extenseurs des doigts ; cubital postérieur ; long fléchisseur du pouce. |
| | 8e paire cervicale (radial, cubital, médian). | Long du cou ; grand et petit pectoral ; grand dorsal ; triceps brachial ; anconé ; fléchisseurs des doigts ; cubital antérieur ; carré pronateur ; abducteurs du pouce ; interosseux ; abducteur, court fléchisseur et opposant du petit doigt ; adducteur, opposant et court fléchisseur du pouce, lombricaux. |
| | 1re paire dorsale (médian et cubital). . . . . | Grand et petit pectoral ; fléchisseurs des doigts ; lombricaux, interosseux dorsaux ; cubital antérieur ; carré pronateur ; intercostaux ; surcostaux ; petit dentelé postéro-supérieur. |
| Moelle dorsale. | 2e, 3e, 4e paires dorsales. . . . | Petit dentelé postéro-supérieur.<br>Intercostaux et surcostaux. |
| | 5e et 6e paires dorsales. . . . | Triangulaire du sternum ;<br>Grand oblique de l'abdomen ;<br>Grand droit. |
| | 7e et 8e paires dorsales. . . . | Triangulaire du sternum ;<br>Grand oblique de l'abdomen ;<br>Grand droit ; petit oblique de l'abdomen ; transverse de l'abdomen. |
| | 9e 10e, 11e paires dorsales. . . . | Petit dentelé postéro-inférieur.<br>Muscles larges de l'abdomen. |
| | 12e paire dorsale. | Muscles larges de l'abdomen ;<br>Pyramidal de l'abdomen. |

| | | |
|---|---|---|
| Moelle lombaire. | 1re paire lombaire. | Partie inférieure des muscles du ventre. |
| | 2e paire lombaire. | Psoas iliaque ;<br>Crémaster.<br>Droit antérieur ; couturier. |
| | 3e paire lombaire. | Couturier, pectiné, adducteurs.<br>Psoas iliaque ; vaste externe.<br>Droit antérieur ; couturier. |
| | 4e paire lombaire. | Quadriceps fémoral ; jambier antérieur.<br>Droit interne ; obturateur externe.<br>Poplité ; tenseur du *fascia lata* ; vaste externe ; extenseur commun des orteils et extenseur du gros orteil ; pédieux. |
| Moelle sacrée. | 5e paire lombaire. | Adducteurs ; moyen et petit fessiers ; tenseur du *fascia lata* ; demi-tendineux ; demi-membraneux ; biceps fémoral.<br>Poplité ; extenseur commun des orteils et extenseurs du gros orteil.<br>Péroniers latéraux ; jambiers postérieur et antérieur.<br>Long fléchisseur commun des orteils.<br>Long fléchisseur propre du gros orteil ; soléaire. |
| | 1re paire sacrée. | Rotateurs en dehors ; obturateur interne ; jumeaux ; grand fessier.<br>Long fléchisseur commun.<br>Long fléchisseur propre du gros orteil soléaire. |
| | 2e paire sacrée. | Jumeaux ; soléaire ; tibial antérieur muscles péroniers. |
| Cône médullaire. | 3e paire sacrée. | Ischio et bulbo-caverneux. |
| | 4e paire sacrée. | Muscles vésicaux. |
| | 5e paire sacrée et nerf coccygien. | Sphincter externe de l'anus.<br>Releveur de l'anus. |

Les symptômes déterminés par les lésions des racines sont décrits plus loin (voir radiculites, p. 406).

Parmi les paralysies radiculaires, celles du plexus brachial, du plexus lombaire, du plexus sacré revêtent des caractères particuliers.

On donne le nom de *paralysies radiculaires du plexus brachial* aux syndromes déterminés par les lésions des troncs des quatre dernières paires cervicales dans leur trajet intrarachidien et extrarachidien jusqu'à leurs anastomoses qui forment le plexus.

Dans la *paralysie radiculaire totale* du plexus brachial, les muscles de la main, de l'avant-bras, du bras et de l'épaule sont paralysés. L'anesthésie revêt une topographie radiculaire. Du côté des yeux, on observe du myosis, le rétrécissement de la fente palpébrale (Déjerine-Klumpke) ; on constate l'atrophie des muscles paralysés.

Dans la *paralysie radiculaire supérieure* (type Duchenne-Erb), les muscles deltoïde, biceps, brachial antérieur, long supinateur sont paralysés. La lésion siège dans les filets nerveux qui viennent de la 5ᵉ et 6ᵉ paire cervicale. L'anesthésie revêt le type radiculaire.

Dans la *paralysie radiculaire inférieure* (type Déjerine-Klumpke), les muscles de l'éminence thénar, de l'éminence hypothénar et les interosseux sont paralysés et atrophiés. L'anesthésie a une topographie radiculaire. Les troubles oculaires sont constants et consistent en myosis, rétrécissement de la fente palpébrale (lésion des filets allant du centre ciliaire au sympathique cervical).

Les *paralysies radiculaires du plexus lombaire* s'accompagnent de paralysie radiculaire du plexus sacré, d'anesthésie à topographie radiculaire, de symptômes de compression médullaire (voir p. 401). On observe la paralysie du crural, de l'obturateur, du sciatique, la paralysie du muscle grand fessier et des muscles du périnée. Ces paralysies sont rares.

Les *paralysies radiculaires du plexus sacré* (lésions de la queue de cheval, voir p. 134) occupent le domaine du nerf sciatique ; l'anesthésie est à topographie radiculaire.

c) *Topographie des paralysies médullaires motrices.* — Aux lésions médullaires correspondent des distributions *métamériques* ou *segmentaires.* Les symptômes se distribuent par segment de membre (ligne d'amputation, de désarticulation). La métamérisation n'existe cependant qu'au niveau de la moelle lombaire et au-dessus ; au-dessous, les symptômes sont radiculo-segmentaires. La question n'est pas encore complètement élucidée et des auteurs (Déjerine) prétendent que la lésion d'un métamère donne lieu comme pour la sensibilité (voir p. 26) à des paralysies radiculaires.

D'après Collins, « les groupes cellulaires qui donnent naissance au plexus brachial sont au nombre de trois et s'étendent depuis la partie supérieure de la 4e paire cervicale jusqu'à la partie inférieure de la 1re dorsale. Les cellules de la portion supérieure de cette aire fournissent aux muscles de l'épaule ou du bras ; les cellules de la partie inférieure donnent à l'avant-bras et à la main. Les noyaux des fléchisseurs sont externes et à un niveau inférieur à ceux des extenseurs. Les cellules qui donnent naissance aux nerfs innervant les muscles extenseurs sont situées plus près de la ligne médiane que celles qui innervent les fléchisseurs. » Brissaud, Marinesco, Van Gehutchen, De Buck et Grasset admettent la disposition segmentaire dans les localisations motrices médullaires.

Les localisations motrices de la moelle dorsale et de la moelle lombaire sont encore peu connues. Ce sont surtout les localisations sensitives qui ont permis d'établir les syndromes segmentaires ou métamériques.

Dans les paralysies médullaires, l'atrophie n'existe que si la lésion siège au niveau des cellules motrices. Si la lésion siège dans les faisceaux pyramidaux, il n'y a que des phénomènes paralytiques.

*d) **Topographie des paralysies cérébrales motrices.*** — Les paralysies produites par les lésions cérébrales, si petites soient-elles, déterminent rarement une paralysie limitée à un groupe musculaire ; les troubles consistent soit en la paralysie d'un membre (monoplégie, voir p. 127), soit en la paralysie de la face, du membre supérieur et du membre inférieur du côté opposé à la lésion (hémiplégie, voir p. 116). Les paralysies dissociées, c'est-à-dire limitées à quelques muscles, sont en général d'origine hystérique.

## § VI. — **Troubles du tonus musculaire.**

Les altérations du tonus musculaire se rencontrent dans de très nombreuses maladies du système nerveux ; quand l'exagération du tonus musculaire est telle qu'elle détermine la contraction permanente des muscles, on dit qu'il y a *contracture* ; les altérations du tonus musculaire peuvent encore consister en des contractions musculaires involontaires transitoires (convulsions, tics, myoclonies).

## 1° Troubles du tonus musculaire dans les maladies du système nerveux.

*a*) **Maladies de l'encéphale.** — Dans l'*hémiplégie organique*, il y a atonie (destruction complète des neurones corticaux) ou hypertonie (neurones moteurs corticaux irrités (Crocq).

Dans l'*hérédo-ataxie cérébelleuse*, le tonus est normal.

Dans les *états paréto-spasmodiques infantiles* (syndrome de Little), il y a hypertonie (agénésie du faisceau pyramidal ou lésion cérébrale bilatérale).

Dans la *paralysie générale*, il y a hypotonie ou hypertonie suivant les lésions médullaires concomitantes (lésions des cordons postérieurs, lésions des cordons latéraux).

*b*) **Maladies médullaires.** — Dans les *poliomyélites*, il y a hypotonie ou atonie (lésion des cellules motrices des cornes antérieures).

Dans le *tabes* et dans la *maladie de Friedreich*, il y a hypotonie (altération des racines postérieures, des protoneurones centripètes).

Dans la *sclérose en plaques*, il y a le plus souvent hypertonie (irritation du faisceau pyramidal).

Dans la *sclérose latérale amyotrophique*, il y a hypertonie quand les cellules motrices ne sont pas atrophiées; il y a hypotonie dans le cas contraire.

Dans les *scléroses combinées*, il y a hypotonie ou hypertonie, suivant que la sclérose est plus prononcée dans les cordons postérieurs ou dans les cordons latéraux.

Dans les *compressions médullaires*, il y a hypertonie ou hypotonie, suivant que les fonctions conductrices sont peu ou complètement suspendues.

Dans la *myasthénie* ou *asthénie bulbo-spinale* (voir p. 192) et la *myatonie* (voir p. 173), on constate l'atonie musculaire.

*c*) **Maladies des racines et des nerfs périphériques.** — Dans les *névrites périphériques* et les *radiculites*, il y a hypotonie ou atonie (altération des cylindres-axes des neurones moteurs périphériques).

*d*) **Névroses.** — Dans les *névroses*, les modifications du tonus sont très variables.

*e*) **Maladies des muscles.** — Dans les myopathies primitives, le tonus est diminué ou aboli, suivant l'altération plus ou moins étendue des fibres musculaires.

*f*) **Intoxications et infections.** — Dans les *intoxications* et les *infections*, il y a hypotonie ou hypertonie, suivant qu'elles augmentent ou diminuent l'irritabilité des cellules corticales. L'hypertonie est plus fréquente, surtout au début des infections.

### 2° Des contractures.

On donne le nom de contracture à la contraction tonique, permanente et involontaire d'un ou plusieurs muscles de la vie animale (1) (Straus).

(1) Il ne faut pas confondre la *catatonie* avec les contractures. On donne le nom de catatonie à la persistance de la contraction tonique de certains groupes musculaires (plasticité musculaire persistante associée à un état de torpeur intellectuelle ou de confusion mentale) (voir L. Marchand, *Manuel de médecine mentale*, Doin, éd., p. 301). Pour rechercher la catatonie, on donne aux membres du sujet telle ou telle position, et s'il y a catatonie, les membres restent figés pendant un certain temps dans la position qu'on leur a

Les contractures se rencontrent dans de nombreuses maladies du système nerveux ; elles peuvent en outre être provoquées par des intoxications ou des infections dont elles forment le principal symptôme.

*a*) **Des contractures dans les maladies du système nerveux.** — 1° *Maladies encéphaliques.* — La contracture se rencontre dans les hémorrhagies méningées et les hémorrhagies ventriculaires ; elle apparaît dès le début de l'ictus apoplectique.

Dans l'hémiplégie organique, il faut distinguer la contracture précoce (lésions méningées, inondation ventriculaire) et la contracture tardive (voir plus loin *Théories de la contracture*, p. 155, et *hémiplégie*, p. 118).

Dans les états paréto-spasmodiques infantiles (syndrome de Little), la contracture est due soit à l'agénésie du faisceau pyramidal, soit à une lésion cérébrale bilatérale survenue à une époque de la vie où le faisceau pyramidal n'était pas encore complètement développé.

Dans les méningites aiguës, il y a raideur de la nuque, des membres. Dans la méningite cérébro-spinale, il y a contracture des membres inférieurs. Le *signe de Kernig* est caractérisé par ce fait que les

donnée. Dans certains cas, les membres soulevés retombent lentement suivant les lois de la pesanteur. On dit alors qu'il y a *flexibilité cireuse.*

On donne le nom d'attitudes catatoniques ou cataleptoïdes aux positions du corps fixes et persistantes déterminées par la catatonie. Les attitudes peuvent être provoquées ; le sujet garde l'attitude qu'on lui donne. Elles peuvent être prises spontanément par le malade qui, dans ce cas, prend généralement toujours la même attitude (attitudes stéréotypées).

La catatonie diffère de la catalepsie par la contraction tonique des muscles, par ses rapports constants avec des troubles psychiques, par sa durée qui peut être très longue.

jambes du malade placé dans le décubitus dorsal présentent une semi-flexion permanente.

Dans la paralysie générale, la contracture peut être d'origine cérébrale (congestion, œdème) ou médullaire (sclérose du faisceau pyramidal).

2° *Maladies médullaires* — Dans la sclérose latérale amyotrophique, la contracture est d'autant plus accusée que les cellules motrices des cornes antérieures sont moins altérées.

Dans les scléroses combinées, la contracture varie suivant que les lésions sont plus accusées dans les cordons latéraux (type spasmodique) ou dans les cordons postérieurs (type tabétique).

Dans les cas de compression médullaire, la contracture peut faire place à la flaccidité quand les fibres pyramidales, d'abord irritées, sont progressivement détruites.

Dans la sclérose en plaques, la contracture est due à l'irritation du faisceau pyramidal ; elle s'accompagne de tremblement intentionnel.

Dans les contractures réflexes (arthrites, fractures), il y a atrophie de certains muscles, et les muscles antagonistes deviennent hypertoniques. Elles peuvent être dues aussi à l'irritation des nerfs périphériques par les lésions articulaires ou osseuses.

3° *Névroses*. — Dans l'hystérie (voir p. 461), les contractures peuvent revêtir tous les modes. Elles apparaissent à la suite soit d'une attaque, soit d'un trauma, soit d'une émotion. Elles s'installent rapidement ; la rigidité et les déformations sont plus prononcées que dans les contractions organiques. Elles peuvent revêtir le type de flexion ou d'extension. Elles disparaissent ordinairement d'une façon brusque, souvent à la suite d'une attaque ; la bande d'Esmarch peut les faire apparaître ou disparaître.

Sous le nom d'*arthralgie hystérique* on décrit une fausse arthropathie; il s'agit le plus souvent d'un accident post-traumatique; la peau au niveau de l'articulation est hyperesthésiée, les muscles péri-articulaires sont contracturés ; l'articulation est indemne. Ces arthralgies siègent de préférence aux articulations de la hanche (coxalgie hystérique), du genou, du poignet. Quand il existe une déformation du membre, celle-ci disparaît sous le chloroforme. L'arthralgie hystérique apparaît brusquement et disparaît de même.

4° *Affections musculaires.* — Dans la maladie de Thomsen, affection familiale, les muscles qui entrent en contraction ne reviennent à l'état normal que lentement ; la raideur des muscles a lieu pour chaque mouvement volontaire. Les muscles sont hypertrophiés et la force musculaire est diminuée.

5° *Des contractures dans les infections et les intoxications.* — Elles se rencontrent dans le tétanos (voir p. 509), l'empoisonnement par la strychnine et l'ergot de seigle.

Dans l'empoisonnement par la *strychnine*, la contracture débute par les membres inférieurs, pour gagner le tronc et les membres supérieurs. Dans l'ergotisme, la contracture siège surtout dans les extrémités des membres.

*b*) **Théories de la contracture dans l'hémiplégie organique.** — 1° *Théorie musculaire.* — Les contractures sont dues à des rétractions musculaires (Follin, Munck) et surtout à l'immobilisation (Gilles de la Tourette).

2° *Théories spinales.* — D'après une première théorie, les contractures sont dues à l'exagération du tonus musculaire causée par la sclérose du faisceau pyramidal (Vulpian) ; l'irritation se transmet par le faisceau médullaire antéro-latéral aux fibres qui réunissent la corne postérieure à la corne antérieure et détermine l'état de strychnisme de la corne antérieure (Charcot). Pour Brissaud, la sclérose du faisceau pyramidal a une action directe sur les cellules motrices des cornes antérieures de la moelle.

On a fait à cette théorie les critiques suivantes : il n'existe pas de rapport entre le début de la sclérose du faisceau pyramidal et l'apparition de la contracture ; il n'y a pas de rapport entre l'intensité des deux phénomènes ; il existe des contractures sans sclérose des faisceaux pyramidaux.

D'après une autre théorie, on attribue au faisceau pyramidal un rôle d'arrêt. Les contractures sont dues à l'exagération du tonus musculaire causée par la suppression de l'action inhibitrice cérébrale (P. Marie). On a fait à cette théorie la critique suivante : les contractures devraient se produire immédiatement après l'interruption de la voie pyramidale. Mya et Lévi admettent que la moelle a pris l'habitude d'être régie par le faisceau pyramidal ; ce n'est que lentement qu'elle perd cette habitude ; la paralysie flasque apparaît d'abord, puis la contracture progressivement.

3° *Théories encéphaliques.* — Les théories encéphaliques sont très nombreuses ; nous ne donnerons que les principales.

1° Les contractures sont dues aux contractions volontaires du côté sain qui produisent une série de contractions musculaires involontaires (mouvements associés) du côté paralysé. Le centre de ces mouvements associés est situé au-dessous de la lésion cérébrale et est exalté par sa séparation avec l'écorce cérébrale (Hitzig).

2° Le cerveau a une action inhibitrice, le cervelet une action excitatrice. Les contractures sont dues à l'exagération de la tonicité musculaire causée par la suppression de l'action inhibitrice (cérébrale) qui permet à l'action excitatrice (cérébelleuse) de prédominer (Bastian).

3° La contracture apparaît tardivement dans l'hémiplégie organique, parce que le centre excitateur est sous-cortical et que la sclérose descendante du faisceau pyramidal met un certain temps pour l'atteindre et l'exciter (Onimus).

4° Pour Van Gehutchen, les contractures sont dues à des causes différentes ; la contracture du spasmodique est d'origine centrale ; elle est due à l'exagération du tonus musculaire, résultant de l'interruption de la voie motrice cortico-spinale qui a une action inhibitrice, avec conservation de la voie cortico-ponto-cérébello-spinale qui a une action excitatrice (voir anatomie clinique, p. 75). Si les deux voies sont sectionnées dans le centre ovale ou la capsule interne, on observe la paralysie flasque avec exagération des réflexes ; si la voie pyramidale est sectionnée seule (au-dessous de la protubérance), on observe de la contracture ; s'il y a section complète de la moelle, on observe une paralysie flasque. La contracture tardive post-hémiplégique n'est pas une contracture active ; elle est due à une paralysie plus complète des extenseurs.

5° Pour Grasset, le centre régulateur du tonus musculaire est situé dans la protubérance. Ce centre a une action inhibitrice qui se transmet par les voies cortico-spinales directes (faisceau pyramidal) et une action excitatrice qui passe par les voies indirectes ponto-cérébello-spinales. Les contractures tardives des hémiplégies s'expliquent ainsi : quand la lésion siège au-dessus du centre régulateur (portion cérébrale du faisceau pyramidal), il y a paralysie, mais le tonus n'est pas modifié. Quand la sclérose s'étend et descend au niveau de la protubérance ou au-dessous (portion spinale du faisceau pyramidal), le tonus est modifié ; il y a contracture par suppression de l'action inhibitrice et conservation de l'action excitatrice.

6° Le faisceau pyramidal intervient uniquement à l'état normal pour assurer une parfaite direction des mouvements. Quand il est supprimé, les centres sous-corticaux recouvrent leur indépendance, leur réflectivité s'exagère (Von Monakow).

7° Pour Mann, les muscles reçoivent des fibres d'excitation et des fibres d'arrêt ; pour qu'il y ait contracture, il faut que les fibres d'arrêt soient détruites ; pour qu'il y ait paralysie, il faut que ce soient les fibres d'excitation.

8° Les contractures sont dues soit à une irritation de l'écorce cérébrale, soit à une perte de substance de cette écorce ; la première donne lieu aux contractures précoces, la seconde provoque les contractures tardives.

9° Pour Crocq, les contractures sont dues à l'exagération de la tonicité musculaire ; chez l'homme, cette tonicité est complètement corticale, aussi la contracture est-elle la règle dans les lésions incomplètes et irritatives de la portion cérébrale du faisceau pyramidal.

**Des pseudo-contractures.** — Ce sont des rétractions musculaires persistantes d'un ou de plusieurs muscles de la vie animale.

La pseudo-contracture diffère de la contracture vraie par les signes suivants : les muscles ont une consistance fibreuse, ont perdu leur élasticité. Ils ont un volume normal ou paraissent atrophiés ; les réflexes sont abolis ou normaux, jamais exaltés. La narcose chloroformique, l'ischémie produite par l'application de la bande d'Esmarch, ne la font pas disparaître.

Les pseudo-contractures peuvent faire suite à de véritables contractures ; le diagnostic présente alors de sérieuses difficultés.

On rencontre les pseudo-contractures dans les névrites périphériques, les poliomyélites, les atrophies myopathiques ; elles sont dues à la rétraction de certains muscles.

La pseudo-contracture ischémique est due à l'oblitération ou à la diminution du calibre d'un gros vaisseau d'un membre. Il se produit une rigidité musculaire dès que le membre a accompli un certain travail. Quand cette affection s'observe aux membres inférieurs, ce qui est le plus fréquent, elle prend le nom de *claudication intermittente* (Charcot). Les symptômes disparaissent après un moment de repos.

Dans la maladie de Parkinson, la pseudo-contracture se localise dans les muscles du tronc et de la nuque (attitude soudée), dans les membres. La rigidité musculaire se développe lentement.

### 3° DES CONTRACTIONS MUSCULAIRES INVOLONTAIRES TRANSITOIRES.

Ce groupe comprend les convulsions (convulsions généralisées, convulsions partielles, spasmes), les tics, les myoclonies.

*a*) **Convulsions.** — On donne le nom de convulsions à des contractions brusques, involontaires des muscles, entrecoupées par des périodes très courtes de résolution musculaire.

La convulsion est dite *tonique* (tonisme) quand les muscles sont rigides et animés de contractions brusques, sans période de relâchement musculaire complète. La convulsion est dite *clonique* (clonisme) quand elle est formée d'une série de secousses musculaires séparées par de très-courtes périodes de résolution musculaire. Les convulsions entraînent des mouvements divers suivant les muscles convulsés.

Le tonisme et le clonisme se succèdent souvent chez le même sujet au cours de la crise convulsive.

Quand les crises convulsives se groupent en série, on dit qu'il y a *état de mal*.

Les convulsions sont *généralisées* ou *partielles*, suivant qu'elles portent sur tous les muscles de l'organisme ou sur une partie des muscles de l'organisme (face, membres).

Quand les contractions apparaissent par accès et portent sur un même groupe musculaire, elles portent le nom de *spasmes*.

1° *Convulsions généralisées.*—D'une façon générale, les convulsions sont surtout fréquentes chez les enfants ;

le cerveau adulte réagit plus rarement par des convulsions aux différentes maladies cérébrales.

Les convulsions sont produites par une hyperactivité des centres moteurs due soit à des lésions cérébrales, soit à des produits toxiques qui agissent sur les cellules des centres moteurs, soit à l'hypertension du liquide céphalo-rachidien.

Toutes les lésions de l'encéphale peuvent déterminer des convulsions, mais elles sont plus fréquentes quand les lésions altèrent, irritent ou compriment le cortex ; elles s'observent surtout dans les affections méningées, la congestion et l'anémie cérébrale, la sclérose cérébrale, les traumatismes craniens, la paralysie générale (méningo-encéphalite), les tumeurs cérébrales (cancer, gommes, tubercules), les abcès cérébraux.

Les convulsions s'observent dans certaines névroses et peuvent en constituer le symptôme principal (épilepsie, voir p. 453, hystérie, voir p. 463).

On observe les convulsions au cours des fièvres éruptives, des maladies infectieuses (tétanos, voir p. 509 ; tétanie, voir p. 494 ; rage, voir p. 511 ; syphilis cérébrale, voir p. 337) ; des intoxications endogènes et exogènes (asphyxie, urémie, éclampsie, alcoolisme, saturnisme, etc.).

Les convulsions peuvent être réflexes ; telles sont les convulsions d'origine gastrique, intestinale, etc. (voir éclampsie infantile, p. 457).

2° *Convulsions partielles ; épilepsie Bravais-Jacksonienne.* — On donne ce nom à des convulsions survenant par accès et portant seulement sur une partie des muscles de l'organisme.

Les convulsions sont déterminées par une irritation de l'écorce cérébrale le plus souvent localisée dans une région de la zone motrice.

Les convulsions partielles se rencontrent au cours de toutes les maladies qui irritent l'écorce (maladies méningées, méningo-encéphalites, encéphalites, tumeurs) et dans l'œdème cérébral localisé, l'anémie cérébrale, la congestion cérébrale, les intoxications.

L'accès peut survenir brusquement ; quelquefois il est précédé d'une *aura* (1) et débute par le même symptôme (*signal symptôme*). Les convulsions sont souvent d'abord toniques, puis cloniques. Le sujet ne perd pas connaissance et assiste à sa crise. Quelquefois l'épilepsie partielle se transforme à la fin de l'accès en épilepsie généralisée. L'accès ne dure souvent que quelques minutes.

On décrit, suivant les groupes musculaires atteints, trois types d'épilepsie jacksonienne : le type facial, le type brachial, le type crural. Dans certains cas, les convulsions envahissent toute une moitié du corps.

Après l'accès d'épilepsie partielle, il peut persister des paralysies également partielles et souvent passagères (phénomène d'épuisement) ; ces paralysies post-épileptoïdes occupent les groupes musculaires primitivement convulsés. Quand, entre les accès d'épilepsie partielle, il persiste des convulsions dans quelques groupes musculaires, l'épilepsie est dite *partielle continue*.

(1) On donne le nom d'*aura* à tout phénomène précédant et annonçant les convulsions en général ; l'aura peut être motrice (mouvement, tremblement), sensitive (douleur, fourmillement), sensorielle (bruit, vision), vaso-motrice (rougeur, pâleur), psychique (changement de caractère, impulsion, etc.).

Dans certains cas, les accès sont subintrants et constituent un état de mal d'épilepsie partielle.

3° *Spasmes.* — On distingue les spasmes d'origine organique et les spasmes fonctionnels.

Les *spasmes organiques* portent sur un groupe musculaire innervé par le même nerf ou la même branche nerveuse. Ils peuvent être déterminés par une irritation portant soit sur les nerfs périphériques, soit sur les fibres de la voie motrice dans leur trajet de l'écorce cérébrale aux noyaux des nerfs dans le territoire desquels les spasmes ont lieu. La cause réside le plus souvent dans l'excitation d'une région très circonscrite de la zone motrice (*spasme cortical*). Dans les spasmes d'origine corticale les convulsions présentent le caractère suivant : les contractions des différents muscles s'étendent de proche en proche, successivement et progressivement; le spasme, d'abord unilatéral, peut devenir bilatéral. Certains auteurs réservent le nom de spasmes aux convulsions localisées déterminées par une lésion irritative siégeant au niveau des noyaux ou sur le trajet des nerfs périphériques dans le territoire desquels ont lieu les spasmes (*spasme périphérique*). Dans le spasme périphérique, la contraction se fait simultanément, en bloc, dans tout le groupe musculaire. Les spasmes organiques persistent pendant le sommeil.

De tous les spasmes périphériques, le *spasme facial* ou mieux l'*hémispasme facial* est le plus fréquent. Voici ses caractères principaux d'après Brissaud et H. Meige : des secousses brusques, de courte durée (convulsions cloniques), suivies d'un état spasmodique (convulsion tonique) apparaissent dans le domaine du facial ; elles ressemblent aux accidents obtenus par l'excitation électrique du nerf facial ; le spasme facia est exagéré par les mouvements volontaires et la fatigue ; les contractions sont unilatérales ; les muscles convulsés sont animés de secousses parcellaires et fasciculaires ; les contractions déforment la figure, qui devient inexpressive ; les contractions musculaires ne répondent à aucun mouvement coordonné vers un but (synergie paradoxale de Babinski) ; par exemple, le sourcil s'élève pendant l'occlusion de l'œil. Comme tous les spasmes organiques, l'hémispasme facial persiste pendant le sommeil. L'hémispasme facial peut être dû à une irritation subite et passagère de l'arc réflexe (Brissaud) ; le point de départ peut être oculaire ; quand le spasme facial est associé à la névralgie du trijumeau (voir p. 422), on lui donne le nom de *tic douloureux de la face ;* aux accès douloureux symptomatiques de la névralgie du trijumeau s'associent des contractions musculaires dans le territoire du facial. Le spasme facial peut encore être dû à une perturbation directe du nerf facial ou de son noyau.

Dans le spasme facial, les convulsions peuvent se localiser seulement à un ou plusieurs muscles de la face ; suivant la localisation, on a le spasme des paupières (blépharospasme), le spasme du menton et des lèvres (géniospasme) ; les autres localisations sont innombrables ; les spasmes peuvent porter sur les muscles des membres, du tronc, sur le diaphragme (hoquet), sur les muscles du larynx (spasme de la glotte).

Le spasme facial d'origine corticale diffère du spasme facial périphérique par les caractères suivants : la contraction des différents muscles de la face se fait progressivement, successivement et non en bloc ; l'occlusion des paupières et le plissement du front sont généralement bilatéraux (muscles à fonctions synergiques).

Les *spasmes fonctionnels* (crampes professionnelles, voir p. 497) apparaissent à l'occasion des mêmes mouvements ; on les rencontre chez les névropathes, chez les hystériques. La contraction s'installe lentement et progressivement dans les muscles dont l'action est simultanée dans l'accomplissement d'un acte souvent répété. Sous le nom de *spasme du spinal* ou *torticolis mental*, Brissaud décrit un spasme intermittent, non douloureux, du sterno-cléido mastoïdien et du trapèze entraînant la tête du côté opposé ; le sujet peut arrêter ou prévenir le spasme par les moyens les plus simples, par exemple en appliquant le doigt sur le menton du côté de la rotation. Pour certains auteurs, ce spasme est de nature hystérique.

*b*) **Les tics** (voir p. 498). — « Le tic est un acte primitivement commandé par une cause extérieure ou par une idée et coordonné vers un but ; par sa répétition, cet acte passé à l'état d'habitude et finit par se reproduire involontairement » (H. Meige). Les tics disparaissent pendant le sommeil.

*c*) **Myoclonies.** — Les myoclonies sont des contractions musculaires rapides, irrégulières, généralement non douloureuses, localisées ou généralisées, apparaissant par accès pendant que le sujet est au repos. Les principaux types de myoclonies (voir p. 491) sont le paramyoclonus multiplex, la chorée électrique de Dubini, la chorée électrique de Bergeron Henocque, la chorée fibrillaire de Morvan.

### 4° DES MOUVEMENTS INVOLONTAIRES CONTINUS.

Ils comprennent les tremblements, les mouvements choréiques, les mouvements athétosiques.

*a*) **Des tremblements.** — Ce sont des oscillations de petite amplitude, rythmiques et involontaires, d'une partie ou de la totalité du corps, prédominant le plus souvent à l'extrémité des membres.

On les divise en trois groupes : 1° tremblements à oscillations lentes (4 à 5 par seconde) ; 2° tremblements à oscillations moyennes (5 à 7 par seconde) ; 3° tremblements à oscillations rapides (8 à 9 par seconde). Le tremblement est dû à un trouble de la tonicité musculaire.

Quand le tremblement se manifeste surtout à l'occasion des mouvements volontaires, il est dit *intentionnel*.

Le tremblement peut être physiologique ou héréditaire. Il peut apparaître dans les névroses, dans les affections organiques du système nerveux ou dans les intoxications.

1° Tremblement *physiologique*. — L'émotion, le froid, la fièvre peuvent le provoquer.

2° Tremblement *héréditaire*. — C'est un stigmate de dégénérescence héréditaire. On le rencontre chez les séniles, les dégénérés, les héréditaires. On lui a donné le nom de *névrose trémulante*. Le tremblement augmente avec l'âge. Le rythme est variable. Il cesse dans le sommeil.

3° Tremblement *dans les névroses*. — Chez le neurasthénique, il est très rapide, irrégulier. Dans la maladie de Basedow, il prédomine aux extrémités et est rapide (tremblement vibratoire). Dans la paralysie agitante, il débute aux membres supérieurs, puis se généralise ; le malade semble émietter du pain. Les troubles de la voix, dans cette affection, sont dus aux tremblements des lèvres et de la langue. Il est très apparent au repos et disparaît dans les mouvements volontaires. Le tremblement hystérique peut revêtir toutes les formes. Le tremblement épileptique apparaît surtout après les attaques.

4° Tremblements *dans les affections organiques du système nerveux.* — Dans la paralysie générale, on observe un tremblement dominant aux extrémités et aux lèvres. Il disparaît au repos. Les doigts sont animés d'un tremblement fin, tandis que la main présente des oscillations à larges amplitudes.

Dans la sclérose en plaques, le tremblement est intentionnel ; c'est un tremblement moyen, apparent surtout aux membres supérieurs. Quand il est très prononcé, les malades ne peuvent plus porter aucun aliment à leur bouche, ne peuvent plus marcher.

Dans la maladie de Friedreich, le tremblement est intentionnel et ataxique.

Dans l'hémiplégie, dans les tumeurs cérébrales, dans les tumeurs des pédoncules et de la protubérance, le tremblement est rarement observé ; il peut parfois simuler le tremblement de la sclérose en plaques et le tremblement parkisonnien.

5° Tremblement *dans les intoxications.* — Le tremblement alcoolique, nul au repos, devient surtout manifeste quand les doigts sont écartés. Chaque doigt tremble séparément ; le tremblement est fin, moyen ; il est surtout manifeste chez les malades à jeun. Le *signe de Quinquaud* se recherche ainsi. On dit au sujet d'étendre la main; l'observateur applique la paume de la main sur l'extrémité des doigts du sujet, il perçoit une sensation de craquement articulaire. Les intoxications par le mercure, le plomb, le tabac, le café déterminent également un tremblement qui se rapproche du tremblement alcoolique. Comme les intoxications, les maladies infectieuses, surtout à la période de convalescence, s'accompagnent de tremblement.

*b*) **Des mouvements choréiques.** — Ce sont des mouvements involontaires et désordonnés, localisés dans les membres et la face. Quand les mouvements choréiques n'existent que d'un côté du corps, on dit qu'il y a *hémichorée*.

On observe les mouvements choréiques dans la chorée de Sydenham (voir p. 487), dans la chorée des femmes enceintes, qui n'est souvent qu'une récidive d'une chorée de l'enfance, dans la chorée de Huntington (voir p. 489), dans la chorée hystérique (voir p. 468).

Des mouvements choréiques peuvent précéder l'apparition d'une hémiplégie. Le plus souvent, ils apparaissent quelque temps après l'hémiplégie, quand les mouvements volontaires reparaissent dans les membres primitivement paralysés (*hémichorée posthémiplégique*) ; ils s'exagèrent à l'occasion des mouvements volontaires ; ils persistent indéfiniment.

On décrit sous le nom de chorées un certain nombre d'affections caractérisées par des secousses musculaires survenant par accès et ne ressemblant en rien aux mouvements choréiques. Ces affections sont des fausses chorées et rentrent dans le groupe des myoclonies (voir p. 165).

*c*) **Des mouvements athétosiques.** — Ils consistent en

mouvements involontaires des membres accompagnés d'un état spasmodique plus ou moins accentué.

Les mouvements athétosiques sont lents, irréguliers, arythmiques, de grande amplitude et incessants. Ils sont moins prononcés au repos. Le facies est grimaçant. Les membres supérieurs sont souvent plus atteints que les inférieurs. L'athétose est souvent unilatérale ; elle succède généralement à une hémiplégie ancienne et surtout infantile ; elle résulte d'une irritation du faisceau pyramidal sur un point quelconque de son trajet. Les membres atteints d'athétose sont légèrement contracturés. Les mouvements athétosiques entraînent des troubles de la parole, de l'écriture.

## § VII. — Troubles de la nutrition des muscles (atrophies musculaires).

L'atrophie musculaire est la diminution du volume des muscles due à un trouble de la nutrition. Le trouble de nutrition peut avoir lieu primitivement dans les faisceaux musculaires (atrophies protopathiques ou myopathies) ; il peut être dû à une lésion des centres trophiques (atrophies deutéropathiques ou de cause nerveuse, ou atrophies neuropathiques). En général, les atrophies musculaires protopathiques débutent par la racine des membres ; les atrophies musculaires de cause nerveuse par l'extrémité de ces derniers (Déjerine). Les atrophies musculaires peuvent encore se rencontrer dans les névroses.

Les *atrophies protopathiques* ou *atrophies myopathiques* comprennent les principaux types suivants : la myopathie atrophique progressive, la paralysie pseudo-hypertrophique de Duchenne.

Les *atrophies deutéropathiques* ou *atrophies neuropathiques* comprennent deux variétés, suivant que l'atrophie musculaire est secondaire à la lésion de la cellule motrice des cornes antérieures de la moelle (atrophies myélopathiques) ou secondaire à une lésion névritique (amyotrophies névritiques).

1° Atrophies myopathiques. — Les atrophies myopathiques présentent les caractères communs suivants : l'atrophie musculaire est symétrique et est plus accusée dans les muscles de la racine des membres. Elle débute dans la jeunesse. Les muscles ne présentent pas de contractions fibrillaires ; les réflexes tendineux sont normaux, diminués ou abolis. En palpant les muscles on peut observer des parties plus dures au milieu de parties plus molles (nœuds ou boules musculaires) ; la contractilité, sous l'influence des courants faradique et galvanique, est diminuée, mais on ne constate pas les caractères de la réaction de dégénérescence ; les muscles atteints présentent des rétractions fibro-musculaires. L'évolution de l'affection est très lente.

Les atrophies myopathiques comprennent les deux formes suivantes : la myopathie atrophique progressive et la paralysie pseudo-hypertrophique. Chacune de ces formes comprend plusieurs types :

*a)* **Myopathie atrophique progressive** (Landouzy et Déjerine) ou **myopathie progressive primitive** (Charcot) ou **dystrophie musculaire primitive** (Erb). — La myopathie atrophique progressive est une maladie souvent héréditaire ou familiale, et Duchenne la désignait du nom d'*atrophie musculaire héréditaire*.

Les atrophies myopathiques comprennent les différents types suivants :

Dans le *type facio-scapulo-huméral* (de Landouzy et Déjerine) l'atrophie, qui est symétrique, débute par les muscles de la face ou de la moitié inférieure de la face, gagne les muscles de l'épaule et du bras. Les muscles de l'avant-bras et de la main ne se prennent que tardivement ; les omoplates se détachent des épaules (omoplates ailées). Les muscles du bassin, des cuisses, les muscles de la région antéro-externe et de la région postérieure de la jambe peuvent s'atrophier successivement. L'atrophie des muscles de la face détermine de la dysarthrie et un facies spécial auquel Déjerine a donné le nom de *facies myopathique* ; la physionomie est hébétée, indifférente ; les rides du visage sont effacées, les lèvres sont épaisses ; les mouvements des muscles de la face sont très limités ou impossibles ; les sujets ne peuvent fermer complètement les yeux. On peut observer de la lordose.

A la description topographique donnée ci-dessus, il y a de nombreuses exceptions ; c'est ainsi qu'on peut observer simplement le *type scapulo-huméral*, la face restant indemne. Dans le *type juvénile d'Erb*, l'atrophie débute par les muscles de l'épaule.

*b*) **La paralysie pseudo-hypertrophique** de Duchenne apparaît dans l'enfance ; on constate souvent l'hérédité similaire. Les muscles des membres inférieurs prennent un développement exagéré (pseudo-hypertrophie) qui contraste avec la diminution de la force musculaire. L'atrophie débute par les muscles de la racine des membres et le sujet se plaint de se fatiguer très vite.

Le *type Leyden-Möbius* ne diffère de cette forme que par l'absence de la pseudo-hypertrophie.

Dans le *type Zimmerlin*, l'atrophie débute par les muscles du thorax et du bras.

Dans le *type Eichorst*, l'atrophie débute à l'âge de la puberté par les muscles des membres inférieurs.

2° ATROPHIES PAR LÉSION DE LA CELLULE MOTRICE MÉDULLAIRE OU ATROPHIES MYÉLOPATHIQUES. — L'atrophie présente les caractères suivants ; elle revêt généralement une topographie périphérique, c'est-à-dire qu'elle est plus accusée dans les muscles de l'extrémité des membres. Les muscles sont animés de contractions musculaires. L'atrophie est souvent symétrique. L'état des réflexes est variable. A l'examen électrique, on constate les signes de la réaction de dégénérescence. L'évolution de ces atrophies est lente ou rapide.

*a*) **Atrophies myélopathiques à marche lente.** — *L'atrophie musculaire progressive type Aran-Duchenne* est le type des atrophies à évolution lente ; elle apparaît à l'âge adulte. Les muscles de l'éminence thénar s'atrophient les premiers ; le pouce n'est plus opposable aux autres doigts (main de singe) ; puis les interosseux se prennent à leur tour, les premières phalanges s'étendent sur les métacarpiens, et les deux autres se fléchissent (main en griffe). Quand tous les muscles de la main sont atrophiés, celle-ci reste inerte (main de cadavre). Puis ce sont les muscles de l'avant-bras, du bras, de l'épaule ; les muscles des membres inférieurs se prennent à leur tour et enfin les muscles respiratoires.

Dans le *type Vulpian*, l'atrophie débute par l'épaule et gagne ensuite la main.

Dans le *type Werdnig-Hoffmann*, l'atrophie musculaire, au lieu d'apparaître chez l'adulte, apparaît chez l'enfant et est due à une poliomyélite chronique. L'atrophie débute par les muscles des membres inférieurs, et peut se généraliser ; l'affection se termine par la mort.

Sous le nom de *myatonie*, on a décrit une affection congénitale caractérisée anatomiquement par l'arrêt du développement des cellules des cornes antérieures et des racines antérieures de la moelle. Il s'ensuit une atrophie musculaire avec atonie, qui débute par les membres inférieurs ; la face est respectée.

On rencontre l'atrophie musculaire Aran-Duchenne dans la poliomyélite chronique (voir p. 380), la syringomyélie (voir p. 397), la sclérose latérale amyotrophique (voir p. 384), la paralysie labio-glosso-laryngée (voir p. 366), la sclérose en plaques à forme amyotrophique (voir p. 375).

*b*) **Atrophies myélopathiques à marche rapide**. — Les atrophies musculaires à marche rapide se rencontrent surtout dans la poliomyélite aiguë (paralysie infantile, voir p. 380). Elle peut se localiser aux quatre membres ou à un seul ; aux deux supérieurs ou aux deux inférieurs ; l'atrophie est souvent plus prononcée à l'extrémité du membre ; elle est souvent masquée par de l'adipose sous-cutanée.

Les atrophies musculaires à marche rapide peuvent encore se rencontrer dans l'hématomyélie.

L'atrophie musculaire des hémiplégiques (infantiles ou adultes) a généralement une marche lente et porte surtout sur les muscles des membres paralysés.

Il existe encore une variété d'atrophie musculaire due à une irritation périphérique (*atrophies réflexes*).

Elle est fréquente à la suite des affections articulaires et se localise dans les muscles périarticulaires ; on peut la rencontrer dans les muscles du thorax au cours de la tuberculose, des pleurésies, etc. Dans les atrophies musculaires réflexes, on ne constate pas généralement la réaction électrique de dégénérescence.

Dans la paralysie générale, surtout à la période terminale, on peut observer un amaigrissement général des muscles ; il en est de même dans certaines psychoses (1).

3° Atrophies musculaires névritiques. — Ce sont es atrophies qui apparaissent à la suite des lésions des racines antérieures médullaires et des nerfs périphériques. Quand l'atrophie n'est pas d'origine traumatique, elle est souvent bilatérale et symétrique. Elle est plus marquée à l'extrémité des membres. Les membres inférieurs sont atteints les premiers. On constate la réaction électrique de dégénérescence. Les contractions fibrillaires sont rares. Les douleurs spontanées, les troubles vaso-moteurs, les troubles de la sensibilité objective sont presque constants. Ces atrophies se terminent souvent par la guérison.

L'atrophie unilatérale se rencontre dans les traumatismes et la compression des troncs nerveux, dans la névrite rhumatismale, la névrite apoplectiforme du plexus brachial, dans les névrites professionnelles (compression répétée d'un tronc nerveux) ; on l'observe rarement dans les intoxications et les infections. On la rencontre encore dans la névrite dite *ascendante* ; à la

(1) Voir L. Marchand, *Manuel de médecine mentale*, Doin, éd., page 89.

suite d'une lésion des doigts ou de la main, les muscles voisins de la plaie s'atrophient et il existe de la douleur sur le trajet des troncs nerveux. Il s'agit dans ce cas d'une infection suivant comme trajet le nerf périphérique.

L'atrophie bilatérale peut être d'origine traumatique (paralysie radiculaire du plexus brachial de cause obstétricale), mais elle est le plus souvent d'origine toxi-infectieuse. L'atrophie bilatérale d'origine traumatique est très rare aux membres supérieurs ; on la rencontre aux membres inférieurs dans les cas de lésions de la queue de cheval (tumeurs intra-rachidiennes, luxation du sacrum).

Les atrophies musculaires généralisées résultent d'une névrite infectieuse ou toxique. Elles débutent par les membres inférieurs et y dominent toujours. Les muscles des extrémités sont les premiers atteints (exception cependant pour la névrite saturnine qui détermine des atrophies dissociées). On observe l'équinisme des membres inférieurs, la main simienne, des rétractions fibreuses. Les atrophies peuvent être à marche rapide (intoxications par le plomb, l'alcool, etc., infections), à marche subaiguë (saturnisme, diabète, tuberculose, etc.), à marche chronique (lèpre).

A côté des atrophies névritiques dont l'étiologie est connue, il existe plusieurs formes qui ont surtout comme caractères particuliers d'être héréditaires ou familiales ; ce sont l'atrophie musculaire type Charcot-Marie, et la névrite interstitielle hypertrophique.

Dans l'*atrophie musculaire*, *type Charcot-Marie*, affection désignée encore sous le nom de *type péronier de Tooth* ou d'*atrophie musculaire progressive névritique* (de Hoffmann), l'atrophie apparaît dans le jeune âge et débute par les muscles des membres inférieurs ; elle est surtout marquée aux extrémités des membres (jambes de coq) ; elle atteint ensuite les membres supérieurs. Les secousses musculaires sont souvent très prononcées. Les troubles de la sensibilité sont rares.

Dans la *névrite interstitielle hypertrophique* (Déjerine et Sottas) les troubles sont les mêmes que dans le type précédent ; de plus, on constate des troubles de la sensibilité subjective (douleurs fulgurantes), des troubles de la sensibilité objective, de l'ataxie, le signe d'Argyll Robertson et une hypertrophie des nerfs que l'on peut constater en palpant les nerfs superficiels ; les sujets présentent de la cypho-scoliose.

Certaines atrophies musculaires relèvent à la fois d'une lésion médullaire et d'une lésion des racines ou des nerfs périphériques. Parmi celles-ci, la plus commune est l'atrophie musculaire des ataxiques ; elle est plus accusée aux membres inférieurs qu'aux supérieurs. Elle s'accompagne de rétractions aponévrotiques, débute par l'extrémité des membres et marche lentement.

4° ATROPHIES MUSCULAIRES DANS LES NÉVROSES. — Elles sont secondaires à l'immobilisation des membres (on peut les rencontrer dans l'hémiplégie hystérique, dans les contractures hystériques, etc.).

# CHAPITRE II

## MOTRICITÉ OCULAIRE

### § I. — Anatomie clinique des voies motrices oculaires (Fig. 32).

Les nerfs qui président aux mouvements des globes oculaires sont le nerf moteur oculaire commun (IIIe paire), le nerf pathétique (IVe paire), le nerf moteur oculaire externe (VIe paire), le nerf facial (VIIe paire).

Le nerf moteur oculaire commun a son noyau d'origine situé sur la partie latérale et antérieure de l'aqueduc de Sylvius ; ce dernier se divise en plusieurs noyaux secondaires qui sont destinés en allant de haut en bas à l'innervation du muscle ciliaire (accommodation), du sphincter pupillaire (contraction de la pupille), du droit interne, du droit supérieur, du releveur de la paupière, du droit inférieur, du petit oblique (fig. 32).

Le nerf pathétique a son noyau situé immédiatement au-dessous de ceux du nerf moteur oculaire commun. Les fibres qui en partent s'entrecroisent immédiatement avec celles du côté opposé. Le nerf pathétique innerve le grand oblique.

Le nerf moteur oculaire externe a son noyau situé sous le plancher du quatrième ventricule (*eminentia teres*) ; il innerve le droit externe.

Le nerf facial a son noyau situé à côté de celui du nerf moteur oculaire externe ; il est situé cependant plus profondément, légèrement au-dessus et un peu en dehors. Les fibres qui en partent pour former le nerf facial, contournent le noyau du moteur oculaire externe avant de sortir du bulbe (fig. 24). Ce nerf innerve un seul des muscles oculaires, l'orbiculaire des paupières.

La disposition anatômique du noyau du nerf moteur oculaire commun permet de comprendre pourquoi les paralysies d'origine nucléaire peuvent porter sur un ou plusieurs muscles et respecter les autres.

Le noyau du nerf moteur oculaire externe (VIe paire) est réuni au noyau du droit interne (IIIe paire) du côté opposé par des fibres d'association qui passent par le faisceau longitudinal postérieur (voir fig. 32); cette association de ces deux noyaux explique la synergie du muscle droit interne d'un côté avec le droit externe de l'autre côté dans les mouvements de latéralité des globes oculaires.

Les mouvements de convergence des globes oculaires sont assurés par les noyaux des droits internes gauche et droit (IIIe paire), qui sont associés par des fibres allant d'un noyau à l'autre en s'entrecroisant.

La contraction des pupilles à la lumière est sous la dépendance des noyaux du sphincter pupillaire qui fait partie des noyaux de la IIIe paire; la contraction des pupilles, liée aux mouvements de convergence des globes oculaires et à l'accommodation, est sous la dépendance de fibres issues des noyaux accommodateurs (noyau du muscle ciliaire, compris également dans le noyau de la IIIe paire).

Les noyaux du moteur oculaire commun, du moteur oculaire externe, du pathétique, sont en relation d'une part avec l'écorce, d'autre part avec la voie optique sensorielle. La voie motrice centrale des muscles oculaires est encore inconnue, et on ne sait pas encore quelle est la région de l'écorce qui préside aux mouvements volontaires des globes oculaires. Il est probable que les centres corticaux moteurs des muscles oculaires sont situés dans les régions motrices, car ceux-ci sont parésiés dans l'hémiplégie d'origine corticale.

Le noyau du moteur oculaire commun qui innerve le sphincter pupillaire (contraction de la pupille) est en relation au niveau des tubercules quadrijumeaux antérieurs avec la voie optique sensorielle. Nous avons montré plus haut (voir p. 193) quelle était la voie suivie par les impressions lumineuses dans les réflexes pupillaires (contraction de la pupille).

Le muscle dilatateur de la pupille est innervé par le grand sympathique. Les fibres sympathiques qui président à ces mouvements proviennent de deux régions de l'axe médullaire et suivent deux voies différentes. La première voie a ses noyaux d'origine dans le bulbe (centre supérieur ou bulbaire) et est constituée probablement par le trijumeau, le ganglion de Gasser et les nerfs ciliaires ; la deuxième voie a ses noyaux d'origine dans la moelle entre la 5e paire cervicale et la 6e paire dorsale (centre inférieur ou médullaire) et est constituée d'une part par les rameaux communicants et le nerf vertébral, d'autre part par le sympathique cervical, les ganglions cervicaux supérieurs, le plexus carotidien et les nerfs ciliaires. Les deux centres bulbaire et médullaire sont en relation avec la voie optique sensorielle (dilatation de la pupille), mais la voie suivie par les fibres d'association n'est pas encore établie.

Le muscle de Rouget ou muscle de Muller est formé par les fibres circulaires du muscle ciliaire ; il constitue un véritable muscle annulaire ; il est formé de fibres musculaires lisses et est innervé par le sympathique. Depuis quelques années on fait jouer un rôle à ce muscle dans certaines déformations des yeux d'origine nerveuse (exophtalmie, énophtalmie).

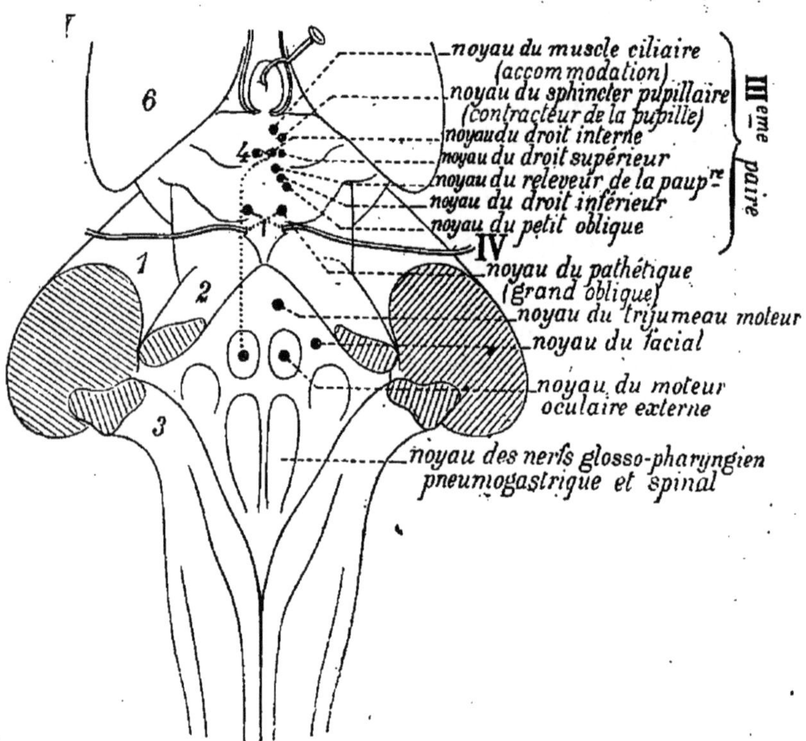


Fig. 32. Plancher du quatrième ventricule et tubercules quadrijumeaux. — 1, pédoncules cérébelleux moyens ; 2, pédoncules cérébelleux supérieurs ; 3, pédoncules cérébelleux inférieurs ; 4, tubercules quadrijumeaux antérieurs ; 6, couche optique ; IV pathétique.

Les noyaux des nerfs moteurs oculaires et du nerf facial sont indiqués à leur niveau respectif.

## § II. — Examen des troubles moteurs oculaires (technique).

L'examen des troubles oculaires comprend l'examen des paupières et de l'orbiculaire, l'examen des muscles extrinsèques du globe oculaire, l'examen des pupilles.

*a*) **Examen des paupières et de l'orbiculaire.** — A l'état normal, les ouvertures palpébrales sont symétriques. Cliniquement on peut observer leur asymétrie, qui sera due soit à une paralysie ou à une contracture de l'orbiculaire, soit à une paralysie ou à une contracture du releveur de la paupière supérieure, soit à l'exophtalmie ou à l'énophtalmie (voir p. 199).

On apprécie l'état du muscle orbiculaire en disant au sujet de fermer l'œil fortement tandis qu'on maintient les paupières écartées. Pour apprécier l'état du muscle releveur de la paupière supérieure, on fera fermer les yeux du sujet. S'il y a impossibilité de fermer volontairement la fente palpébrale. ce trouble peut être dû soit à la paralysie du releveur de la paupière supérieure, soit à sa contracture. Dans le premier cas, la paupière se laisse facilement abaisser ; dans le second cas, elle offre une résistance.

S'il y a chute de la paupière (*ptosis*), celle-ci peut être due à la paralysie du releveur palpébral ou à un spasme de l'orbiculaire (blépharospasme). Le sujet, atteint de ptosis, contracte son muscle frontal pour suppléer à la paralysie du releveur palpébral. S'il y a blépharospasme, on constate un abaissement du sourcil du côté du spasme de l'orbiculaire.

*b*) **Examen des muscles extrinsèques du globe oculaire.** — Le muscle droit externe porte l'œil en dehors ; le muscle droit interne en dedans ; le droit supérieur en haut et légèrement en dedans ; le droit inférieur en bas et légèrement en dedans ; le grand oblique en bas et en dehors ; le petit oblique en haut et en dehors.

Quand un des muscles du globe oculaire est paralysé, l'œil est attiré du côté des muscles sains ; cette déviation a reçu le nom de *strabisme* ; le strabisme est *divergent* quand l'œil est porté en dehors et *convergent* quand l'œil est porté en dedans. Le strabisme peut n'être apparent qu'au cours des mouvements du globe oculaire dans lesquels le muscle paralysé exerce une action.

Il est facile de diagnostiquer le strabisme ; il suffit de regarder le sujet en face ; il est ensuite indispensable, pour bien déterminer les mouvements abolis, de faire exécuter à l'œil des mouvements en haut, en bas, à droite et à gauche. On demandera au sujet de ne pas bouger la tête et de suivre un objet qu'on déplace dans différentes directions. Dans le cas de parésie d'un des muscles oculaires, l'œil commence le mouvement du côté paralysé, puis s'arrête. On peut apprécier le degré de la paralysie en faisant exécuter au malade des mouvements forcés d'abduction et d'adduction de l'œil ; on mesure la distance qui sépare le bord externe de l'œil du bord externe de la cornée (*mensuration linéaire de Graefe*).

Le strabisme entraîne comme trouble l'erreur de la localisation des objets vus (si l'œil sain est fermé), et le dédoublement des images ou *diplopie* dans la vision binoculaire. La diplopie est d'autant plus manifeste que le sujet porte son regard du côté du muscle paralysé ; elle est due à ce que les images ne se forment plus sur deux points symétriques de la rétine et sont extériorisées en deux points différents de l'espace.

Pour étudier la diplopie, on place devant l'œil dévié un verre coloré en rouge; la fausse image sera vue colorée et il sera facile de déterminer sa position par rapport à l'image vraie.

La diplopie est dite *homonyme ou directe* si la fausse image est située du côté de l'œil malade ; elle est dite croisée si elle est située du côté de l'œil sain. Comme, du fait du cristallin, les images rétiniennes sont croisées par rapport aux objets extérieurs vus, une image rétinienne reçue par la moitié droite de la rétine est extériorisée à gauche et réciproquement. Ex. : dans la paralysie du muscle droit externe droit, l'image rétinienne est déplacée du côté gauche et l'image fausse sera extériorisée à droite ; la diplopie sera homonyme.

Comme les muscles droit supérieur et droit inférieur sont non seulement élévateurs ou abaisseurs, mais rotateurs en dedans, la diplopie est à la fois verticale et croisée.

Pour corriger leur diplopie; les sujets prennent diverses attitudes, penchent ou redressent la tête, ou ferment un œil, etc...

c) **Examen des pupilles.** — 1° *Examen des pupilles au repos.* — A l'état normal, les pupilles sont et restent égales, quelles que soient les conditions d'éclairage. Leur pourtour est régulier.

Au point de vue pathologique, on peut constater l'irrégularité de la pupille, l'inégalité pupillaire. On donne le nom de *mydriase* à la dilatation exagérée de la pupille et de *myosis* au rétrécissement exagéré de la pupille.

2° *Réflexes pupillaires.* — *a*) *Réflexe de la pupille à l'accommodation.* — On place le malade dans une pièce moyennement éclairée. On ferme l'œil non soumis à l'examen et on fait regarder au sujet un objet qu'une personne approche et éloigne alternativement. La pupille se dilate dans le regard au loin ; elle se contracte dans le cas contraire. Cliniquement, on peut observer la perte du réflexe à l'accommodation.

*b*) *Réflexe de convergence.* — Quand les yeux convergent normalement, les pupilles se contractent ; elles se dilatent dans le cas contraire. Cliniquement, on peut constater la perte du réflexe de convergence.

*c*) *Réflexe de la pupille à la lumière.* — Ce réflexe doit être étudié de deux façons : 1° par l'examen direct ; 2° par l'examen croisé ou consensuel.

1° Examen direct. — On place le sujet dans un endroit sombre, assez éclairé cependant pour permettre l'examen des mouvements de la pupille. On invite le malade à regarder au loin. On place alors une lampe électrique de poche à 30 centimètres environ de l'œil à examiner et on projette le faisceau lumineux; on note à l'état normal une contraction de la pupille. On doit compléter l'examen par l'évaluation du temps latent qui sépare le moment de l'excitation du début du phénomène, la rapidité, l'intensité et la durée de la contraction.

On peut encore examiner le réflexe de la façon suivante, mais ce procédé est moins précis : on place le sujet devant une fenêtre bien éclairée et on couvre d'un mouchoir l'œil qui n'est pas soumis à l'examen. On recommande au sujet de tenir toujours ouvert l'autre œil. On couvre ce dernier avec la main et on le découvre brusquement. On recommence la même opération plusieurs fois.

Si les pupilles ne réagissent pas, on doit placer le sujet dans l'obscurité pendant un certain temps. On examinera ensuite ses pupilles au grand jour et dans la demi-obscurité. On n'est autorisé à diagnostiquer l'abolition du réflexe lumineux que si les pupilles gardent toujours les mêmes dimensions quelle que soit l'intensité de l'éclairage. L'obscuration renforce le réflexe lumineux (Babinski).

2° Examen croisé ou consensuel. — L'examen consensuel de la pupille se fait de la façon suivante : le sujet est placé dans une pièce faiblement éclairée. On projette sur un œil le faisceau lumineux de la lampe électrique et on examine les mouvements de la pupille du côté opposé. En même temps que la contraction de la pupille influencée directement par la source lumineuse, on constate une contraction de la pupille de l'autre œil. On peut encore examiner ce réflexe de la façon suivante : on recouvre de sa paupière un des yeux du sujet ; brusquement on l'ouvre et on examine la pupille de l'œil opposé. Cette dernière manière de procéder est moins parfaite.

Au point de vue pathologique, on peut constater la paresse du réflexe lumineux, l'abolition de ce réflexe.

On donne le nom de *signe d'Argyll-Robertson* à la disparition du réflexe lumineux coïncidant avec la conservation du réflexe à l'accommodation et à la convergence.

La *réaction paradoxale* de la pupille consiste en sa dilatation sous l'influence de la lumière. En réalité, cette réaction paradoxale se produit chez des sujets chez lesquels le réflexe lumineux est aboli ou presque aboli ; les pupilles se dilatent non pas sous l'influence directe de la lumière, mais sous l'influence de la divergence des globes oculaires (paralysie ou parésie des muscles adducteurs de l'œil) ou sous l'influence de l'accommodation. Cette réaction s'observe surtout dans le tabes et la paralysie générale.

Le phénomène paradoxal des pupilles peut encore se manifester dans les cas suivants : à l'état normal, il se produit une dilatation pupillaire par l'occlusion volontaire des paupières (absence de lumière). Chez les individus qui présentent l'abolition du réflexe lumineux, il peut se produire une contraction pupillaire dans l'occlusion volontaire des paupières, et quand ils ouvrent les yeux, la pupille se dilate malgré l'excitation lumineuse (Westphal). On peut encore observer la réaction paradoxale de la pupille chez ces mêmes sujets en examinant la pupille pendant que l'on écarte les paupières et qu'on invite le sujet à essayer de fermer les yeux ; la pupille se contracte et, quand les sujets ouvrent les yeux, elle se dilate (Piltz).

c) *Réflexe de la pupille à la douleur.* — Les pupilles se dilatent sous l'influence d'une douleur vive cutanée. Pour examiner ce réflexe, on pique le sujet pendant qu'on examine ses pupilles (*réflexe sensitif d'Erb*).

d) *Réflexe cortical de la pupille.* — Ce réflexe, encore appelé *réflexe cortical de Haab*, consiste en des variations de la dimension des pupilles suivant certains états psychiques (extase, peur, réflexion, etc.).

---

## § III. — Paralysies oculaires.

1° Paralysie des muscles externes de l'œil. — La paralysie des muscles externes de l'œil est fréquente dans les méningites aiguës et chroniques, le tabes, la paralysie générale au début, la sclérose en plaques, les paralysies bulbaires, dans la maladie de Gerlier ou vertige paralysant. Cette dernière affection se manifeste sous forme d'épidémie et est caractérisée par des parésies momentanées des extenseurs, par des troubles oculaires (ptosis), par des douleurs rachidiennes survenant par accès. Les paralysies oculaires sont très fréquentes dans la syphilis cérébrale (endartérite des artères de la base, gommes de la base).

Les contractures des muscles des yeux se rencontrent surtout dans les méningites et l'hystérie.

Les paralysies oculaires sont dues à une lésion siégeant soit dans les hémisphères cérébraux, soit dans le pédoncule, la protubérance ou les nerfs périphériques. Elles peuvent être fonctionnelles et se rencontrer dans les névroses.

1° *Paralysies d'origine cérébrale.* — Les centres corticaux moteurs des muscles oculaires sont encore inconnus. Dans l'hémiplégie d'origine cérébrale, les muscles oculaires ne présentent qu'une légère parésie qui persiste peu de temps. « La différence de puissance entre les muscles homologues des deux côtés est d'autant plus prononcée que l'hémiplégie est plus accentuée et que l'hémiplégie est plus récente » (Mirallié et Desclaux). Les muscles oculaires font partie des muscles à fonctions synergiques (voir loi de Horsley et Beevor, p. 76).

Au cours de l'apoplexie, il existe un syndrome fréquent qui a reçu le nom de *déviation conjuguée de la tête et des yeux*. Le sujet a les yeux et la tête tournés du même côté. Ce phénomène ne s'observe qu'autant que le malade est dans un état de torpeur intellectuelle, de demi-coma (Dufour). Si le sujet est atteint d'hémiplégie, la déviation de la tête et des yeux a lieu du côté opposé à l'hémiplégie; on dit que le sujet regarde sa lésion cérébrale; si le sujet est atteint d'hémicontracture (épilepsie jacksonienne), la déviation de la tête et des yeux a lieu du côté des membres contracturés : on dit que le sujet regarde ses membres convulsés (Landouzy et Grasset).

On a placé le centre cortical de la représentation des mouvements de la tête et des yeux soit dans le pli courbe (lobule pariétal inférieur), soit à la partie postérieure de la deuxième frontale, soit dans ces deux centres à la fois. Pour expliquer la déviation conjuguée, on a donné les interprétations suivantes :

1° Théorie sensorielle de Bard. — Le sujet tourne les yeux et la tête du même côté parce qu'il est atteint d'hémianopsie et qu'il regarde du côté où il voit. Outre qu'il n'est pas prouvé que dans tous les cas d'apoplexie avec déviation conjuguée de la tête et des yeux les sujets sont atteints d'hémianopsie homonyme latérale, cette théorie s'accorde mal avec le fait que le sujet doit être dans le coma ou le demi-coma pour que le syndrome ait lieu ; l'intelligence du sujet est telle qu'il ne pense certainement pas à regarder. De plus, on a observé la déviation conjuguée de la tête et des yeux chez un aveugle.

2° Théorie de Grasset. — La paralysie oculaire est due

à la lésion du centre ou des fibres de la voie motrice oculaire qui commande d'une façon synergique les mouvements des yeux. Les yeux sont entraînés du côté opposé par les muscles non paralysés. L'existence de ce centre spécial et de cette voie motrice (nerf hémioculaire dextrogyre et nerf hémioculaire lévogyre) est tout hypothétique, et cette hypothèse ne s'accorde pas avec le fait signalé plus haut, que dans l'hémiplégie d'origine cérébrale la parésie porte sur tous les muscles moteurs de l'œil ; d'après l'hypothèse de Grasset, la parésie ne devrait porter que sur le droit externe d'un côté et le droit interne de l'autre côté.

3° Pour Brissaud et Péchin, « il y a hémiplégie oculaire et la paralysie porte sur les deux yeux, parce qu'il peut y avoir hémiparalysie oculaire comme il peut y avoir hémianopsie, le centre moteur comme le centre sensoriel ayant une action simultanée, parallèle et symétrique sur les deux globes oculaires. »

La déviation de la tête et des yeux n'est pas toujours d'ordre paralytique, car certains sujets peuvent corriger leur attitude ; enfin, dans certains cas, on a pu observer la rotation de la tête d'un côté et la déviation des yeux de l'autre côté.

2° *Paralysies d'origine pédonculaire.* — Elles s'associent à des troubles moteurs hémiplégiques et constituent des syndromes particuliers (voir p. 80, syndrome de Weber ou de la région du pied et syndrome de Bénédikt).

Il existe des cas de paralysie des mouvements associés de latéralité sans paralysie des mouvements de convergence et sans paralysie des mouvements isolés de chaque œil (paralysies conjuguées). Dans ce cas, il existerait soit une lésion des fibres qui se rendent de l'écorce cérébrale aux noyaux des muscles droit interne et droit externe (faisceau dextrogyre et faisceau lévogyre de Grasset), soit une lésion des pédoncules et de la protubérance (région de la calotte) qui détruirait le centre coordinateur des mouvements oculaires associés (Parinaud). On décrit les deux syndromes suivants :

Le *syndrome des tubercules quadrijumeaux* est caractérisé par les symptômes suivants : paralysies des muscles oculaires dans les mouvements associés bilatéraux ; troubles de l'audition et de la vision ; hémiparésie, hémianesthésie superficielle et profonde ; hémiataxie ; mouvements athétosiques.

Le *syndrome protubérantiel supérieur* (de Raymond et Cestan) comprend les symptômes suivants :

1° Signes nécessaires : *a*) paralysie des mouvements associés de latéralité des globes oculaires sans strabisme interne, sans paralysie faciale périphérique ; secousses nystagmiformes dans l'élévation ou l'abaissement des yeux.

*b*) Parésie des membres sensitivo-motrice, surtout sensitive avec possibilité de douleurs spontanées, de fourmillements ; anesthésie cutanée et articulaire, perte du sens stéréognostique ; mouvements athétosiformes, incoordination motrice avec asynergie de la marche, parole scandée, bredouillante.

2° Signes adjoints : troubles de la sphère du trijumeau, de l'acoustique.

On a décrit également des paralysies des mouvements associés des yeux en bas, en haut, des mouvements de convergence.

Le noyau du moteur oculaire commun peut être lésé sans aucune autre lésion des parties constituantes des pédoncules. On a donné à cette affection le nom d'opthalmoplégie nucléaire.

L'ophtalmoplégie est dite *externe* quand la paralysie ne porte que sur les muscles externes du globe oculaire; elle est dite *interne* quand seul le sphincter pupillaire est paralysé; elle est dite *complète* quand la paralysie porte à la fois sur la musculature externe et interne du globe oculaire.

Dans l'ophtalmoplégie nucléaire, tous les muscles externes de l'œil sont paralysés; quelques-uns peuvent être seulement parésiés; la musculature interne (accommodation et réflexes lumineux) peut être indemne. On a décrit des ophtalmoplégies nucléaires aiguës et des ophtalmoplégies nucléaires chroniques. L'ophtalmoplégie nucléaire peut être congénitale, elle peut ne porter que sur un seul muscle, le releveur de la paupière supérieure (ptosis congénital).

*a*) *Ophtalmoplégies aiguës*. — La lésion consisterait en de petites hémorrhagies de la substance grise qui tapisse les parois de l'aqueduc de Sylvius et du quatrième ventricule (*poliencéphalite hémorrhagique de Wernicke*). Suivant que la lésion détruit telle ou telle partie du noyau du moteur oculaire commun, la paralysie se localise plus spécialement aux muscles correspondants (voir fig. 32). Les sujets présentent en même temps des phénomènes cérébraux; le pronostic est grave. L'évolution en est très rapide et la mort survient au milieu de phénomènes bulbaires.

A côté de cette forme aiguë, il existe d'autres ophtalmoplégies dont la marche est moins rapide;

elles apparaissent au cours des maladies toxiques ou infectieuses, et les lésions portent souvent autant sur le nerf (névrite) que sur son noyau d'origine. Leur pronostic est moins sévère.

Chez l'enfant, la paralysie infantile (voir p. 380) peut revêtir la forme ophtalmoplégique. La plupart des muscles de l'œil sont d'abord paralysés, mais plus tard la paralysie se localise à un nombre restreint de muscles, quelquefois à un seul.

L'ophtalmoplégie aiguë est un des éléments constituants du syndrome d'Erb-Goldflam ou myasthénie bulbo-spinale (voir p. 192).

b) *Ophtalmoplégies chroniques.* — Les lésions consistent dans l'atrophie des noyaux des nerfs des muscles oculaires externes ; elles ont une évolution très lente. Quand l'ophtalmoplégie est complète, les sujets présentent un facies spécial qui a reçu le nom de *facies d'Hutchinson* ; les paupières sont tombantes (ptosis), les yeux fixes et immobiles. Les réflexes pupillaires sont conservés quand la lésion n'atteint pas la partie du noyau du moteur oculaire commun destinée au muscle ciliaire.

3° *Paralysies d'origine protubérantielle.* — Nous avons décrit ailleurs (p. 81) le syndrome de Millard-Gubler caractérisé par la paralysie des membres du côté opposé à la lésion et la paralysie des muscles de la face du côté de la lésion (paralysie faciale à type périphérique). Quand, à la lésion de la voie pyramidale et du noyau du facial, vient se surajouter la lésion du noyau du droit externe (VIe paire), le tableau clinique prend le nom de *syndrome de Foville.* Outre les symptômes constituant le syndrome de Millard-Gubler, la syndrome de Foville comprend la paralysie du muscle droit externe du côté de la lésion et la paralysie du droit interne du côté opposé ; le sujet présente de la déviation conjuguée des yeux et ne peut diriger son regard du côté de la lésion. La paralysie du droit interne dans les mouvements associés de latéralité est due à la lésion des fibres qui réunissent le noyau du droit externe d'un côté au noyau du droit interne du côté opposé (voir fig. 32).

Sous le nom de *syndrome d'Erb-Goldflam* ou *myasthénie bulbo-spinale*, ou *paralysie bulbaire asthénique*, on a décrit une affection caractérisée par des phénomènes parétiques dans les muscles innervés par les nerfs craniens et quelquefois par les nerfs spinaux. Les principaux symptômes sont les suivants : ptosis double, diplopie ; parésie et fatigabilité des muscles masticateurs, des muscles de la déglutition, des muscles de la nuque, quelquefois des muscles des membres ; ces troubles entraînent de la lenteur dans la parole, du nasonnement de la voix, de la gêne de la marche. On constate dans les muscles la réaction électrique d'épuisement ou réaction de Jolly (voir p. 105). Les muscles ne sont pas atrophiés, on n'y observe pas de contractions fibrillaires ; la sensibilité est normale ; pas de troubles des pupilles, des sphincters ; les réflexes tendineux sont diminués. Ce syndrome, dont le substratum anatomique n'est pas encore précisé, peut apparaître à l'état isolé ou au cours de diverses maladies du système nerveux, entre autres au cours du goitre exophtalmique, de la neurasthénie. Le syndrome d'Erb-Goldflam se termine généralement par la mort ; on signale cependant quelques cas terminés par la guérison.

4° *Paralysies d'origine basilaire et orbitaire.* — Le nerf moteur oculaire commun, le pathétique, le nerf moteur oculaire externe peuvent être lésés dans leur trajet à la base du crâne et dans l'orbite. Suivant les nerfs altérés, on constate diverses paralysies oculaires. Nous avons indiqué plus haut les troubles oculaires correspondant à chacune des paralysies isolées des muscles externes de l'œil (voir p. 180). Dans ces paralysies d'origine extra-cérébrale, la musculature interne (accommodation, réflexes lumineux) est touchée quand le nerf moteur oculaire commun est paralysé (paralysie du nerf constricteur de la pupille). Comme d'autres nerfs craniens cheminent à côté des nerfs oculaires, on observera souvent d'autres paralysies concomitantes (lésions des nerfs optiques, du nerf olfactif, du trijumeau).

5° *Paralysies dans les névroses.* — Dans l'hystérie, on peut observer le blépharospasme, le ptosis, le strabisme. Ce dernier apparaît surtout à l'occasion des attaques.

2° Troubles de la musculature interne de l'œil. — Ils comprennent les troubles des pupilles et les troubles du muscle de Muller.

a) *Troubles pupillaires ou iriens.* — Les troubles pupillaires sont produits par des lésions siégeant soit sur le segment sensoriel de l'arc réflexe (segment antérieur de la voie optique comprenant la rétine, le nerf optique, le chiasma, les bandelettes optiques), soit au niveau des centres de réflexion (corps genouillé externe, tubercules quadrijumeaux antérieurs) (voir fig. 14), soit au niveau des noyaux des nerfs moteurs (constricteur et dilatateur de la pupille) (voir fig. 32), soit sur les fibres motrices pupillaires (nerf moteur oculaire commun, sympathique cervical). On peut enfin observer des troubles pupillaires dans les névroses.

Wernicke a établi la loi suivante (*loi de Wernicke*), qui a une importance incontestable quand il s'agit de déterminer le siège d'une lésion portant sur les voies optiques. Si la voie nerveuse optique sensorielle est interrompue derrière les tubercules quadrijumeaux (voir fig. 14), l'arc réflexe est intact et les réflexes pupillaires sont normaux. Si la lésion siège en avant des tubercules quadrijumeaux, les réflexes lumineux font défaut.

D'après cette loi, dans les cas de cécité d'origine corticale ou par lésion des radiations optiques de Gratiolet, les réflexes lumineux sont conservés, quoique le sujet soit aveugle.

Nous résumons ci-après les divers troubles pupillaires qu'on peut observer, suivant les régions lésées de l'arc réflexe :

Si une lésion porte sur les deux nerfs optiques (en *a* du schéma, fig. 14), on observe la cécité et une double mydriase (pupille dilatée par interruption des impressions lumineuses et action du sympathique cervical), la perte des réflexes à la lumière et la conservation des réflexes de convergence. Si la lésion ne porte que sur un seul nerf optique, les réflexes lumineux directs sont abolis du côté de l'œil amaurotique, mais le réflexe consensuel est conservé si une impression lumineuse excite la rétine de l'œil sain.

Si la lésion porte sur le chiasma, les troubles varient pour les deux pupilles suivant que la lésion est plus ou moins étendue.

Si une lésion porte sur une seule bandelette optique (en *c* du schéma, fig. 14), on observe la *réaction pupillaire hémiopique* (Wernicke), c'est-à-dire qu'il faut que l'impression lumineuse ait lieu sur les moitiés des rétines qui correspondent à la bandelette optique saine pour que les réflexes aient lieu. Si la lésion a lieu en *c* du schéma par exemple, les impressions lumineuses faites sur la moitié interne de la rétine de l'œil gauche et la moitié externe de la rétine de l'œil droit ne produiront pas le réflexe lumineux.

Si une lésion vient rompre soit les communications entre les bandelettes optiques et les tubercules quadrijumeaux, soit entre ces derniers et les noyaux photomoteurs (noyaux des nerfs moteurs oculaires communs), si elle porte directement sur les noyaux photo-moteurs gauche et droit, on observe le *signe d'Argyll-Robertson* ; ce signe est alors bilatéral ; il consiste, comme nous l'avons déjà dit, en l'abolition des réflexes pupillaires lumineux et la conservation des réflexes pupillaires à l'accommodation et à la convergence.

Le signe d'Argyll-Robertson peut être unilatéral ; dans ce cas, seul le réflexe lumineux direct est aboli ; le réflexe consensuel est conservé ; la pupille présentant le signe d'Argyll peut se contracter sous l'influence d'une excitation lumineuse de l'œil sain. Cette particularité indique que le signe d'Argyll peut exister sans qu'il y ait lésion du segment centripète et du segment centrifuge de l'arc réflexe. En effet, si une lésion portait sur le segment centripète, on observerait soit de l'amblyopie concomitante (lésion du nerf optique), soit la réaction hémiopique de Wernicke (lésion des bandelettes optiques). Si la lésion siégeait sur le segment centrifuge (noyau photo-moteur, nerf moteur oculaire commun, ganglion ophtalmique, nerfs ciliaires), le réflexe consensuel ne serait pas conservé.

De même, la lésion qui détermine le signe d'Argyll-Robertson unilatéral ne peut pas porter sur un seul des centres de réflexion (tubercule quadrijumeau gauche ou droit), car cette lésion devrait déterminer *une abolition du réflexe lumineux hémiopique*, c'est-à-dire que le réflexe lumineux ne devrait être aboli que si l'impression lumineuse venait exciter les moitiés des deux rétines en rapport avec le centre lésé. Nous avons montré, en effet, que le segment centripète de l'arc réflexe en rapport avec la contraction pupillaire à la lumière est composé de deux voies ; l'une correspond à la moitié temporale de la rétine et aboutit au tubercule quadrijumeau du même côté (voir fig. 14) ; l'autre correspond à la moitié nasale de la rétine et aboutit au tubercule quadrijumeau du côté opposé. L'abolition unilatérale du réflexe lumineux pupillaire hémiopique n'a jamais été observée. Quant aux lésions portant sur les deux tubercules quadrijumeaux ou sur les deux noyaux photo-moteurs, elles ne peuvent se traduire que par un signe d'Argyll-Robertson bilatéral.

Pour expliquer la conservation du réflexe pupillaire à l'accommodation et à la convergence dans le signe d'Argyll, on suppose que du noyau du muscle ciliaire (noyau de la III$^{e}$ paire), qui préside à l'accommodation et qui est associé aux noyaux du droit externe et du droit interne, partent également des fibres destinées aux mouvements réflexes de la pupille. Pour Grasset, les réflexes iriens à l'accommodation seraient « des mouvements automatiques réalisés sous l'influence d'une innervation corticale (écorce pariéto-occipitale) ». Ce réflexe, comme le réflexe lumineux, a pour voie centrifuge le nerf moteur oculaire commun.

Dans le signe d'Argyll-Robertson unilatéral ou bilatéral, la pupille peut être contractée fortement (myosis) ou moyennement dilatée (mydriase). Cette diversité dans la forme des pupilles complique encore la question. Quand les pupilles sont insensibles à la lumière et très contractées, il est difficile d'admettre dans ce cas une lésion portant sur les nerfs moteurs oculaires communs ou leurs noyaux photo-moteurs ; ou bien alors il faudrait admettre que la lésion consiste en une excitation continue et permanente du nerf ou du noyau ; certains auteurs admettent qu'il existe plutôt dans ce cas une lésion du sympathique cervical ; l'action du nerf moteur oculaire commun n'étant plus contrebalancée par l'action du sympathique, les pupilles restent contractées au maximum. D'après les mêmes considérations, on ne peut attribuer le signe d'Argyll-Robertson à une lésion du nerf moteur oculaire commun ou de son noyau qu'autant que la pupille est en mydriase ; l'action du sympathique cervical entre alors seule en jeu pour dilater la pupille.

Le signe d'Argyll-Robertson est fréquent dans le tabes, la paralysie générale, la syphilis cérébrale. Depuis quelques années, ce signe a pris une grande valeur séméiologique ; il semble dénoter d'une manière presque certaine l'existence d'une lésion syphilitique des centres nerveux et plus particulièrement des méninges (Babinski).

Dans la paralysie générale, on remarque surtout l'inégalité pupillaire ; les réflexes à l'accommodation, comme les réflexes lumineux, peuvent également disparaître.

Si une lésion siège soit au niveau du noyau du nerf moteur oculaire commun (ophtalmoplégie interne), soit sur le trajet de ce nerf ou sur celui des nerfs ciliaires, on observe de la mydriase, l'abolition des réflexes à la lumière et à l'accommodation. La mydriase double est souvent d'origine nucléaire et fréquemment associée à d'autres lésions des noyaux moteurs des globes oculaires (poliencéphalite supérieure, voir p. 364) ; la mydriase unilatérale est due fréquemment à des lésions syphilitiques.

Si une lésion atteint le nerf moteur oculaire commun au niveau de la base du crâne ou de l'orbite (tumeurs, méningite, etc.), la mydriase est presque toujours associée à d'autres symptômes, entre autres à des paralysies des muscles extrinsèques du globe oculaire du même côté.

Si la lésion siège sur le trajet des fibres du sympathique cervical, il y a myosis (rétrécissement de la pupille). Si les fibres du sympathique sont excitées, il y a mydriase. Les réflexes pupillaires sont encore conservés, mais leur amplitude est diminuée. La lésion paralytique du sympathique cervical détermine également de l'énophtalmie (voir p. 133). On rencontre ces symptômes dans les paralysies radiculaires du plexus brachial quand la lésion intéresse les rameaux communicants du premier nerf dorsal (Déjerine-Klumpke), dans les traumatismes de la moelle et dans les myélites ou les méningites de la moelle cervicale (lésion du centre cilio-spinal), dans le mal de Pott cervical. Dans les méningites, on peut observer tantôt du myosis, tantôt de la mydriase.

Les troubles pupillaires dans les névroses sont très variables. Dans l'hystérie, on observe souvent la mydriase, elle peut précéder les attaques. D'après certains auteurs (voir p. 472), dans l'hystérie il n'existe pas de troubles pupillaires.

L'*hippus*, ou changement continuel des dimensions de la pupille, s'observe dans l'hystérie. L'accès de migraine s'accompagne parfois d'une dilatation pupillaire du côté de l'hémicranie. On a signalé la mydriase dans la chorée.

b) *Troubles du muscle de Muller*. — La contraction de ce muscle déterminerait l'exophtalmie, son relâchement l'énophtalmie.

L'*exophtalmie* d'origine nerveuse est la projection de l'œil en avant, due à la contraction du muscle de Muller ; cette contraction entraîne la rétraction des paupières, car le muscle de Muller s'insère à leur base. Le muscle de Muller étant innervé par le grand sympathique, on a pu, dans certains cas, faire disparaître l'exophtalmie par la section du sympathique cervical. Les yeux des sujets atteints d'exophtalmie paraissent sortir de l'orbite, et la fente palpébrale est très élargie. L'exophtalmie est un des signes principaux de la maladie de Basedow ou goitre exophtalmique. On donne le nom de *signe de Graefe* au symptôme suivant : dans le regard en bas, la paupière n'accompagne pas l'œil atteint d'exophthalmie. Le *signe de Stellwag* est la rareté du clignotement. L'exophtalmie peut être congénitale. On peut la rencontrer au cours de la dyspnée (crises d'asthme).

L'*énophtalmie* est l'enfoncement exagéré de l'œil dans l'orbite (paralysie du muscle de Muller). Elle est due à la lésion de la portion cervicale du grand sympathique ou du centre cilio-spinal médullaire (voir syndrome du sympathique cervical, p. 133). On la rencontre dans la paralysie radiculaire du plexus brachial (type inférieur), la syringomyélie, la paralysie générale, les traumatismes médullaires quand la lésion atteint le centre cilio-spinal (8e paire cervicale et 1re dorsale). On l'observe également à la suite de la sympathitectomie.

## § IV. — Du tremblement et de l'ataxie des globes oculaires.

1° Du tremblement des globes oculaires ou nystagmus. — Le *nystagmus* est un tremblement associé des muscles oculaires, déterminé par de petites contractions musculaires plus ou moins rapides, quelquefois verticales, le plus souvent horizontales. On le rencontre surtout dans la sclérose en plaques, la méningite aiguë, la maladie de Friedreich, dans les cas de lésions intéressant les tubercules quadrijumeaux, la couche optique, le cervelet. Il peut être congénital, ou déterminé par des lésions de la cornée ; il peut être de nature réflexe (lésions auriculaires, voir p. 52). Son mécanisme n'est pas encore précisé. Dans certains cas, il paraît être du à une parésie des muscles oculaires. Dans certains cas, le nystagmus apparaît seulement dans les mouvements volontaires des globes oculaires ou dans les mouvements forcés d'adduction et d'abduction des yeux.

2° De l'ataxie des mouvements oculaires. — Ce

trouble peut se rencontrer dans le tabes, la sclérose en plaques, les lésions cérébelleuses. La multiplicité des centres coordinateurs des mouvements associés des yeux explique la rareté de ce trouble.

---

# TROISIEME PARTIE

# TROUBLES DE L'INTELLIGENCE

---

Les troubles de l'intelligence comprennent l'apoplexie cérébrale, le coma, les troubles du sommeil, l'asymbolie ou apraxie. Les autres troubles de l'intelligence sont décrits dans les ouvrages de médecine mentale (1).

## 1° Apoplexie cérébrale.

L'apoplexie cérébrale est l'abolition rapide et simultanée de toutes les fonctions cérébrales. Généralement le début de l'apoplexie cérébrale est brusque (attaque ou ictus apoplectique) ; quelquefois la marche est progressive, les malades se plaignent alors de vertiges, d'éblouissements, de bourdonnements, d'engourdissements et de fourmillements des membres, de maux de tête. Le sujet est pris de perte de connaissance et

(1) Voir L. Marchand, *Manuel de médecine mentale*, Doin, éd., 1908, p. 10.

tombe; la motilité volontaire et la sensibilité sont abolies; les membres sont en état de résolution; la physionomie est inerte, sans expression. S'il y a hémiplégie, la paralysie est flasque; le côté de la joue paralysée est soulevé à chaque expiration; on dit que le malade « fume la pipe ». Souvent on observe de la déviation conjuguée de la tête et des yeux (voir p. 187). Les réflexes cutanés sont abolis la plupart du temps; les réflexes rotuliens, les réflexes de la déglutition peuvent être abolis, normaux ou exagérés. La respiration est stertoreuse ou convulsive. Elle revêt parfois le type de Cheyne-Stokes (voir p. 242). Le pouls est petit, irrégulier; il se régularise ensuite. Les vomissements sont fréquents; le malade laisse aller sous lui ses urines et ses matières (gâtisme) quand il n'est pas atteint de constipation opiniâtre. La paralysie vésicale est fréquente. La température, d'abord au-dessous de la normale, se relève ensuite pour atteindre 40° si l'issue doit être fatale. On peut observer au niveau de la fesse du côté paralysé de la rougeur, puis la mortification des tissus ou eschare (*decubitus acutus*). La marche de l'apoplexie cérébrale est variable. Si le malade guérit, il reste souvent des désordres de la motilité et des facultés psychiques.

On rencontre l'apoplexie cérébrale dans les tumeurs cérébrales, la paralysie générale, la sclérose en plaques, l'urémie, la fièvre paludéenne. Quand elle survient chez un individu en pleine santé, elle est due soit à la congestion cérébrale, soit à l'hémorrhagie cérébrale, soit au ramollissement cérébral secondaire à une artérite syphilitique ou à l'athérome cérébral (artério-sclérose cérébrale). Dans quelques cas, l'ictus apoplectique est dû à une irrigation insuffisante du cerveau (atrésie artérielle par athérome ou par artérite syphilitique).

On a fait des hypothèses nombreuses pour expliquer les symptômes de l'apoplexie cérébrale. Dans les tumeurs cérébrales, on admet qu'elle est due à la compression des éléments nerveux par le néoplasme ; dans d'autres cas, on l'attribue soit à l'hyperémie, soit à l'anémie due à la compression du cerveau. Pour Mendel, l'apoplexie est due à l'abaissement de la pression artérielle. Pour Leuret, elle est due à l'augmentation subite de la pression du liquide céphalo-rachidien ; celui-ci comprimerait le bulbe et déterminerait une vaso-constriction des vaisseaux encéphaliques. Pour Brown-Séquard, la lésion d'une partie de l'encéphale suspendrait les fonctions des centres.

On ne confondra pas l'apoplexie cérébrale avec l'ictus laryngé, la syncope, l'asphyxie, l'accès épileptique, le sommeil hystérique, l'empoisonnement par les narcotiques, l'alcoolisme aigu, les intoxications par l'éther ou le chloroforme.

## 2° Coma.

Le coma est un état d'assoupissement caractérisé par la perte plus ou moins complète des fonctions cérébrales.

Le coma peut être léger (état semi-comateux, état soporeux), profond (carus). Quand le sujet atteint de coma marmotte des paroles incohérentes, on dit qu'il s'agit de coma vigil.

Le facies est rouge, rarement pâle ; les yeux sont fixes, les pupilles dilatées ; les membres sont en résolution ;

quelquefois on observe des raideurs musculaires localisées ou généralisées, des convulsions. La sensibilité est abolie. Les fonctions végétatives sont normales. Les sphincters anal et vésical sont souvent paralysés. Le coma peut survenir brusquement ou progressivement au cours d'autres affections cérébrales ou même générales. Il peut être dû à plusieurs causes qui agissent toutes en suspendant le fonctionnement des cellules corticales : compression du cortex, diminution du calibre des vaisseaux cérébraux et insuffisance de l'irrigation cérébrale, hyperthermie ou hypothermie, intoxications d'origine externe ou interne, shock et inhibition des centres cérébraux. Le coma marque souvent la phase terminale des maladies cérébrales, des maladies infectieuses, des intoxications ; on le rencontre dans les traumatismes et les tumeurs du crâne, les méningites aiguës, la méningite tuberculeuse, dans l'hémorrhagie méningée, dans l'hémorrhagie cérébrale, dans l'hémorrhagie ventriculaire, dans le ramollissement cérébral, dans les artérites cérébrales syphilitiques, dans l'embolie cérébrale, dans la thrombose des sinus, dans les tumeurs cérébrales, dans les abcès du cerveau, dans la paralysie générale, la congestion cérébrale, l'urémie, l'insolation, l'épilepsie, le delirium tremens, les empoisonnements, le diabète (coma diabétique), les maladies infectieuses, dans l'ictére grave.

Le diagnostic du coma sera fait avec l'apoplexie, qui peut d'ailleurs se terminer par le coma, avec le sommeil, le sommeil hystérique, la léthargie hystérique, la syncope, l'asphyxie, la phase stertoreuse de l'accès épileptique.

## 3° Troubles du sommeil.

Le sommeil normal correspond à la période réparatrice de la cellule nerveuse. Il survient progressivement ou brusquement. Au moment de s'endormir, le sujet peut avoir quelques hallucinations fugaces (hallucinations hypnagogiques de Baillarger). Les impressions extérieures sont plus ou moins annihilées. Les réflexes persistent. Les globes oculaires sont dirigés en haut et en dedans. Les pupilles sont resserrées. Le pouls et les mouvements respiratoires sont ralentis.

Le sommeil serait accompagné d'anémie cérébrale. D'après Lépine et Duval, le sommeil serait dû à la rétraction des prolongements des cellules cérébrales.

Les troubles du sommeil comprennent l'insomnie ou agrypnie, la somnolence, l'excès de sommeil, les rêves.

1° *Insomnie ou agrypnie.* — Dans les affections du système nerveux, l'insomnie peut être causée par la douleur (céphalée, douleurs localisées). On la rencontre dans les méningites aiguës, les tumeurs cérébrales, la syphilis cérébrale, les névralgies, les lésions des nerfs de la sensibilité générale ou des sensibilités spéciales (bourdonnements d'oreilles).

L'insomnie est fréquente dans les affections suivantes : dilatation de l'estomac, cirrhoses hépatiques, hypertrophie cardiaque, asystolie, néphrites chroniques. Elle est fréquente chez les sujets arthritiques.

L'insomnie est un symptôme fréquent des intoxications et des infections aiguës ; elle est presque constante dans l'alcoolisme, le caféisme, le théisme, le tabagisme ; les excès alimentaires la déterminent également ; elle marque le début de la fièvre typhoïde et de la grippe.

2° *Somnolence.* — La somnolence est le symptôme principal du coma. On la rencontre dans le ramollissement cérébral, dans l'artério-sclérose cérébrale, dans les tumeurs cérébrales.

3° *Excès de sommeil.* — L'excès de sommeil se rencontre dans les cas suivants, où il prend une importance symptomatique spéciale :

La *maladie du sommeil,* affection de la côte occidentale d'Afrique, est une méningite à trypanosomes. Les accès de sommeil sont d'abord espacés, puis le sommeil est continu. La mort survient plusieurs jours, quelquefois plusieurs semaines après le début des accidents.

La *narcolepsie* est caractérisée par un besoin de dormir survenant par accès. Pour certains auteurs, c'est une forme fréquente d'épilepsie ou d'hystérie. On l'observe dans la chorée, la maladie des tics, la neurasthénie, la paralysie générale, le diabète, l'arthritisme, l'obésité, l'alcoolisme.

Le *sommeil hystérique*, appelé encore *léthargie*, débute brusquement. Les masséters sont contracturés. Les battements des paupières sont rapides. La température est abaissée, quelquefois élevée. On observe l'anesthésie sensitivo-sensorielle. Les attaques peuvent être courtes ou durer plusieurs jours (apoplexie hystérique).

Le diagnostic doit être fait avec la syncope, le coma, la stupeur mélancolique, la narcolepsie, la mort réelle.

Dans le *somnambulisme* l'individu, accomplit des actes compliqués en dormant ; l'amnésie est totale au réveil. C'est une manifestation de l'épilepsie, de l'hystérie, de la suggestion hypnotique ou de la suggestion à l'état de veille. Quand il y a une personnalité différente pendant l'état de somnambulisme, on dit qu'il y a *vigilambulisme*.

L'*hypnose* est un sommeil provoqué par la suggestion. Tous les procédés employés pour mettre les sujets en état d'hypnose ont pour but de capter l'attention du sujet, de l'impressionner et de lui suggérer l'idée de dormir. La suggestion est l'acte par lequel « une idée est introduite dans le cerveau et est acceptée par lui » (Bernheim).

4° *Rêves*. — Les cauchemars sont fréquents chez les enfants nerveux. Dans les intoxications et en particulier dans l'alcoolisme, les rêves revêtent un caractère professionnel ; les cauchemars sont également fréquents ; les sujets rêvent qu'ils tombent dans des précipices, ils voient des fantômes, des animaux.

Sous le nom de *rêve d'accès*, de *songe d'attaque*, on a décrit le rêve qui apparaît avant la crise épileptique ou même la remplace (équivalent épileptique). Le rêve est stéréotypé, c'est-à-dire qu'il est toujours le même.

### 4° Agnosie ; asymbolie ; apraxie.

On donne le nom d'*agnosie*, d'*agnoscie* ou d'*asymbolie* à la perte de la faculté de reconnaître un objet, les voies sensorielles étant normales.

L'agnosie est un trouble purement psychique ; les diverses sensations n'éveillent plus la reconnaissance des objets.

Il y a autant d'agnosies partielles qu'il y a d'images spéciales relatives aux représentations des objets (centres sensoriels) ; c'est ainsi qu'il y a une agnosie optique ou visuelle (cécité psychique), une agnosie auditive (surdité psychique), une agnosie tactile (astéréognosie psychique). Les agnosies gustatives et olfactives n'ont pas encore été observées.

Exemple d'agnosie optique ou visuelle : le sujet voit une poire ; il peut en décrire la couleur, la forme, etc., mais l'image visuelle qu'il a de l'objet ne lui permet plus de reconnaître l'objet (cécité psychique, aphasie optique de Freund). S'il la prend dans ses mains ou la goûte, etc., il peut reconnaître qu'il s'agit d'une poire.

Exemple d'agnosie auditive : le sujet entend le son d'une cloche ; il peut en donner les caractères, mais ne peut rapporter le bruit entendu à l'idée de cloche (surdité psychique). S'il voit l'objet, il le reconnaît.

Exemple d'agnosie tactile : le sujet, ayant les yeux bandés, ne peut reconnaître une pièce de monnaie placée dans ses mains ; il en décrit les contours, en donne le poids, etc., mais l'image tactile de la pièce de monnaie ne réveille pas l'idée de cet objet.

La perte du *sens topographique* ou de *reconnaissance des lieux* est une agnosie ordinairement visuelle, car dans l'orientation nous nous servons bien plus de nos représentations mentales visuelles que de nos représentations mentales tactiles (toucher, sens musculaire, sens articulaire). Le sujet atteint de ce trouble se perd dans les endroits qu'il a l'habitude de fréquenter.

On donne le nom d'*apraxie motrice* (Liepmann), ou d'*asymbolie motrice* (Meynert), ou d'*amnésie motrice*, à la perte des images motrices des mouvements ou à l'impossibilité de les coordonner en vue d'un but à atteindre. Les malades ne savent plus accomplir les actes les plus simples, tels que saluer, manger, se peigner, etc. ; ils sont également incapables de répéter les mouvements exécutés devant eux.

Il est exceptionnel de ne rencontrer chez un sujet qu'une seule variété d'agnoscie ; généralement on rencontre la combinaison des diverses agnoscies et on donne à ce trouble le nom d'*apraxie*. Les sujets atteints de ce trouble ne peuvent plus reconnaître l'usage et la signification des objets, ils ne peuvent plus coordonner leurs images motrices des mouvements en vue de l'accomplissement des actes même les plus simples.

**Formes d'apraxie.** — On distingue les formes suivantes :

a) *L'apraxie amnésique* ; le malade ne peut rappeler les représentations mentales de certains mouvements à accomplir.

b) L'*apraxie idéogène ou idéatrice* (Pick) ; l'affaiblissement intellectuel domine la scène ; le sujet a perdu l'idée du mouvement à accomplir.

c) L'*apraxie sensorielle ou agnosique* (V. Monakow) ; seuls les actes compliqués ne peuvent plus être accomplis (actes de s'habiller, se laver, enfiler une aiguille, cacheter une lettre, etc.).

d) L'*apraxie unilatérale* ; le sujet peut agir, mais les mouvements exécutés ne correspondent pas au but à atteindre ; le côté atteint d'apraxie induit en erreur le côté sain.

e) L'*apraxie bilatérale* ; elle est souvent associée à une hémiplégie droite.

Les agnoscies et l'apraxie motrice sont surtout déterminées par des lésions diffuses de l'écorce cérébrale et surtout par des lésions diffuses de l'hémisphère gauche ;

on peut également les rencontrer dans les cas de grosses lésions localisées.

L'apraxie est très fréquente chez les aliénés déments (paralysie générale, démence sénile, démence précoce), chez les sujets qui ont des lésions étendues de la zone du langage, chez les sujets qui sont encore sous le coup de lésions en foyer récentes.

On ne confondra pas l'asymbolie tactile avec l'aphasie tactile; dans l'asymbolie tactile, le sujet ne reconnaît pas la nature de l'objet en le palpant ; dans l'aphasie tactile, le sujet reconnaît la nature de l'objet en le palpant, il peut dire à quoi il sert, mais ne peut en dire le nom.

L'asymbolie tactile diffère de la perte du sens stéréognostique ou paralysie tactile de Wernicke. Dans la perte du sens stéréognostique, il y a perte de la synthèse des sensations élémentaires et consécutivement perte des qualités de forme, de surface, de consistance, etc., de l'objet ; dans l'asymbolie tactile, il n'y a pas perte du sens stéréognostique, mais impossibilité de la reconnaissance de la nature de l'objet.

Le diagnostic de l'asymbolie et de l'apraxie motrice doit être fait avec l'ataxie corticale, l'affaiblissement intellectuel global.

---

# QUATRIEME PARTIE

# LANGAGE

---

## § I. — Anatomie clinique des centres du langage.

Il existe trois centres d'images du langage : 1° le centre des images motrices d'articulation ou centre de Broca, situé au niveau du pied de la 3e frontale gauche ; 2° le centre des images auditives des mots ou centre de Wernicke situé à la partie postérieure de la 1re et de la 2e temporale gauche ; 3° le centre des images visuelles des mots situé dans le pli courbe gauche. Chez les gauchers, ces centres sont situés dans l'hémisphère droit.

Le groupement de ces divers centres d'images du langage forme la *zone du langage.*

Les centres du langage sont réunis entre eux par des fibres d'associations ; en outre, ils sont en connexion par des faisceaux de fibres d'association avec les autres parties de l'écorce.

Le centre des images motrices d'articulation (pied de la 3e frontale gauche) est en rapport immédiat avec la région des zones motrices correspondant à l'appareil phonateur (opercules rolandiques gauche et droit) ; le centre des images auditives verbales (partie postérieure de la 1re et 2e temporale gauche) est en rapport immédiat avec le centre de l'audition générale (partie moyenne de la 1re et 2e temporale gauche et droite) ; le centre des images verbales des mots (pli courbe) est en connexion immédiate avec le centre visuel commun situé dans le cunéus gauche et droit.

La lésion du pied de la 3e frontale gauche se traduit par l'*aphasie motrice corticale ou vraie* appelée encore *aphasie de Broca* ;

le sujet a perdu la mémoire des mouvements nécessaires à l'articulation des mots.

La lésion de la partie postérieure de la 1re et de la 2e temporale gauche détermine l'*aphasie sensorielle corticale* ou *aphasie de Wernicke* (*surdité verbale*). Le sujet est dans l'impossibilité de comprendre la signification des mots entendus.

La lésion du pli courbe produit également l'*aphasie sensorielle corticale ou aphasie de Wernicke*. Le sujet est dans l'impossibilité

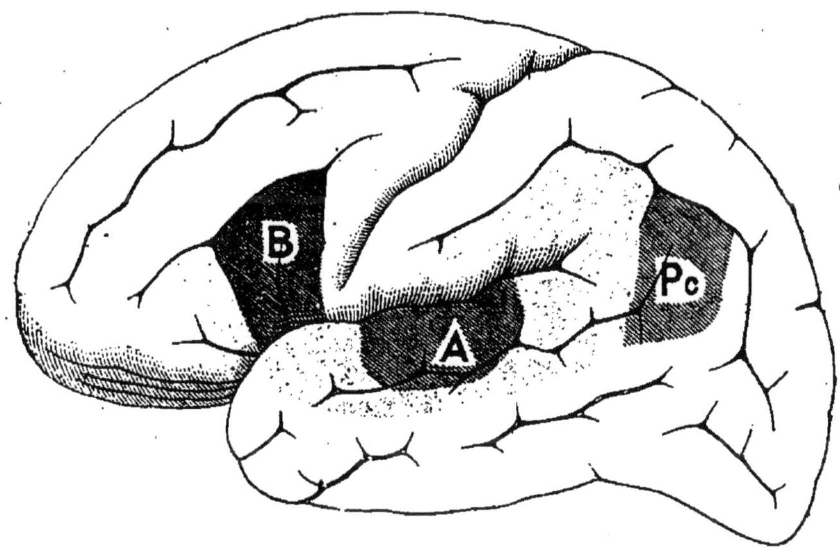


Fig. 33.

Zone du langage (d'après Déjerine). B, circ. de Broca, centre des images motrices d'articulation. A, circ. de Wernicke, centre des images auditives des mots. P c, pli courbe, centre des images visuelles des mots.

de comprendre les signes de l'écriture. La *cécité verbale* est le trouble dominant.

Les divers centres qui constituent la zone du langage sont reliés les uns aux autres ; aussi une lésion, si circonscrite soit elle, localisée sur l'un d'eux, détermine des troubles portant sur les diverses modalités du langage. D'une façon générale, on peut diviser la zone du langage en deux territoires, l'un antérieur, l'autre postérieur. Les lésions du territoire antérieur se traduisent surtout par l'aphasie motrice ; les lésions du territoire postérieur par l'aphasie sensorielle.

Une lésion à cheval sur les deux territoires détermine à la fois des phénomènes d'aphasie motrice et sensorielle.

Quand une lésion siège en dehors de la zone du langage et isole un centre d'images du langage (motrices, visuelles, auditives) de ses connexions physiologiques (Déjerine), les troubles du langage sont particuliers et consistent en *aphasies pures* ou *sous-corticales* (voir p. 221 et 224).

On donne le nom d'*agraphie* à l'impossibilité complète ou partielle d'écrire. On tend à admettre aujourd'hui que ce trouble est toujours sous la dépendance de l'aphasie motrice ou de la cécité verbale (voir p. 226).

L'aphasie motrice et l'agraphie sont des *aphasies d'expression* ; la surdité verbale et la cécité verbale sont des *aphasies sensorielles* ou *de réception* ; on les appelle encore *aphasies de compréhension.*

*Doctrine de P. Marie.* — Le pied de la 3e frontale gauche ne fait pas partie de la zone du langage ; dans les aphasies, sa lésion est accessoire. Il existe des cas de lésion de la 3e frontale gauche sans aphasie motrice et des cas d'aphasie motrice avec intégrité de la 3e frontale gauche.

L'aphasie de Broca n'existe pas ; l'aphasie de Broca est l'aphasie de Wernicke, plus de l'anarthrie.

L'aphasie de Wernicke est due à une lésion de la zone de Wernicke (territoire postérieur de la zone du langage décrite ci-dessus) ; l'anarthrie est due à une lésion de la *zone lenticulaire.*

La zone lenticulaire comprend : l'insula, la capsule externe, le noyau lenticulaire, la capsule interne. Sur une coupe horizontale de l'hémisphère elle est limitée : en avant, par un plan frontal passant par le sillon marginal postérieur, le pied de la 3e frontale restant en dehors de la zone ; en dehors par les méninges molles ; en dedans par l'épendyme ventriculaire ; en arrière elle est séparée de la zone de Wernicke par l'isthme temporo-pariétal ; en hauteur, elle va jusqu'aux circonvolutions sus-jacentes ; en bas, elle se perd dans la région sous-thalamique.

Pour P. Marie, il n'existe pas de centres sensoriels différenciés ; les images verbales n'existent pas ; il n'y a pas de centres pour l'audition verbale et la vision verbale ; toute lésion de la zone de Wernicke, et quel que soit le point lésé, détermine à la fois la surdité verbale et la cécité verbale.

Si, aux autopsies des aphasiques moteurs, on trouve souvent la lésion du pied de la 3e frontale gauche, celle-ci est toujours liée à une lésion de la zone lenticulaire.

*Doctrine de Von Monakow.* — Pour Von Monakow, la lésion du centre de Broca (pied de la 3e frontale gauche) n'est pas suffisante pour déterminer une aphasie motrice persistante ; les symptômes aphasiques ne sont que des phénomènes initiaux ; l'aphasie motrice se transforme ensuite en aphasie motrice partielle et le langage intérieur recouvre son intégrité ; puis l'aphasie motrice peut même disparaître complètement. Chez ces sujets, à l'autopsie, on trouvera plus tard une lésion de la 3e frontale gauche. On classe ces cas dans le groupe des cas d'aphasie motrice sans lésion du centre de Broca. Pour Von Monakow, il faut, pour produire l'aphasie motrice persistante, des lésions étendues du territoire antérieur de la zone du langage.

## § II. — Examen des troubles du langage (technique).

Avant d'examiner les troubles du langage, on devra s'assurer qu'on n'est pas en présence d'un malade atteint soit de démence, c'est-à-dire d'affaiblissement profond des facultés intellectuelles, soit de défaut d'intelligence (idiotie), soit de surdi-mutité ; on s'assurera du degré de son instruction.

Rechercher ensuite : 1° si le sujet a perdu complètement ou incomplètement le pouvoir d'exprimer ses idées par la parole ou l'écriture (aphasie motrice) ; s'il ne comprend plus le langage parlé ou écrit des autres, les appareils périphériques de réception et d'émission étant normaux (aphasie sensorielle).

2° S'il ne peut plus parler ou s'il parle mal parce qu'il ne peut plus articuler ou parce qu'il articule mal (anarthrie, dysarthrie).

1° Examen des aphasiques. — L'examen des aphasiques comprend l'examen de l'audition verbale, de la parole articulée, du chant, du langage intérieur, de la lecture mentale, de l'écriture.

**Audition verbale.** — Rechercher si le malade comprend ce qu'on lui dit. On lui fera exécuter, au commandement et sans faire de gestes, d'abord des actes simples, puis des actes compliqués.

Exemples de question : Levez-vous ; montrez la langue ; donnez la main ; donnez la main gauche ; prenez le crayon qui est sur la table ; mettez votre index gauche sur votre pouce droit, etc...

On peut observer les troubles suivants : Le malade ne comprend plus aucun mot, le malade comprend encore quelques mots ; les mots que les sujets peuvent comprendre sont le plus souvent leur nom, quelques mots usuels. Dans les cas légers, la surdité ne porte que sur quelques mots.

**Parole articulée.** — L'examen portera sur la parole spontanée, sur la parole répétée, sur la lecture à haute voix.

a) *Parole spontanée.* — On recherchera quelle est la richesse du vocabulaire du sujet, on lui demandera des renseignements sur ses antécédents, sur le début et l'évolution de sa maladie. On appréciera ainsi si certains mots sont conservés, s'ils sont usuels ou spéciaux, si le sujet les prononce mal, s'il passe des mots, s'il n'emploie pas le mot correspondant à l'objet ou à l'idée (*paraphasie*), s'il ne prononce pas des sons incompréhensibles (*jargonaphasie*), si l'intonation est conservée.

b) *Parole répétée.* — On fera répéter au sujet des mots isolés, puis une phrase courte, puis des phrases plus compliquées. On pourra ainsi relever les mêmes troubles que nous avons signalés à propos de la parole spontanée.

c) *Lecture à haute voix.* — Faire lire au sujet de l'imprimé, du manuscrit, des chiffres imprimés et manuscrits ; rechercher si le malade peut lire les lettres, les syllabes, les mots, s'il peut lire son nom, s'il émet des sons non en rapport avec le texte (*paralexie*), s'il comprend ce qu'il lit.

**Chant.** — Rechercher si le malade peut chanter un air qu'il connaissait avant sa maladie (*Marseillaise*, *Au clair de la lune*, *J'ai du bon tabac*, etc.).

Rechercher si le malade peut reconnaître un air qu'il connaissait avant sa maladie.

Rechercher si le malade peut déchiffrer les notes de musique.

**Langage intérieur.** — Chez les sujets qui ne peuvent pas parler, mais comprennent ce qu'on leur dit, on procédera de la façon suivante pour faire l'examen du langage intérieur. 1re expérience : on leur présentera un objet bien défini et on leur dira de montrer avec leurs doigts combien de syllabes comprend le mot correspondant à l'objet (*expérience de Proust-Lichtheim*). 2e expérience ; on prononcera un mot devant eux et on leur demandera de désigner combien ce mot contient de lettres, de syllabes.

**Lecture mentale.** — Donner par écrit des ordres à exécuter de plus en plus compliqués. Employer tantôt les caractères d'imprimerie, tantôt les caractères manuscrits. Rechercher si le malade reconnaît son nom au milieu d'autres mots.

Si le malade ne comprend pas les mots écrits, rechercher s'il comprend les lettres, les chiffres écrits ; on lui fera faire des opérations simples d'arithmétique. Rechercher si le malade peut comprendre le sens d'un mot en suivant avec le doigt le tracé des lettres.

**Ecriture.** — On examinera successivement l'écriture

spontanée, l'écriture sous dictée, l'écriture sous copie.

1° *Ecriture spontanée.* — Si le sujet ne peut écrire spontanément ou ne trace que des mots informes, on lui présentera un objet et on lui demandera d'en écrire le nom. Demander au sujet d'écrire sa signature.

Examiner si le malade n'écrit pas un mot pour un autre (*paraphasie*), si l'assemblage des lettres n'a aucune signification, si la phrase n'a aucun sens (*jargonagraphie*).

2° Si le sujet est paralysé du bras droit et ne peut écrire, lui demander d'écrire de la main gauche.

Quand les sujets écrivent de la main gauche, souvent ils renversent l'écriture et écrivent de gauche à droite (*écriture en miroir*). Si le sujet ne peut écrire de la main gauche, on lui fera composer des mots avec des cubes alphabétiques.

3° *Ecriture sous dictée.* — Comme pour l'écriture spontanée on recherchera si le sujet écrit correctement, passe des mots, des lettres, écrit un mot pour un autre, écrit des mots sans signification. Dicter au malade des chiffres, des nombres.

4° *Ecriture sous copie.* — On fera d'abord copier de l'imprimé, puis du manuscrit. Certains malades copient l'imprimé en imprimé comme s'ils copiaient un dessin. Faire copier des chiffres imprimés, des chiffres manuscrits, des chiffres romains.

2° Examen des anarthriques et des dysarthriques. — La langue, les lèvres, le voile du palais, les joues, les muscles du larynx, du pharynx, sont les principaux organes de la phonation. Tout trouble paralytique, spasmodique, mécanique, dans le jeu de ces divers organes, détermine des troubles de la parole. On recherchera les troubles de la parole en faisant prononcer aux malades des consonnes, des voyelles. Suivant que le trouble porte plus particulièrement sur une partie de l'appareil phonateur, les labiales, les dentales, les linguales, les palatines, les gutturales seront mal prononcées. La parole peut être hésitante, nasonnée, tremblée, bredouillée, empâtée, sourde ; dans les troubles spasmodiques, la parole est lente, scandée et explosive.

## § III. — Troubles du langage.

De l'aphasie. — L'aphasie est la perte de la mémoire de tous les signes ou d'une partie des signes au moyen desquels l'homme échange ses idées avec ses semblables. C'est « la perte d'une ou de plusieurs modalités du langage, avec intégrité des appareils de réception ou d'extériorisation des mots » (Déjerine).

Les causes des aphasies sont très nombreuses. On peut observer les aphasies au cours des traumatismes craniens, des tumeurs cérébrales, des méningites; elles peuvent être dues à une altération vasculaire, à une thrombose, à une embolie, à une hémorrhagie cérébrale. Les artérites des maladies infectieuses, l'endartérite syphilitique les provoquent souvent. On a noté l'aphasie dans les intoxications par la belladone, par l'opium, par le haschich, par le tabac, par le plomb, au cours du diabète. Il existe une aphasie post-épileptique (voir p. 454) et une aphasie hystérique (voir p. 468).

On décrit deux formes principales d'aphasie : l'aphasie motrice et l'aphasie sensorielle. Les autres formes comprennent l'aphasie totale, les aphasies transcorticales, l'agraphie.

1° **Aphasie motrice ou d'expression.** — L'aphasie motrice est l'impossibilité d'évoquer ou d'associer les images motrices des mots correspondants aux objets et aux idées.

L'aphasie motrice comprend deux variétés : l'aphasie motrice corticale ou vraie, appelée encore aphasie de Broca, et l'aphasie motrice sous-corticale ou pure.

a) *Aphasie motrice corticale ou vraie ; aphasie de Broca ; aphémie.* — Pour Déjerine, l'aphasie de Broca est la perte plus ou moins complète de la parole spontanée et répétée, du langage intérieur, avec conservation assez fréquente de la parole chantée ; elle s'accompagne de cécité verbale légère, d'agraphie pour l'écriture spontanée et sous dictée ; la faculté de copier est conservée, l'imprimé étant transcrit en manuscrit ; elle ne s'accompagne pas de surdité verbale. Pour P. Marie (voir p. 215 et 225), il existe toujours dans l'aphasie de Broca un certain degré, quelque léger soit-il, de surdité verbale.

L'aphasie motrice corticale présente différents degrés, depuis la perte des images motrices de quelques mots seulement jusqu'à la perte complète de la parole. Les malades conservent souvent quelques mots qu'ils répètent chaque fois qu'ils veulent exprimer leur pensée. Certains sujets parlent en omettant des mots (*style télégraphique*) ou en mettant tous les verbes à l'infinitif (*style nègre*) ; d'autres ont perdu toute intonation (*aphasie d'intonation*, Brissaud).

En résumé, dans l'aphasie de Broca, les troubles sont surtout manifestes du côté de la parole articulée et de l'écriture.

b) *Aphasie motrice sous-corticale ou pure.* — On

observe les mêmes troubles de la parole spontanée et répétée, de la lecture, que dans l'aphasie motrice corticale ; mais le malade a conservé la notion des mots, c'est-à-dire les images motrices d'articulation des mots. L'expérience de Proust-Lichtheim est ici positive (voir p. 218). La mimique et l'intonation sont conservées ; le langage intérieur et la lecture mentale sont intacts. Cette forme d'aphasie n'est pas admise par tous les auteurs. Pour M. Pierre Marie, les aphasiques moteurs qui ne présentent pas de troubles du langage intérieur sont des anarthriques (voir p. 231) et non des aphasiques. Outre qu'il existe des anarthries dues à la lésion extra-cérébrale des voies motrices destinées aux muscles qui jouent un rôle dans l'articulation des mots (faisceau géniculé, voir p. 78), les troubles d'articulation peuvent être d'origine cérébrale, et c'est ce qui arrive dans l'aphasie motrice pure. On doit, d'après cet auteur, réserver le nom d'aphasiques moteurs aux sujets qui présentent des troubles de l'évocation des mots (altération du langage intérieur). Comme dans l'aphasie motrice sous-corticale, le langage intérieur est intact, et par cela même les images motrices du langage, ces sujets sont des anarthriques et non des aphasiques ; ces sujets ont conservé les images motrices du langage, mais perdu la faculté d'associer, de coordonner leurs muscles pour parler.

P. Marie, pour éviter toute confusion entre l'anarthrie d'origine cérébrale et l'anarthrie d'origine périphérique, a proposé de donner le nom d'*aphémie* à la première ; le mot anarthrie, employé primitivement par cet auteur, n'était pas assez précis, car sous ce nom on entend tous les troubles paralytiques de la parole.

Pour Déjerine l'aphasie motrice pure peut exister d'emblée, mais le plus souvent elle est le reliquat d'une aphasie motrice ou de Broca partiellement guérie. Pour P. Marie une aphasie motrice corticale ne peut devenir, même longtemps après le début des accidents, une aphasie motrice sous-corticale ; autrement dit, une aphasie (perte des images motrices du langage) ne peut devenir une anarthrie (troubles paralytiques du langage).

L'association fréquente des troubles dysarthriques et des troubles aphasiques complique encore la question.

2° **Aphasie sensorielle ou de compréhension.** — a) *Aphasie sensorielle corticale.* — Il n'existe qu'une forme d'aphasie sensorielle corticale ; tous les malades atteints d'aphasie sensorielle présentent des troubles de la compréhension de la parole et de l'écriture.

La surdité verbale est le symptôme prédominant ; elle peut être très légère ; elle peut porter non seulement sur les mots, mais aussi sur les chiffres, la musique (*amusie*). On observe également de la cécité verbale ou *alexie* ; elle peut être littérale (le malade ne reconnaît pas une seule lettre), asyllabique (il ne peut pas assembler les lettres en syllabes), verbale (il ne peut assembler les syllabes en mots). Les troubles de la lecture peuvent n'apparaître qu'après une lecture assez longue, sous l'influence de la fatigue (*dyslexie*). La cécité peut porter sur les chiffres, sur les notes de musique (*cécité musicale*).

Les troubles du langage parlé dans l'aphasie sensorielle consistent en paraphasie et en jargonaphasie.

Dans la paraphasie les images motrices sont intactes, mais elles ne sont plus régularisées par le centre auditif; les malades atteints de ce trouble sont des bavards; ils prononcent des mots les uns pour les autres. La paraphasie peut être littérale ou verbale. Les phrases peuvent être incompréhensibles (jargonaphasie). Les paraphasiques ne s'entendent pas parler et cependant ils peuvent n'avoir qu'un faible degré de surdité verbale. Ils ne s'aperçoivent pas qu'ils emploient les mots de travers.

Il existe souvent, chez les aphasiques sensoriels, de l'*aphasie optique* (Freund) et de la *cécité psychique*, (voir p. 210). Dans l'aphasie optique, l'image visuelle est incapable de réveiller l'image d'articulation motrice du mot correspondant, mais les autres images sensorielles peuvent la réveiller immédiatement. Dans la cécité psychique, la mémoire des images visuelles des personnes et des objets est perdue; le malade croit voir les personnes et les objets pour la première fois.

L'hémianopsie homonyme latérale droite est un symptôme que l'on rencontre fréquemment au cours de l'aphasie sensorielle (section des radiations de Gratiolet et lésion concomitante de la scissure calcarine, voir fig. 14). L'hémiplégie est exceptionnelle. L'intelligence est plus affaiblie que chez les aphasiques moteurs.

b) *Aphasies sensorielles pures.* — Elles comprennent la cécité verbale pure et la surdité verbale pure.

1° *Cécité verbale pure.* — La zone du langage est intacte; la lésion « a détruit les fibres qui unissent le centre des images visuelles du langage (pli courbe) au centre de la vision générale » (Déjerine). De toutes les modalités du langage, la lecture à haute voix et la lecture mentale sont seules impossibles. Les malades peuvent lire en suivant le contour des lettres avec leur doigt. L'hémianopsie homonyme latérale droite est fréquente.

2° *Surdité verbale pure.* — Il y a uniquement perte de la compréhension de la parole parlée et de l'écriture sous dictée. Le langage intérieur est conservé. C'est une forme très rare.

Anatomiquement, l'aphasie sensorielle vraie résulte d'une lésion siégeant dans la zone du langage, les aphasies sensorielles pures de lésions siégeant en dehors.

3° **De l'aphasie totale** (1). — L'*aphasie totale* est une aphasie à la fois motrice et sensorielle. Elle est caractérisée par la perte complète ou presque complète de la parole, accompagnée de cécité verbale et de surdité verbale absolues, d'agraphie complète et d'impossibilité de transcrire l'imprimé en manuscrit. L'intelligence du sujet est presque toujours très affaiblie (Déjerine).

Pour P. Marie, l'aphasie totale est simplement l'aphasie motrice corticale ou aphasie de Broca à un degré très marqué. Nous avons montré plus haut que, contrairement à l'opinion de Déjerine, cet auteur admet que l'aphasie de Broca s'accompagne toujours de surdité verbale. Ce n'est qu'en s'appuyant « sur une simple différence d'intensité dans les symptômes que M. Déjerine distingue l'aphasie de Broca de l'aphasie totale ; il est impossible de baser une différenciation d'espèces morbides sur de simples variations d'intensité dans les symptômes » (P. Marie).

(1) Aphasie totale ne veut pas dire aphasie complète. Une aphasie totale, c'est-à-dire portant à la fois sur les images motrices et sensorielles du langage, peut être complète ou incomplète, présenter des degrés.

Pour M. Souques, il est inutile de diviser les aphasiques en moteurs et sensoriels, car l'aphasie est toujours totale ; aux troubles moteurs s'associent toujours des troubles sensoriels et réciproquement ; mais il existe des différences d'intensité portant soit sur les troubles moteurs, soit sur les troubles sensoriels.

4° **Des aphasies transcorticales.** — On donne le nom d'*aphasies transcorticales* à des aphasies déterminées par la rupture des communications reliant entre eux les divers centres du langage.

Dans l'aphasie motrice transcorticale, la parole répétée est plus facile que la parole spontanée, mais le sujet ne comprend pas le sens des mots répétés ; le langage intérieur est très troublé.

Dans l'aphasie sensorielle transcorticale, le sujet répète les mots, lit à haute voix, écrit sous dictée assez correctement ; la parole spontanée est très troublée et la surdité verbale très accusée.

Pour certains auteurs, les aphasies transcorticales n'existent pas ; il s'agit, dans ce cas, de cas complexes ou d'aphasies motrices en voie d'amélioration.

5° **De l'agraphie.** — On désigne sous ce nom les troubles de l'écriture chez les aphasiques. C'est la perte de la faculté d'exprimer sa pensée par l'écriture. Il faut examiner chez les malades atteints d'agraphie les trois sortes d'écriture : spontanée, sous dictée, d'après copie. Suivant que l'agraphie porte sur toutes les modalités de l'écriture ou seulement sur l'une ou l'autre, elle est dite totale ou partielle. L'assemblage des lettres peut n'avoir aucune signification (paragraphie). L'agraphie est toujours bilatérale. « Lorsqu'un malade ne peut écrire avec sa main droite, il ne le peut faire davantage avec la main gauche » (Déjerine).

Dans l'*aphasie motrice corticale vraie*, le malade peut encore écrire son nom qu'il trace machinalement (écriture spontanée) ; mais il écrit aussi mal qu'il parle (Trousseau). L'écriture sous dictée est encore plus altérée. La copie est conservée, elle est celle d'un individu sain. Quant à l'évolution vers la guérison, « l'agraphie est subordonnée à celle de l'aphasie » (Déjerine).

Dans l'*aphasie motrice sous-corticale* ou *pure*, l'écriture spontanée, sous dictée et d'après copie, est conservée.

Dans l'*aphasie sensorielle vraie*, l'écriture est toujours altérée. Le malade ne sait plus que signer son nom. Quelquefois il peut encore tracer les lettres, mais les assemble mal (paragraphie). L'écriture sous dictée est impossible. La copie est servile ; le malade écrit l'imprimé en imprimé, le manuscrit en manuscrit, sans savoir ce qu'il écrit. Ces troubles de l'écriture ne s'améliorent que peu.

Dans la *cécité verbale pure*, l'écriture spontanée et l'écriture sous dictée sont normales. L'écriture sous copie est altérée ; le malade écrit plus ou moins servilement le manuscrit en manuscrit, l'imprimé en imprimé. Il ne comprend pas ce qu'il écrit.

Dans la *surdité verbale pure*, l'écriture sous dictée seule est impossible.

L'agraphie peut encore être due à des troubles d'innervation du bras et de la main (troubles tactiles), à des phénomènes apraxiques (asymbolie motrice, voir p. 209), à des troubles optiques (hémianopsie droite).

L'*écriture en miroir* est l'écriture normale de la main gauche. Les malades écrivent de droite à gauche.

Elle s'observe chez les sujets atteints d'hémiplégie droite et qui cherchent à écrire de la main gauche.

Les malades qui parlent en miroir (*parole en miroir*) emploient le renversement des syllabes.

### 6e Résumé des troubles du langage dans les aphasies motrices et sensorielles.

| *Modalités. du langage.* | *Troubles* | *Formes des aphasies.* | |
|---|---|---|---|
| Audition verbale. | Le malade entend, mais ne comprend pas. . . | Surdité verbale. . . | vraie. ou pure |
| Parole spontanée. | La parole spontanée est altérée. . . . . . | Aphasie motrice. . | vraie ou pure. |
| | | Aphasie sensorielle . | vraie ou pure. |
| | Le malade n'emploie pas le mot approprié à l'idée (paraphasie) ; il forge des mots (jargonaphasie). . . . . | Aphasie sensorielle . | vraie ou pure. |
| | L'intonation est perdue et le malade présente un léger degré d'aphasie. . . . . . . . | Aphasie motrice vraie. | |
| | L'intonation est conservée et le malade présente un léger degré d'aphasie. . . . . | Aphasie motrice pure. | |
| Lecture à haute voix. | Le malade ne peut lire. | Aphasie motrice. . | vraie ou pure. |
| | | Cécité verbale. . . | vraie ou pure. |
| | Le malade ne reconnaît pas les lettres. Cécité littérale. . . . . . | Aphasie motrice . . | vraie. |
| | | Aphasie sensorielle. | vraie ou pure. |

| | | |
|---|---|---|
| Lecture à haute voix. | Le malade ne reconnaît pas les syllabes. Asyllabie. . . . . . . | Aphasie motrice . . vraie. |
| | Le malade ne reconnaît pas les mots. Cécité verbale. . . . . . | Aphasie sensorielle. vraie ou pure. |
| | Le malade atteint d'aphasie motrice reconnaît combien les mots ont de syllabes. . . . . | Aphasie motrice pure. |
| | Le malade atteint de cécité verbale peut lire en suivant la forme des lettres avec le doigt. | Cécité verbale pure. |
| | Le malade atteint de cécité verbale parle spontanément correctement. | Cécité verbale pure. |
| Chant. | Le malade ne peut chanter un air qu'il connaissait avant sa maladie. . . . . . . . . | Amusie motrice. |
| | Le malade ne peut reconnaître un air connu. | Surdité musicale. |
| | Le malade ne reconnaît plus les notes de musique. . . . . . . | Cécité musicale. |
| Langage intérieur. | Le malade atteint d'aphasie motrice ou d'aphasie sensorielle a conservé le langage intérieur. . . . . . . | Aphasie motrice pure.<br>Aphasie sensorielle pure. |
| Lecture mentale. | La lecture mentale est conservée chez un aphasique moteur. . | Aphasie motrice pure. |
| | La lecture mentale est altérée chez un malade atteint de cécité verbale. . . . . . . | Cécité verbale. . . vraie ou pure. |
| | La lecture mentale est conservée chez un sujet atteint de surdité verbale. . . . . . | Surdité verbale pure. |

| | | | |
|---|---|---|---|
| Ecriture spontanée. | Le malade ne peut pas écrire ou ne peut écrire que son nom. . . . | Agraphie par | aphasie motrice vraie. |
| | | | aphasie sensorielle. { vraie ou pure. |
| | L'assemblage des lettres n'a aucune signification (paragraphie). . . . | Agraphie par aphasie sensorielle. . . . | vraie ou pure. |
| | La phrase écrite n'a aucun sens (paraphasie en écrivant). . . . . | Agraphie par aphasie sensorielle. . . . | vraie ou pure. |
| | Le malade aphasique moteur peut écrire correctement. . . . | Aphasie motrice pure. | |
| Ecriture sous dictée. | Le malade ne peut écrire sous dictée. . . . . | Agraphie par | aphasie motrice vraie. |
| | | | aphasie sensorielle. { vraie ou pure. |
| | Le malade aphasique moteur peut écrire sous dictée. . . . . . . | Aphasie motrice pure. | |
| Ecriture sous copie. | Le malade copie le manuscrit en manuscrit, l'imprimé en imprimé et très lentement. . . | Cécité verbale. . . | vraie ou pure. |

## § IV. — Troubles de l'articulation des mots.

Les troubles de l'articulation des mots comprennent la dysarthrie, le mutisme, le bégaiement.

1° Dysarthrie. — Les troubles du langage proviennent d'une paralysie des muscles de l'appareil phonateur. Les muscles de cet appareil sont innervés par le grand hypoglosse, le facial, le glosso-pharyngien et le spinal, qui ont leurs noyaux dans le bulbe. Ces noyaux sont en connexion (faisceau géniculé, voir p. 78) avec les cellules des centres situés dans l'écorce cérébrale (centres du facial inférieur, du grand hypoglosse, du nerf masticateur, des nerfs du larynx). Ces centres ont une action bilatérale ; pour le facial inférieur seul, l'action est unilatérale et croisée.

Une lésion des régions suivantes : opercule rolandique, centre ovale, capsule interne, faisceau interne du pédoncule cérébral, noyaux bulbaires, nerfs bulbaires, produit la dysarthrie. Il y a une dysarthrie par lésion des fibres allant de l'écorce (région operculaire) aux noyaux bulbaires, et une dysarthrie par lésion des noyaux bulbaires et des fibres radiculaires qui en partent. Quand la paralysie des muscles phonateurs est telle qu'aucun mot n'est prononcé. il y a *anarthrie* (1). On rencontre la dysarthrie dans de nombreuses affections. Dans l'attaque apoplectique, dans l'hémorrhagie cérébrale, dans l'embolie cérébrale le malade a de la peine à articuler les sons. La parole est sourde et pénible. Aux troubles dysarthriques se surajoutent des troubles de l'idéation.

Dans la paralysie générale (voir p. 318), la dysarthrie consiste en hésitation de la parole, achoppements ; à la période terminale, le langage n'est plus qu'un bredouillement inintelligible.

Dans la paralysie pseudo-bulbaire, les troubles sont

(1) Nous avons indiqué p. 222 le sens que P. Marie donne au mot *anarthrie*.

dus à une lésion siégeant dans chaque hémisphère, soit dans l'écorce (opercule frontal), soit dans le centre ovale (lésion sous-corticale), soit dans la capsule interne (genou), la protubérance ou le bulbe. Les noyaux bulbaires des nerfs innervant le larynx, le pharynx, la langue, les lèvres, ne sont pas altérés, mais leurs communications avec les centres corticaux sont rompues (ramollissement, hémorrhagie). La dysarthrie est très accusée. Les labiales, dentales, linguales, gutturales, sont mal articulées ; la voix est nasonnée ; on observe de la dysphagie (troubles de la mastication, de la déglutition) ; les plis du visage sont effacés, la bouche reste, entr'ouverte et laisse écouler la salive (sialorrhée); les muscles paralysés ne sont pas atrophiés et ne présentent pas de tremblements fibrillaires. On note une hémiparésie double, une démarche à petits pas, une attitude soudée, on constate des accès de pleurer et de rire spasmodiques ; de l'affaiblissement notable des facultés intellectuelles. On donne encore à la paralysie pseudo-bulbaire le nom de *syndrome pseudo-bulbaire* ou de *paralysie glosso-labiée cérébrale.*

Dans la paralysie bulbaire vraie ou paralysie glosso-labio-laryngée, on note les mêmes troubles que dans la paralysie pseudo-bulbaire, mais leur apparition est progressive. L'atrophie musculaire est constante.

Dans les névrites toxi-infectieuses, on trouve les mêmes symptômes que dans la paralysie bulbaire vraie, mais la guérison est la règle.

Dans la sclérose latérale amyotrophique, on peut observer les mêmes symptômes que dans la paralysie bulbaire vraie.

Dans les paralysies bulbaires à marche suraiguë,

le début de la dysarthrie est brusque (polioencéphalite aiguë, hémorrhagie bulbaire, embolie ou thrombose bulbaire).

Dans la paralysie de l'hypoglosse, la dysarthrie consiste surtout en l'impossibilité de prononcer les labiales.

La paralysie bulbaire asthénique ou syndrome d'Erb consiste en la paralysie de la langue, du voile du palais, du pharynx, du larynx, des faciaux supérieurs et inférieurs, des muscles des yeux. La dysarthrie n'apparaît qu'à la fin des phrases, quand le malade est fatigué.

Dans la myopathie atrophique progressive, les labiales sont mal prononcées. Dans la sclérose en plaques, la parole est scandée, lente, monotone, explosive. Dans la maladie de Friedreich, elle est lente et inégale.

Dans la chorée, la maladie des tics, dans l'hystérie, on peut constater des troubles de la parole articulée.

Dans la paralysie agitante, la parole est lente, saccadée, tremblée, entrecoupée et nasonnée.

**Mutisme.** — C'est l'impossibilité d'émettre un son. Le mutisme, dans la surdi-mutité, est la conséquence d'un défaut de développement des centres de l'audition ou bien de la perte de l'ouïe dans les premières années de l'existence.

L'aphasie motrice et la dysarthrie à leur plus haut degré entraînent le mutisme. Le mutisme est fréquent chez les aliénés (1) et chez les hystériques.

**Bégaiement.** — Le bégaiement est un trouble d'arti-

(1) Voir L. Marchand, *Manuel de médecine mentale*, Doin, éd., 1908, page 106.

culation constitutionnel (*dyslalie*). Il est caractérisé par la répétition convulsive de certaines syllabes avec arrêts convulsifs devant d'autres, et par des mouvements convulsifs dans les muscles de la face, des membres quelquefois (tics). Il apparaît vers trois ans, diminue avec l'âge ; il est plus prononcé à certains moments qu'à d'autres. Il se rencontre chez les névropathes. Le bégaiement peut être d'origine hystérique ; il existe un bégaiement émotif.

---

# CINQUIÈME PARTIE

# FONCTIONS PHYSIOLOGIQUES

## § I. — Appareil circulatoire.

**Anatomie clinique de l'appareil nerveux de la circulation.** — Le pneumogastrique est le nerf modérateur du cœur, mais les fibres du pneumogastrique qui ont cette influence ne lui appartiennent pas en propre ; elles proviennent de la branche interne du spinal qui vient s'accoler au pneumogastrique. La paralysie ou la section de la branche interne du spinal et du pneumogastrique produit l'accélération des battements du cœur. Le centre modérateur du cœur est situé dans le bulbe au niveau du noyau du spinal.

Le grand sympathique est le nerf excitateur du cœur. Le centre accélérateur du cœur réside dans la moelle à la région cervico-dorsale ; les fibres qui en partent passent par les rameaux communicants de la 5e paire cervicale jusqu'à la 5e dorsale, et gagnent le grand sympathique. Les nerfs cardiaques qui aboutissent au plexus cardiaque partent des trois ganglions sympathiques cervicaux.

De l'écorce cérébrale et des noyaux striés partent également des fibres qui ont sur les centres respiratoires bulbo-médullaires une action excitatrice ou modératrice.

Le système nerveux des artères (nerfs vaso-constricteurs, nerfs vaso-dilatateurs) appartient au grand sympathique. Les filets nerveux viennent directement du sympathique ou passent par les nerfs périphériques.

Les troubles circulatoires d'origine nerveuse comprennent les troubles cardiaques et les troubles périphériques vasculaires.

1° Troubles cardiaques d'origine nerveuse. — Les troubles circulatoires d'origine nerveuse peuvent être divisés en troubles de la sensibilité (palpitations, angine de poitrine) et en troubles de la motilité (tachy cardie, bradycardie, arythmie, syncope).

*a*) **Palpitations**. — On donne le nom de palpitations aux battements du cœur quand ils sont perçus par le malade et provoquent une certaine anxiété. Les battements peuvent être douloureux ; les palpitations surviennent généralement par accès. Les palpitations peuvent être d'origine réflexe (maladies du foie, des reins, de l'estomac, etc.), d'origine bulbaire (lésion du noyau du spinal), d'origine fonctionnelle (hystérie, maladie de Basedow, tachycardie paroxystique). L'accès d'épilepsie peut être précédé de palpitations. Les palpitations se rencontrent dans quelques intoxications (tabagisme).

*b*) **Angine de poitrine**. — L'angine de poitrine d'origine nerveuse se rencontre surtout dans l'hystérie, l'épilepsie, la maladie de Basedow. Elle peut être d'ordre réflexe (maladies de l'estomac). On la désigne souvent du nom de *fausse angine de poitrine*, d'*angina minor*. Ses symptômes sont les mêmes que ceux de l'angine de poitrine vraie ; le sujet ressent une douleur violente rétrosternale avec irradiations douloureuses dans l'épaule, le bras et la main (domaine du cubital). L'accès dure en général quelques minutes. L'angine de poitrine d'origine nerveuse est généralement bénigne.

*c*) **Tachycardie**. — La *tachycardie* est l'accélération des battements du cœur. Elle peut être symptomatique d'une lésion du pneumogastrique (névrite ou compression), d'une lésion bulbaire (paralysie labio-glosso-laryngée, ramollissement, poliomyélite aiguë, tabes), ou d'une névrose (maladie de Basedow) ; elle peut être réflexe (maladies du rein, de l'estomac). La *tachycardie paroxystique essentielle* est un syndrome caractérisé par l'accélération du pouls (160 à 200 battements à la minute), une diminution de la tension artérielle et des troubles urinaires (oligurie, albuminurie). L'accès dure quelques minutes, quelquefois quelques heures et même quelques jours ; il peut être suivi d'asystolie et se terminer par la mort.

*d*) **Bradycardie.** — La *bradycardie* est le ralentissement des battements du cœur. Le *pouls lent permanent* ou *syndrome de Stokes Adams* est caractérisé par le ralentissement du pouls (30 à 50 pulsations par minute), des vertiges, quelquefois des syncopes et des attaques épileptiformes. La mort peut survenir dans une syncope (1). On rencontre encore le ralentissement du pouls dans la contusion cérébrale, la méningite, l'hémorrhagie cérébrale, les tumeurs cérébrales ; une émotion peut ralentir les battements cardiaques.

*e*) **Arythmie.** — L'arythmie peut être due à une lésion portant sur les noyaux d'origine du spinal ou à un traumatisme de l'encéphale. L'arythmie peut être d'origine réflexe (émotion).

*f*) **Syncope.** — La syncope est l'arrêt ou la faiblesse extrême des battements cardiaques ; elle entraîne la perte de connaissance. La face est pâle ; la peau se couvre d'une sueur froide ; la durée de la syncope varie de quelques secondes à quelques minutes. La mort peut survenir. La syncope de cause nerveuse peut être d'origine réflexe (émotions, douleur violente, vue du sang, etc.), d'origine encéphalique (méningite, trauma-

(1) Pour certains auteurs, le syndrome de Stokes-Adams relevé d'une lésion cardiaque localisée sur le faisceau de His.

tisme cranien), d'origine bulbaire (hémorrhagie, ramollissement, embolie, paralysie labio-glosso-laryngée). La syncope d'origine nerveuse serait due soit à l'anémie cérébrale (spasmes des vaisseaux cérébraux et bulbaires), soit à un réflexe aboutissant au cœur par l'intermédiaire du pneumogastrique.

2° TROUBLES PÉRIPHÉRIQUES VASCULAIRES D'ORIGINE NERVEUSE. — *a*) **Hémorrhagies.** — Les hémorrhagies de la peau et des muqueuses peuvent se rencontrer dans les névrites, les névralgies, les maladies de la moelle (tabes), dans la méningite. Après les accès épileptiques, on peut observer au niveau du cou et sous les conjonctives un pointillé hémorrhagique.

On a décrit dans l'hystérie des hémorrhagies sous-cutanées apparaissant brusquement, souvent après une attaque, une émotion, et siégeant sur une zone anesthésiée. Actuellement, on tend à admettre que ces hémorrhagies sont dues à la simulation ou à des auto-mutilations. On peut observer des hémoptysies dans l'hystérie.

*b*) **Troubles vaso-moteurs.** — Dans la paralysie générale, on peut rencontrer des troubles vaso-moteurs très variés atteignant les organes et les téguments.

Les troubles vaso-moteurs sont fréquents dans l'hémiplégie, qu'elle soit d'origine cérébrale, pédonculaire, protubérantielle ou bulbaire (*thermo et vaso-asymétrie*). On les observe du côté paralysé, qui prend une teinte violacée. Dans l'hémiplégie hystérique avec anesthésie sensitive, le spasme des vaisseaux est tel qu'une piqûre d'épingle ne détermine souvent aucun écoulement de sang. Dans le syndrome du sympathique cervical (voir p. 133), on constate la rougeur de la joue et de l'oreille du côté correspondant à la lésion.

Les troubles vaso-moteurs peuvent se localiser à certaines régions de la peau ; ils jouent un rôle principal dans la maladie ou syndrome de Raynaud, dans l'érythromélalgie, dans la raie méningitique, le dermographisme, les érythèmes, les œdèmes.

1. *Maladie ou syndrome de Raynaud ou névrose vaso-constrictive.* — La maladie de Raynaud comprend deux périodes ; la première est caractérisée par l'*asphyxie locale des extrémités* due à la vaso-constriction des vaisseaux (syncope locale) ; la deuxième par la *gangrène sèche des extrémités.* L'affection est symétrique ; les téguments des doigts deviennent violacés et froids ; si on détermine une pression à leur niveau, la coloration bleue fait place à une tache blanche qui persiste longtemps ; les sujets se plaignent de douleurs violentes au niveau de leurs extrémités. Arrivée à ce stade, l'affection peut ne plus progresser et guérit même souvent. Si elle progresse, on voit apparaître des eschares ; au niveau des doigts la peau devient parcheminée ; des parties momifiées se détachent. L'asphyxie locale des extrémités peut se rencontrer dans l'épilepsie, dans l'hystérie, dans les affections organiques du système nerveux, dans le diabète. Elle peut s'observer au premier stade de la sclérodermie.

2. *L'érythromélalgie ou névrose vaso-dilatatrice* est caractérisée par une paralysie vaso-dilatatrice des extrémités s'accompagnant de douleurs vives revenant par accès. Les troubles vaso-moteurs siègent aux extrémités, quelquefois aux oreilles, le plus souvent au niveau des pieds. La peau devient rosée et brûlante ; si on détermine une pression sur la peau, on voit apparaître une tache blanche qui disparaît vivement ; on n'observe ni

troubles de la sensibilité, ni troubles trophiques. Les accès durent de quelques minutes à quelques heures, et peuvent être rappelés par la position déclive du membre. La maladie peut guérir, mais les récidives sont fréquentes.

3. *Raie méningitique ou raie de Trousseau.* — Elle est due à une vaso-constriction suivie d'une vaso-dilatation paralytique des vaisseaux cutanés ; ces troubles sont secondaires à un léger frottement de la peau. La raie méningitique se rencontre non seulement dans les méningites, mais dans tous les états toxi-infectieux graves.

4. *Dermographisme.* — Il est dû à une vaso-dilatation paralytique des vaisseaux cutanés provoquée par le frottement de la peau et à un œdème local consécutif ; cet œdème fait relief, comprime les vaisseaux, ce qui détermine la coloration blanche des parties en relief. C'est une sorte d'urticaire provoqué. On le rencontre chez les névropathes, chez les alcooliques.

5. *Erythèmes.* — Les érythèmes, troubles vaso-moteurs, sont souvent de cause nerveuse. Chez les sujets émotifs on peut voir apparaître un érythème au niveau des parties du corps que l'on découvre (*érythème pudique ; roséole pudique*).

6. *Des œdèmes.* — Les troubles vaso-moteurs peuvent déterminer une infiltration du tissu conjonctif ou *œdème*. Dans l'hémiplégie, l'œdème est localisé du côté paralysé et prédomine à la main ; il est mou et garde l'empreinte du doigt ; il est dû à la position déclive des membres et à la vaso-dilatation des vaisseaux. On donne le nom de *main succulente* à l'œdème de la main quand celui-ci est rouge, dur, ne garde pas l'empreinte

du doigt ; la peau de la main est lisse et froide. La main succulente se rencontre dans la syringomyélie, l'hémiplégie L'œdème de la face peut se rencontrer dans les lésions bulbaires et présenter les mêmes caractères que l'œdème de la main succulente (*face succulente*). On rencontre l'œdème dans les névrites.

L'œdème hystérique peut revêtir deux formes : *l'œdème blanc*, qui est localisé aux membres inférieurs et qui ne garde pas l'empreinte du doigt ; *l'œdème bleu*, qui siège à la main et est souvent lié à la contracture hystérique ; la peau est généralement anesthésiée à son niveau. L'œdème bleu apparaît et disparaît brusquement. Le *sein hystérique* est dû également à un œdème déterminé par des troubles vaso-moteurs.

Sous le nom d'*œdème angioneurotique*, d'*œdème circonscrit aigu*, ou de *maladie de Quincke*, on décrit un œdème intermittent aigu, indolore, localisé, qui apparaît chez les névropathes. Cet œdème peut disparaître en quelques heures, puis se localiser dans une autre région ; il est généralement mou et blanc; il peut se localiser soit sous la peau, soit sous les muqueuses. Il peut être accompagné de malaises et de troubles digestifs.

## § II. — Appareil respiratoire.

ANATOMIE CLINIQUE DE L'APPAREIL NERVEUX RESPIRATOIRE. — Sous le plancher du quatrième ventricule, au sommet du V du *calamus* (nœud vital), il existe un centre inspirateur et un centre expirateur. Les voies centripètes de la respiration sont formées par le nerf pneumogastrique et par tous les nerfs sensitifs de la peau. Les voies motrices centrifuges sont formées par le nerf phrénique, branche du plexus cervical (3e, 4e et 5e paires cervicales), qui innerve le diaphragme, par les nerfs qui sont issus des racines cervicales et dorsales de la moelle et qui se rendent aux scalènes, aux intercostaux, au petit dentelé postérieur et supérieur.

Les centres médullaires d'où partent ces différents nerfs sont sous la dépendance du centre supérieur bulbaire. Dans l'inspiration forcée entrent en jeu le grand pectoral et le grand dorsal dont les nerfs viennent du plexus brachial. L'expiration est passive. Les centres respiratoires sont encore actionnés par des fibres venues de l'écorce cérébrale (opercule rolandique, centres de la phonation et de la respiration).

Troubles respiratoires d'origine nerveuse. — Toutes les maladies du bulbe sont susceptibles de déterminer des troubles respiratoires consistant en dyspnée ; le plus souvent il s'agit d'une affection à début médullaire qui se propage au bulbe. Les principales affections dans lesquelles on rencontre des troubles respiratoires sont les hémorrhagies et les ramollissements bulbaires, les tumeurs du bulbe, la paralysie glosso-labio-laryngée, la poliencéphalite aiguë, la sclérose latérale amyotrophique.

Les lésions cérébrales à début brusque déterminent souvent une respiration stertoreuse Le *type de Cheyne-Stokes* est fréquent dans l'apoplexie ; il consiste en une série de mouvements respiratoires progressivement accélérés (tachypnée), puis ralentis (bradypnée), suivie d'une pause pendant laquelle la respiration est suspendue (apnée). Pendant la pause respiratoire le sujet est somnolent. On observe également ce rythme dans les hémorrhagies et les ramollissements cérébraux, dans les traumatismes craniens, dans les lésions de la protubérance et du bulbe, dans les tumeurs cérébrales et cérébelleuses, dans l'œdème des centres nerveux au cours des cardiopathies ou des affections rénales. Le rythme de Cheyne-Stokes indique presque toujours un pronostic grave.

Une lésion localisée à l'opercule frontal et rolandique s'est traduite dans certains cas par une hémiparalysie laryngée croisée déterminant de la dyspnée et de la dysphonie.

Le centre du phrénique peut être atteint dans les hémorrhagies médullaires, dans les cas de fracture ou de luxation de la colonne vertébrale ; il peut être comprimé par une tumeur intrarachidienne. On peut observer sa lésion dans les myélites aiguës, les poliomyélites, la sclérose latérale amyotrophique.

Les phénomènes laryngés des tabétiques peuvent n'être accompagnés d'aucun trouble objectif du larynx ; d'autres fois, ils sont nettement produits par des troubles parétiques ou paralytiques des muscles du larynx. Ils surviennent par crises (*crises laryngées*, *laryngisme tabétique*) ; ils peuvent consister en un accès de toux spasmodique. Suivant que l'accès s'accompagne de vertige ou de perte de connaissance, on lui donne le nom de *vertige laryngé* (voir p. 58) ou d'*ictus laryngé*.

La névrite des nerfs moteurs respiratoires (névrite du phrénique) peut s'observer au cours de certaines intoxications (plomb), des infections. La paralysie du diaphragme entraîne de la dyspnée au moindre effort. Dans le tétanos, les muscles de l'appareil respiratoire sont contracturés. Dans la rage, on peut observer une dyspnée avec accès de toux spasmodique. La compression des nerfs phréniques, du récurrent, du pneumogastrique peut être provoquée par les tumeurs du médiastin.

Parmi les névroses, les troubles respiratoires sont

surtout communs dans l'hystérie ; ils présentent ce caractère particulier qu'ils apparaissent et disparaissent brusquement, qu'ils cessent dans le sommeil. Les principaux sont la toux, le hoquet, le bâillement, la dyspnée, l'aphonie, le spasme.

Dans l'asthme, il existe un élément nerveux incontestable. Les accès sont périodiques et la dyspnée est produite par un spasme des muscles respiratoires.

## § III. — Appareil digestif.

ANATOMIE CLINIQUE DE L'APPAREIL NERVEUX DE LA DIGESTION. — Les nerfs moteurs de la mastication et de la déglutition sont le trijumeau, le facial, le glosso-pharyngien, le pneumogastrique, l'hypoglosse. Le centre de la mastication et de la déglutition est localisé dans le bulbe.

Le pneumogastrique est à la fois le nerf sensible et le nerf moteur de l'estomac ; le sympathique est le nerf de l'intestin.

2° TROUBLES DIGESTIFS D'ORIGINE NERVEUSE. — Ils peuvent apparaître au cours de maladies organiques du cerveau ou être d'ordre fonctionnel (névroses).

*a*) **Maladies cérébrales.** — Les vomissements sont fréquents dans l'apoplexie cérébrale, dans les méningites, dans les tumeurs cérébrales. Ils revêtent des caractères particuliers (*vomissements cérébraux*) : ils ne s'accompagnent pas d'état nauséeux, sont indolores et se produisent brusquement sans effort. Ils peuvent être accompagnés de vertige et n'avoir lieu qu'à l'occasion des mouvements. La constipation est fréquente dans les maladies aiguës du cerveau.

*b*) **Maladies bulbaires.** — Elles peuvent s'accompagner de vomissements, mais elles se traduisent surtout par des troubles de la déglutition (paralysie du voile du palais); les malades avalent de travers; leurs aliments remontent par le nez.

*c*) **Maladies cérébelleuses.** — Les vomissements sont accompagnés d'une sensation vertigineuse, ou sont même provoqués par le vertige. Ils revêtent les mêmes caractères que les vomissements cérébraux.

*d*) **Maladies médullaires.** — Les *crises gastriques* des tabétiques peuvent apparaître dès le début du tabes, avant que l'incoordination motrice soit manifeste. Elles se produisent par accès, pouvent durer un ou plusieurs jours. Elles sont caractérisées par une douleur très vive au creux épigastrique; les vomissements sont alimentaires, bilieux; les matières rendues renferment une grande quantité de suc gastrique hyperchlorhydrique. Les crises gastriques peuvent s'accompagner d'angoisse, de diarrhée, d'un état cholériforme. Le malade sort épuisé de sa crise; les fonctions digestives sont normales dans l'intervalle des crises qui se reproduisent généralement très irrégulièrement. Les crises peuvent être rappelées par l'ingestion d'un médicament irritant ou par un écart de régime. Les tabétiques peuvent présenter également des *crises rectales* caractérisées par du ténesme avec sensation d'arrachement au niveau du rectum, des coliques intestinales (*crises intestinales*) qui ont beaucoup de rapport avec les crises gastriques, de la diarrhée (*diarrhée tabétique*) survenant par accès et sans douleur.

*e*) **Lésions du grand sympathique abdominal.** — Les lésions ou les troubles fonctionnels du plexus solaire déterminent des troubles intestinaux simulant l'occlusion intestinale (*pseudo-iléus* ou *paralysie abdominale*).

On peut observer ces troubles après les opérations abdominales.

*f*) **Névroses.** — Les vomissements sont un des symptômes principaux de la migraine (voir p. 477).

Les troubles digestifs peuvent être si nombreux chez certains hystériques qu'on a créé une variété d'hystérie appelée *hystérie digestive*. Les principaux troubles qu'on peut observer sont : les spasmes du pharynx avec déglutition d'air (aérophagie), les éructations, l'œsophagisme ou spasme de l'œsophage, le spasme anal, la boulimie ou besoin impérieux et continu de manger, l'anorexie ou dégoût des aliments, la gastralgie, les vomissements, la tympanite. Les vomissements hystériques se produisent brusquement, sans effort, s'accompagnent de douleurs plus ou moins vives ; dans certains cas, ils paraissent n'avoir aucune influence sur l'état général du sujet. La tympanite hystérique (*fausse grossesse hystérique*) peut apparaître brusquement et disparaître de même ; le ventre est ballonné et non douloureux. On a signalé chez certains hystériques des spasmes intestinaux simulant soit la péritonite, soit l'étranglement interne (iléus nerveux). Nombre d'auteurs n'admettent plus l'hématémèse parmi les symptômes de l'hystérie digestive.

Les troubles digestifs sont si communs dans la neurasthénie qu'ils font partie du cortège symptomatique de cette affection. Ils peuvent même dominer les autres symptômes (*neurasthénie digestive*). Les malades présentent une dyspepsie par atonie gastro-intestinale. La sensation de la faim est souvent conservée, et après le repas le malade a une sensation de bien-être ; les troubles apparaissent ensuite ; le sujet est atteint de pesanteur au niveau du creux épigastrique, d'étouffement, de palpitations, de sensations de chaleur à la face, de refroidissement des extrémités ; il manifeste des préoccupations hypochondriaques. La dyspepsie neurasthénique peut entraîner un amaigrissement rapide du sujet ; elle est associée souvent à la constipation.

L'entérocolite muco-membraneuse se rencontre fréquemment chez les névropathes ; on l'a même considérée comme une *névrose intestinale*.

Les vomissements sont fréquents au cours de la crise d'épilepsie.

Des troubles digestifs d'ordre fonctionnel peuvent se produire chez des névropathes qui ne sont ni hystériques, ni neurasthéniques ; ils constituent à eux seuls des syndromes morbides dont les principaux sont : le vomissement nerveux essentiel, la gastroxynsis, la maladie de Reichmann.

Le *vomissement nerveux essentiel* (Leyden) a beaucoup d'analogie avec la crise gastrique tabétique ; dans l'intervalle des crises, le sujet ne présente aucun stigmate de névrose ou de tabes.

La *gastroxynsis* ou *gastroxie* est une affection se produisant par accès et caractérisée par une sensation de brûlure au niveau de l'épigastre, de la céphalée, des éructations et des vomissements hyperacides ; la crise se termine par le besoin de dormir.

La *maladie de Reichmann* ou *hypersécrétion gastrique intermittente* procède par accès ; le sujet est pris brusquement d'une douleur violente au niveau de l'épigastre ; puis surviennent les vomissements, qui sont d'abord alimentaires et composés ensuite de suc gastrique hyperchlorhydrique ; la crise peut durer plusieurs jours. La maladie de Reichmann paraît être provoquée par le surmenage intellectuel et les émotions.

*g*) **Maladies toxi-infectieuses.** — Dans la rage, on observe des spasmes du pharynx, de l'œsophage. Les vomissements sont fréquents. Dans le tétanos, le trismus et la contraction des muscles du pharynx entravent la déglutition.

## § IV. — Appareil urinaire.

*Anatomie clinique de l'appareil nerveux urinaire.* — L'influence du système nerveux sur la sécrétion de l'urine consiste en une action vaso motrice modifiant la pression du sang dans le rein. Les centres vaso-moteurs sont situés dans le bulbe, sous le plancher du 4e ventricule. Les fibres qui vont de ces centres aux reins appartiennent au grand sympathique.

Le centre vésical est situé dans la moelle sacrée (cône médullaire), entre la 3e et la 4e racine sacrée. La muqueuse prostatique d'où part la sensation connue sous le nom de besoin d'uriner, reçoit ses filets sensibles du honteux interne (plexus sacré) et du sympathique (plexus hypogastrique). La vessie reçoit ses filets sensitifs et ses filets moteurs du sympathique (plexus hypogastrique) et des 3e et 4e nerfs sacrés.

Le sphincter uréthral est innervé par le nerf honteux interne.

### Troubles urinaires d'origine nerveuse.

Les troubles urinaires comprennent les troubles de sécrétion, les troubles de miction, les variations de la toxicité urinaire.

### 1° Troubles de sécrétion.

*a*) **Troubles dus à une lésion organique du système nerveux.** — La *glycosurie* se rencontre souvent chez les sujets atteints de lésions du bulbe, de la protubérance ou de la région supérieure de la moelle cervicale ; elle peut apparaître à la suite des traumatismes craniens, au cours de la paralysie générale. Elle est due à l'excitation des centres qui contribuent à maintenir la teneur normale du sang en sucre.

L'*albuminurie* s'observe souvent dans l'hémorrhagie cérébrale, dans les tumeurs qui compriment le 4e ventricule.

La *polyurie* avec polydipsie est fréquente dans les cas de traumatismes craniens lésant les parties voisines des corps restiformes, dans la polioencéphalite supérieure.

*b*) **Troubles dus à un trouble fonctionnel du système nerveux.** — La *polyurie* peut se rencontrer dans la maladie de Basedow, la paralysie agitante, l'hystérie.

L'*anurie* ou l'*ischurie* est presque toujours d'origine hystérique ; elle est due à un arrêt de la sécrétion rénale et ne s'accompagne parfois d'aucun trouble de la santé générale. L'anurie peut être associée à des vomissements incoercibles.

L'*albuminurie* se rencontre quelquefois après l'attaque d'épilepsie.

### 2° Troubles de miction.

Quand la vessie est paralysée, elle se laisse distendre par l'urine (rétention d'urine) ; quand la pression acquiert une certaine force, l'urine peut franchir le sphincter, d'où *incontinence* par regorgement. Quand le sphincter est paralysé, il y a incontinence vraie, l'urine ne peut plus séjourner dans la vessie. Quand le sphincter est contracturé, l'urine ne peut plus s'échapper de la vessie, il y a rétention d'urine. Quand le muscle vésical est atteint d'hypertonicité, l'urine est rejetée dès qu'elle arrive dans la vessie.

*a*) **Troubles dus à une lésion organique du système nerveux.** — Dans le tabes, à toutes les périodes, on peut rencontrer la diminution du besoin d'uriner, l'incontinence par regorgement, l'incontinence vraie, la parésie vésicale (les sujets éprouvent de la difficulté pour uriner), des crises vésicales comparables aux crises gastriques.

Les mêmes troubles peuvent se rencontrer dans la paralysie générale. Dans les cas où la tonicité du sphincter est exagérée, on peut observer une incontinence particulière ; les quelques gouttes d'urine que peuvent émettre les malades sont projetées avec force.

Dans les lésions diffuses de la moelle, les troubles urinaires sont fréquents. Suivant que les réflexes sont exagérés ou abolis, la contractilité de la vessie et du sphincter est augmentée ou diminuée. Il peut y avoir retard de la miction, incontinence vraie, incontinence par regorgement, incontinence par exagération de la tonicité du sphincter.

Quand le centre vésical est détruit, les malades n'éprouvent plus le besoin d'uriner.

Dans l'apoplexie cérébrale, dans les ictus cérébraux, on peut observer différents troubles de la miction. Quand le sujet est dans le coma, la vessie distendue peut se vider par action réflexe. Dans d'autres cas, on observe de l'incontinence par regorgement ; on est obligé de sonder le malade.

A la dernière période de la paralysie générale, quand l'affaiblissement intellectuel est très prononcé, les malades urinent sous eux (*gâtisme*) (1).

*b*) **Troubles dus à un trouble fonctionnel du système nerveux.** — Dans la neurasthénie, on peut observer du retard dans la miction, de la pollakiurie, de l'anesthésie vésicale, des douleurs uréthrales et vésicales dues à l'hyperesthésie de la vessie et de l'urèthre.

Le spasme de l'urèthre se rencontre surtout chez les hystériques. Dans l'épilepsie, l'incontinence d'urine est un symptôme fréquent de la crise convulsive.

### 3° Toxicité des urines.

On a surtout étudié la toxicité des urines des épileptiques qui seraient hypotoxiques avant et pendant l'accès, hypertoxiques après l'accès.

D'après Gilles de la Tourette, on observe, après les crises d'hystérie, une inversion de la formule phosphatique. Ce trouble n'est en rien particulier à la crise hystérique.

## § V. — Appareil génital.

**Anatomie clinique de l'appareil nerveux génital.** — Le centre génital est situé vers le milieu de la moelle dorsale chez l'homme. La voie sensitive est formée par le génito-crural (plexus lombaire) et par le nerf honteux interne (plexus sacré); la voie motrice par le sympathique (plexus hypogastrique), par le nerf dorsal de la verge et par le nerf périnéal, branches du honteux interne. Chez la femme, la voie sensitive est formée par le nerf

(1) Voir L. Marchand, *Manuel de médecine mentale*, Doin, éd., 1908, p. 94.

honteux interne (nerf du clitoris) et la voie motrice (contractions de l'utérus) par le sympathique (plexus utérin) et par quelques filets venant des 3e et 4e nerfs sacrés.

## Ttroubles génitaux d'origine nerveuse.

Les troubles génitaux peuvent être secondaires à une lésion organique ou être d'ordre fonctionnel.

*a*) **Troubles dus à une lésion organique du système nerveux.** — Dans le tabes, on peut observer, au début, une certaine excitation génitale suivie bientôt de l'affaiblissement ou de l'abolition de la puissance génitale.

Dans les affections médullaires en foyer, on rencontre constamment des troubles génitaux, tels que l'inappétence sexuelle, le défaut d'érection, d'éjaculation. Dans les lésions transverses de la moelle, on peut observer l'érection par paralysie vaso-motrice du corps caverneux.

Dans la paralysie générale au début, on peut rencontrer l'exagération de l'appétit sexuel (satyriasis, nymphomanie) (1).

*b*) **Troubles d'ordre fonctionnel.** — Dans l'hystérie, l'excitation génésique ou bien l'absence d'appétit sexuel est fréquente.

Dans la neurasthénie on peut observer l'impuissance, l'érection incompèlte, l'éjaculation trop rapide, la pollution nocturne suivie de courbature (neurasthénie génitale). Ces troubles déterminent un état obsédant particulier.

(1) Voir L. Marchand, *Manuel de médecine mentale*, Doin, éd., 1908, p. 74.

Le vaginisme ou spasme du vagin se rencontre chez les névropathes et résulte de l'hyperesthésie de la muqueuse vaginale.

## § VI. — De quelques troubles sécrétoires d'origine nerveuse.

*a*) **Troubles de la sécrétion salivaire.** — On donne le nom de *sialorrhée* à l'écoulement de la salive hors de la bouche. La sialorrhée se rencontre dans la paralysie faciale et dans la paralysie labio-glosso-laryngée, dans la paralysie pseudo-bulbaire; la paralysie des muscles péribuccaux, l'impossibilité des mouvements de déglutition sont cause de l'écoulement de la salive hors de la bouche. Le centre de la sécrétion salivaire étant situé dans le bulbe, toutes les affections bulbaires peuvent s'accompagner d'hypersalivation (*ptyalisme*). On rencontre surtout ce trouble dans la paralysie labio-glosso-laryngée, dans le tabes, dans la paralysie générale. On a noté l'hyposalivation dans la paralysie faciale périphérique, quand la lésion siégeait au-dessus de la corde du tympan, nerf excito-sécrétoire de la glande sous-maxillaire.

*b*) **Troubles de la sécrétion sudorale.** — L'*hyperhidrose* est l'augmentation de la sécrétion sudorale. Quand elle est localisée, elle prend le nom d'*éphidrose* ; quand elle occupe un côté du corps, elle s'appelle *hémidrose*.

L'éphidrose peut s'observer dans les cas de lésions du sympathique cervical, de lésions du trijumeau, dans les maladies médullaires ; l'hyperhidrose se rencontre chez les hystériques, dans le goitre exophtalmique.

La réaction des glandes sudoripares à la pilocarpine

est égale des deux côtés dans les paralysies faciales d'origine centrale, elle est retardée du côté paralysé dans les paralysies d'origine périphérique (Straus). Les mêmes constatations ont été relevées dans les paralysies radiculaires du plexus brachial (Déjerine-Klumpke). On injecte de chaque côté 1 à 4 milligrammes de pilocarpine et on note le moment d'apparition de la sueur.

## § VII. — **Troubles trophiques d'origine nerveuse.**

Les troubles trophiques dans les affections nerveuses comprennent les troubles cutanés, les troubles articulaires, les troubles osseux, les troubles du tissu conjonctif.

*a*) **Troubles cutanés.** — Les troubles trophiques cutanés peuvent apparaître au cours des maladies cérébrales et médullaires ; mais ils sont le plus souvent en rapport avec des névrites. On les rencontre également dans les névroses. Nous décrirons successivement les principaux troubles cutanés d'origine nerveuse.

Le *decubitus acutus* est la mortification rapide des téguments apparaissant à la suite de lésions cérébrales ou spinales. Dans les lésions cérébrales, l'eschare siège sur la fesse du côté opposé à la lésion, du côté paralysé quand il y a hémiplégie. Dans les myélites, l'eschare est médiane.

Les *maux perforants* sont constitués par une mortification des tissus siégeant au niveau d'un point servant d'appui ou irrité mécaniquement. La mortification a une tendance à envahir les tissus profonds ; la partie ulcérée est anesthésique. On les rencontre dans le tabes, la paralysie générale, la syringomyélie, le diabète ; les maux perforants se localisent surtout aux pieds (mal perforant plantaire), quelquefois à la mâchoire (mal perforant buccal), rarement aux mains (mal perforant palmaire).

Le *glossy-skin* ou *syndrome de Weir Mitchell* est caractérisé par l'état luisant, lisse et sec des téguments des extrémités ; des douleurs lancinantes siègent au niveau des régions atteintes ; la peau peut se desquamer, se fissurer. Le glossy-skin est fréquent dans les névrites.

La *sclérodermie* est la tuméfaction dure, diffuse de la peau et du tissu cellulaire sous-cutané. Quand elle siège aux doigts, elle prend le nom de *sclérodactylie*. On donne le nom de *morphée* à la sclérodermie localisée. La sclérodermie serait secondaire à une névrite.

Sous le nom d'*hémiatrophie faciale*, de *trophonévrose faciale*, d'*aplasie lamineuse progressive*, on décrit l'atrophie de la peau de la moitié de la face accompagnée souvent de troubles vaso-moteurs et sécrétoires dans le territoire du trijumeau ; les os et les cartilages de la face peuvent participer à l'atrophie. On attribue l'hémiatrophie faciale soit à une névrite du trijumeau, soit à une lésion du ganglion sympathique cervical supérieur. Elle peut être symptomatique de tabes, de syringomyélie.

Le *zona* ou *herpès zoster* est une éruption de vésicules localisées sur le trajet d'un nerf sensitif, s'accompagnant souvent de douleurs violentes ; on tend à admettre actuellement que le zona est dû à des lésions inflammatoires radiculo-ganglionnaires (voir p. 409).

Dans la lèpre, dans la syringomyélie, on peut voir

apparaître à l'extrémité des doigts des ulcérations s'accompagnant de la nécrose des phalanges (*panaris analgésique de Morvan*) ; ces lésions digitales ne s'accompagnent d'aucune douleur et procèdent par poussées ; elles sont secondaires à des lésions névritiques. L'affection peut guérir ; les doigts présentent des mutilations plus ou moins considérables.

Certaines mélanodermies, certaines décolorations de la peau (vitiligo, lèpre), semblent sous la dépendance de lésions du système nerveux. Chez les épileptiques et les syringomyéliques, les cicatrices de blessures ou brûlures peuvent être complètement décolorées (*achromies*). Quelques auteurs considèrent le prurit et surtout le *prurit sénile* comme relevant de modifications du système nerveux. L'urticaire, l'eczéma, l'ichtyose, le pemphigus, sont souvent liés à des troubles nerveux (*nervodermies, neurodermatoses, dermatonévroses*). La pelade serait d'origine nerveuse et surtout d'origine réflexe ; elle serait en rapport avec une mauvaise dentition, point de départ du réflexe (Jacquet) ; elle peut être consécutive à une émotion.

Les altérations des ongles, des poils, des dents et même leur chute s'observent dans les maladies du système nerveux, surtout dans les névrites et dans le myxœdème. La chute des dents se rencontre dans le tabes.

Parmi les troubles trophiques cutanés que l'on rencontre dans les névroses, la plupart appartiennent à l'hystérie. Les éruptions cutanées (pemphigus) sont suivies d'ulcérations, parfois de gangrènes cutanées. On tend actuellement à attribuer à une automutilation volontaire ces troubles cutanés des hystériques (v. p. 472).

*b*) **Troubles articulaires.** — Les *arthropathies* des tabétiques se caractérisent par leur début brusque, le gonflement de l'articulation envahie, l'absence de douleurs; la déformation des surfaces articulaires permet de donner aux membres des positions anormales (membres de polichinelle). L'arthropathie tabétique peut porter sur toutes les articulations, même sur celles des doigts. Quand elle porte sur les articulations du pied, elle donne à ce dernier une forme cubique (pied tabétique). On peut rencontrer, quoique plus rarement, les arthropathies chez les syringomyéliques et les paralytiques généraux

L'hémiplégie s'accompagne souvent d'arthrites à évolution aiguë ou chronique. L'arthrite chronique paraît due surtout à l'immobilité des membres.

Dans les névrites, outre les troubles trophiques de la peau et des muscles, on peut observer des troubles trophiques articulaires portant surtout sur les petites articulations des doigts ou des orteils.

Les *difformités de la colonne vertébrale* peuvent relever de troubles nerveux. Le *spina bifida* est dû à un défaut de développement des arcs vertébraux postérieurs; il est constitué par une tumeur comprenant une partie de la moelle et de ses enveloppes.

La *scoliose* (1) se rencontre souvent dans la syringomyélie, dans la maladie de Friedreich, dans la paralysie infantile, dans l'athétose, dans l'hémiplégie hystérique avec contracture, dans les myopathies. Dans la sciatique, l'inclinaison du tronc a lieu soit du côté de la sciatique et est due à la contracture des muscles

(1) La scoliose est caractérisée par la courbure latérale de la colonne vertébrale.

(scoliose homologue), soit du côté opposé, le poids du corps étant porté sur la jambe saine (scoliose croisée).

La *cyphose* (1) peut se rencontrer dans la syringomyélie, dans la névrite interstitielle hypertrophique, dans le tabes. La cyphose des tabétiques est due à une fracture vertébrale localisée le plus souvent au niveau de la cinquième vertèbre lombaire. La cyphose peut encore apparaître au cours des myopathies.

La *lordose* (2) peut s'observer dans la syringomyélie, dans la paralysie infantile, dans les myopathies.

La *rigidité de la colonne vertébrale* peut être due à des lésions des méninges et des racines (type Bechterew); elle est surtout localisée au niveau de la région cervicale. Dans la *spondylose rhizomélique*, on constate, outre la rigidité de la colonne vertébrale, l'ankylose des articulations de la hanche et de l'épaule (type Strumpell-Marie).

### c) Troubles osseux.

Les troubles osseux tropho-névrotiques comprennent les hypertrophies osseuses et les atrophies osseuses.

1° **Hypertrophies osseuses.** — Les hypertrophies osseuses sont généralisées ou partielles.

*a*) Les *hypertrophies généralisées* comprennent le gigantisme et l'acromégalie.

(1) La cyphose est caractérisée par une convexité verticale exagérée de la colonne vertébrale.

(2) La lordose est l'inflexion verticale de la colonne vertébrale à concavité postérieure.

Le *gigantisme* est un développement anormal de la taille associé souvent à l'infantilisme ; il relèverait d'une altération de la glande pituitaire.

L'*acromégalie* ou *maladie de P. Marie* (voir p. 502). est surtout caractérisée par l'hypertrophie des os des extrémités et de la face, et par une cypho-scoliose dorsale. L'acromégalie est due, comme le gigantisme, à l'altération de la glande pituitaire ; cette altération glandulaire déterminerait le gigantisme chez les sujets à cartilages non ossifiés, et l'acromégalie chez les autres (Brissaud et Meige).

Pour quelques auteurs, la *maladie osseuse de Paget* dépendrait de lésions nerveuses et rentrerait dans le groupe des affections tropho-névrotiques ; cette affection est caractérisée par l'hypertrophie et la courbure des os longs des membres, par l'hypertrophie des os du crâne ; les os du tronc sont soudés. Les phalanges, phalangines et phalangettes peuvent aussi s'hypertrophier.

*b*) Les *hypertrophies partielles* sont congénitales ou acquises.

Certaines hypertrophies partielles congénitales semblent dues à un trouble nerveux et coexistent avec d'autres signes physiques de dégénérescence (1).

On a signalé au cours de la syringomyélie des exostoses, l'hypertrophie des os d'un membre ou seulement des doigts.

2° **Atrophies osseuses.** — La paralysie infantile, l'hémiplégie cérébrale infantile, les névrites infantiles,

(1) Voir L. Marchand, *Manuel de médecine mentale*, Doin, éd., p. 123.

déterminent souvent un arrêt de développement du système osseux dans les membres paralysés.

Les *fractures spontanées* ou provoquées par un léger traumatisme se rencontrent surtout dans le tabes. On peut les rencontrer également dans la paralysie générale, la syringomyélie, l'hémiplégie, la paralysie infantile ; elles peuvent ne s'accompagner d'aucune douleur.

### *d*) Troubles du tissu conjonctif.

Les troubles dystrophiques du tissu conjonctif se rencontrent dans les syndromes suivants : l'adipose douloureuse ou maladie de Dercum, la neuro-fibrolipomatose, le trophœdème chronique.

*Adipose douloureuse ou maladie de Dercum.* — Cette affection apparaît surtout chez la femme, après l'âge de quarante ans. Elle débute par des douleurs dans les membres soit spontanées, soit provoquées ; puis apparaissent des nodules lipomateux ; les membres se tuméfient ; les extrémités sont toujours respectées ; l'asthénie et les troubles psychiques viennent compléter le syndrome.

Dans la *neuro-fibro-lipomatose ou maladie de Recklinghausen* (voir p. 436), le système nerveux est envahi par de petites tumeurs de nature conjonctive et disséminées dans les téguments le long des nerfs.

Le *trophœdème chronique* est caractérisé par un œdème dur, blanc, indolore, à répartitions segmentaires sur les membres (H. Meige) ; il est soit congénital, soit acquis à l'âge de la puberté ; il est quelquefois héréditaire ou familial. Il siège généralement aux membres inférieurs, respecte plus ou moins le pied et s'arrête à la partie supérieure des cuisses. Le trophœdème chronique peut apparaître chez les femmes qui ont subi l'ovariotomie double.

Dans le *myxœdème* (voir p. 504), affection relevant d'une insuffisance thyroïdienne, la peau est flasque, infiltrée, résistante et élastique (faux œdème) ; l'insuffisance thyroïdienne détermine, en même temps que des troubles organiques, des troubles mentaux (1).

### VIII. — **Des altérations du sang dans les affections nerveuses.**

a) *Toxicité du sérum.* — Dans la paralysie générale, la toxicité est très élevée dans les périodes d'excitation et très diminuée dans les périodes de calme.

Les plus grandes divergences d'opinion existent au sujet de la toxicité du sang chez les épileptiques ; pour les uns le sérum des épileptiques est moins toxique que celui des sujets sains (d'Abundo, Mairet et Vires) ; pour d'autres il serait plus toxique (Regis, Chevalier Lavaure, Massini, Cololian).

b) *Changements dans la formule des éléments figurés.* — Achard et Lœper ont trouvé une légère hyperleucocytose avec mononucléose dans quelques cas de sclérose en plaques et de méningite chronique.

Dans la chorée, la seule modification du sang est une éosinophilie parfois considérable.

Dans le tabes, Pardo signale de la leucocytose treize

(1) Voir L. Marchand, *Manuel de Médecine mentale*, Doin, éd., p. 369.

fois sur 86 cas, et la formule hématique se rapprocherait de celle de la leucémie myélogène ; par contre, Sabrazès et Mathis n'ont trouvé dans cette maladie que de très légères modifications des éléments du sang.

Dans la paralysie générale, Sicard a trouvé de la polynucléose, Achard et Lœper de la mononucléose, Sabrazès et Mathis une légère polynucléose avec une augmentation inconstante des éosinophiles. Klippel et Lefas ont trouvé dans certains cas de paralysie générale des hématies nucléées ; ils ont également observé une légère polynucléose au début de la maladie.

Dans l'épilepsie, on constate après la crise de la polynucléose.

Dans l'hémiplégie, on a constaté de l'hyperglobulie du côté paralysé.

L'anémie que l'on rencontre au cours de la paralysie générale et des névroses n'a rien de caractéristique ; elle est en rapport avec la nutrition insuffisante des malades. Dans la chorée, elle existe souvent, mais elle n'est grave que dans les cas où elle détermine des complications.

## § IX. — Modifications de la température d'origine nerveuse.

Au cours des affections nerveuses, on peut observer soit l'hyperthermie, soit l'hypothermie.

L'hyperthermie peut relever d'une inflammation, d'une intoxication, ou être due à l'irritation mécanique du système nerveux.

L'hyperthermie due à l'inflammation se rencontre dans les méningites aiguës, les encéphalites aiguës, les myélites aiguës, les polynévrites ; elle marque la période initiale de la paralysie infantile.

Dans l'urémie convulsive et le tétanos, l'hyperthermie paraît due à la fois aux convulsions et aux toxines agissant sur le système nerveux.

L'hyperthermie d'origine nerveuse se rencontre dans les traumatismes cérébraux et médullaires, dans l'hémorrhagie méningée, dans l'apoplexie cérébrale (hémorrhagie cérébrale), dans le ramollissement cérébral, dans les attaques apoplectiformes (paralysie générale, tumeurs cérébrales, tabes).

L'accès épileptique s'accompagne d'une élévation de température de quelques dixièmes de degré ; dans l'état de mal épileptique, la température s'élève souvent à 40° et au-dessus. Les accès de fièvre sont fréquents dans le goitre exophtalmique. On tend aujourd'hui à ne plus admettre la fièvre hystérique. Quand la fièvre éclate chez une hystérique, elle est due à une lésion organique qui peut être très légère, mais n'en est pas moins la cause.

L'hypothermie peut se rencontrer au cours et surtout à la période terminale de la paralysie générale et du tabes ; elle est d'un pronostic très grave. Dans l'hémorrhagie méningée, dans l'hémorrhagie cérébrale, l'hyperthermie est précédée d'une phase d'hypothermie.

Les troubles de la température peuvent être localisés. Dans l'hémiplégie, on constate parfois une légère hypothermie du côté paralysé. Les lésions pédonculaires, protubérantielles ou bulbaires déterminent souvent une thermo et vaso-asymétrie.

Dans les névrites, on peut constater un abaissement de la température des régions atteintes.

L'œdème bleu hystérique s'accompagne de refroidissement de la main œdématiée. Dans les lésions du sympathique cervical, la joue et l'oreille du côté correspondant sont atteintes de rougeur et d'une légère élévation de la température (voir syndrome du sympathique cervical, p. 133).

## § X. — Liquide céphalo-rachidien.

**1° Technique de la ponction lombaire.** — L'instrumentation comprend une seringue de Pravaz et une aiguille terminée en biseau, ayant 8 centimètres de longueur, 1 millimètre de diamètre extérieur, 6 dixièmes de millimètre de diamètre intérieur. Préparer un tube à essai stérilisé ; l'aiguille et la seringue de Pravaz seront également stérilisées. Nettoyer et aseptiser la région lombaire.

Le lieu d'élection de la piqûre est l'espace compris entre la quatrième et la cinquième vertèbre lombaire. Pour trouver ce point, réunir par une ligne transversale le sommet des deux crêtes iliaques ; cette ligne coupe la colonne vertébrale au niveau de l'apophyse de la quatrième vertèbre lombaire. Avec le doigt rechercher en descendant la dépression qui sépare cette crête de celle de la cinquième vertèbre lombaire. A un centimètre et demi de la ligne médiane, à gauche ou à droite, enfoncer l'aiguille perpendiculairement et légèrement en dedans. Traverser la peau, l'aponévrose lombaire, les muscles sacro-lombaires, les ligaments vertébraux, les méninges. Au moment de traverser les ligaments vertébraux, l'opérateur éprouve une légère résistance qui est facilement vaincue ; il a ensuite la sensation que l'extrémité de l'aiguille est libre dans une cavité. Le liquide s'échappe au bout de quelques secondes.

Le malade peut être ponctionné assis sur une chaise ou mieux couché dans la position dite en chien de fusil.

Si la ponction reste blanche, il s'agit soit d'une mauvaise direction donnée à l'aiguille, soit d'une obstruction de sa lumière. Dans ce dernier cas, il suffit ou de retirer légèrement l'aiguille ou d'aspirer le liquide au moyen de la seringue de Pravaz.

Quelquefois il s'écoule d'abord du sang par l'aiguille et le liquide devient limpide ensuite. On attendra toujours, pour recueillir le liquide, que celui-ci ne soit plus teinté de sang.

Récolter 6 à 8 centimètres cubes de liquide environ dans le tube à essai et le fermer immédiatement aseptiquement.

Retirer l'aiguille vivement et panser au collodion.

Maintenir le malade couché pendant plusieurs heures après l'opération. Il se produit souvent un peu de céphalée et quelquefois des nausées ou des vomissements sans gravité, du ralentissement du pouls. Certains auteurs recommandent de laisser le malade au lit pendant 24 heures, car dans la position debout le liquide tend à s'épancher dans l'espace épidural ; des accidents peuvent survenir (Sicard). Dans les cas de néoplasie cérébrale mettre la tête plus basse que les pieds pour éviter la mort subite.

On notera ensuite si le liquide s'est écoulé rapidement, goutte à goutte ou en jet (pression du liquide), s'il est louche (pus), jaunâtre (foyer hémorrhagique du névraxe, ictère chronique) ou franchement hémorrhagique. Dans ce dernier cas, le sang provient souvent de la piqûre d'un vaisseau au moment même de l'opération. Pour préciser ce point, on se basera sur le fait suivant : le sang après centrifugation s'accumule au fond du tube et le liquide sus-jacent reste clair, si l'hémorrhagie a eu lieu au moment de la ponction ; le liquide sus-jacent est teinté en jaune après centrifugation si le sang provient d'une hémorrhagie du névraxe.

2° **Recherche de l'albumine.** — Le procédé le plus simple est celui d'Esbach pour les urines. On procède de la même façon qu'avec les urines. A l'état normal, le liquide céphalo-rachidien contient au maximum 0,50 centigrammes d'albumine par litre.

En chauffant le liquide céphalo-rachidien dans un tube à essai, on peut se rendre compte, d'après le trouble produit, s'il y a ou non augmentation notable de la quantité d'albumine.

3° **Cytodiagnostic.** — Centrifuger pendant dix minutes 6 centimètres cubes environ de liquide avec un centrifugeur faisant 2.000 à 3.000 tours à la minute. Décanter le liquide complètement et redresser le tube. Au moyen d'une pipette effilée, aspirer le culot et le déposer par gouttelettes sur des lames. Dessécher les lames à l'étuve à 37°. Fixer les éléments en déposant sur les lames un mélange d'alcool absolu et d'éther à parties égales pendant 10 minutes. Laver à l'eau. Au lieu de fixer à l'alcool-éther, on peut employer la chaleur. Colorer quelques lames au bleu d'Unna ou au triacide d'Erlich et les autres à l'hématoxyline éosine.

La préparation étant montée, on compte avec l'objectif à immersion les éléments en les classant par variétés de cellules (lymphocytes polynucléaires, polynucléaires basophiles, polynucléaires éosinophiles, grands mononucléaires). Quand on a numéré plusieurs centaines de cellules, on établit le rapport des différents éléments. On a ainsi la *formule leucocytaire.* A l'état normal, les lymphocytes contenus dans le liquide céphalo-rachidien sont en très petit nombre.

4° **Perméabilité méningée.** — L'examen de la perméabilité méningée peut rendre quelques services en clinique. A l'état normal, les iodures absorbés par la voie digestive ne passent pas dans le liquide céphalo-rachidien ; on a constaté que dans les méningites tuberculeuses, les méninges devenaient perméables pour ces sels : on peut encore rechercher la perméabilité méningée en injectant sous la peau 0,30 centigr. d'iodure de potassium et en recherchant ce sel dans le liquide céphalo-rachidien.

### MODIFICATIONS DU LIQUIDE CÉPHALO-RACHIDIEN.

Le liquide céphalo-rachidien est trouble et même franchement puriforme dans les méningites aiguës. Dans les hémorrhagies du névraxe ou des méninges, il a une coloration rouge ou ambrée (chromo-diagnostic) ; dans l'ictère, une coloration jaune.

On constate une augmentation de la quantité d'albumine totale dans les méningites aiguës (deux à cinq grammes par litre), dans la paralysie générale (un à deux grammes par litre).

On a trouvé de la choline dans le liquide céphalo-rachidien des épileptiques, des tabétiques, des paralytiques généraux.

Dans les méningites, on trouve des microbes dans le liquide céphalo-rachidien (bacilles tuberculeux, méningocoques de Weichselbaum, pneumocoques, streptocoques, staphylocoques, coli-bacilles, etc.). On a trouvé des trypanosomes dans le liquide céphalo-rachidien des sujets atteints de la maladie du sommeil. On ne trouve pas le spirochœte de Schaudinn (treponema pallidum) ou microbe de la syphilis dans le liquide céphalo-rachidien des paralytiques généraux et des tabétiques, malades atteints si souvent de syphilis.

La lymphocytose du liquide céphalo-rachidien s'observe dans la méningite tuberculeuse, la paralysie générale, le tabes, les lésions syphilitiques du névraxe. On l'a notée dans quelques cas de ramollissement cérébral, de tumeurs cérébrales, dans le zona (inflammation des racines rachidiennes), dans les méningites subaiguës. La polynucléose se rencontre surtout dans les méningites aiguës cérébro-spinales.

---

# LIVRE II

# MALADIES DU SYSTÈME NERVEUX

## CHAPITRE I

### CLASSIFICATION DES MALADIES NERVEUSES

Une classification des maladies nerveuses basée sur l'anatomie pathologique seule est impossible à l'heure actuelle. Nos connaissances sont encore trop imparfaites. Si une première division peut être basée sur ce fait que les différentes lésions connues du système nerveux peuvent être dues à des troubles vasculaires, à des troubles inflammatoires, à l'envahissement du parenchyme nerveux par un néoplasme, on est obligé de recourir ensuite tantôt à l'étiologie, tantôt à l'évolution de l'affection, tantôt à la localisation des lésions pour classer les différents syndromes. Quant aux dystrophies nerveuses et aux névroses, aucune classification ne peut encore être établie.

- **MALADIES DES MÉNINGES**
  - cérébrales
    - Troubles vasculaires.
      - Hémorrhagies méningées.
      - Thrombose des sinus cérébraux.
    - Troubles inflammatoires.
      - Méningite cérébrale aiguë.
      - Méningite cérébro-spinale épidémique.
      - Méningite tuberculeuse.
      - Pachyméningites cérébrales chroniques.
    - Tumeurs.
  - spinales
    - Troubles vasculaires
      - Hémorrhagies méningées ou hématorachis.
    - Troubles inflammatoires.
      - Méningites spinales aiguës.
      - Méningites spinales chroniques.

- **MALADIES DU CERVEAU.**
  - Troubles vasculaires. . . .
    - Anémie cérébrale.
    - Congestion cérébrale.
    - Hémorrhagie cérébrale
    - Ramollissement cérébral.
    - Paralysie pseudo-bulbaire.
  - Troubles inflammatoires.
    - Encéphalites aiguës.
    - Encéphalites chroniques.
    - Méningo-encéphalite diffuse subaiguë (paralysie générale).
    - Syphilis cérébrale.
  - Tumeurs.

- **MALADIES DU CERVELET.**
  - Troubles vasculaires . . .
    - Hémorrhagie du cervelet.
    - Ramollissement du cervelet.
  - Troubles inflammatoires.
    - Atrophie scléreuse du cervelet.
    - Syphilis cérébelleuse.
  - Tumeurs.

- **MALADIES DES PÉDONCULES CÉRÉBRAUX.**
  - Troubles vasculaires. . . .
    - Hémorrhagie.
    - Ramollissement.
  - Troubles dégénératifs. . .
    - Polioencéphalite supérieure. . .
      - aiguë.
      - chronique.
  - Tumeurs.

- **MALADIES DE LA PROTUBÉRANCE.**
  - Troubles vasculaires . . .
    - Hémorrhagie
    - Ramollissement.
  - Troubles inflammatoires.
    - Polioencéphalite supérieure. . .
      - aiguë.
      - chronique.
  - Tumeurs.

- MALADIES DU BULBE.
  - Troubles vasculaires. . . .
    - Hémorrhagie.
    - Ramollissement.
  - Troubles inflammatoires
    - Myélite bulbaire aiguë
  - Troubles dégénératifs. . .
    - Polioencéphalite supérieure chronique.
    - Polioencéphalite inférieure chronique.
    - Syphilis bulbo-protubérantielle.
  - Tumeurs.
- MALADIES DE LA MOELLE.
  - Troubles vasculaires. . . .
    - Hémorrhagie.
    - Ramollissement.
  - Troubles inflammatoires
    - Myélites diffuses.
      - Myélite aiguë diffuse.
      - Myélite chronique diffuse.
      - Sclérose en plaques.
    - Myélites systématisées.
      - Poliomyélites antérieures.
        - a) Paralysie infantile spinale.
        - b) Paralysie spinale de l'adulte.
      - Paralysie ascendante aiguë.
      - Sclérose latérale amyotrophique.
      - Tabes dorsal. .
      - Maladie de Friedreich.
      - Sclérose combinée.
      - Syringomyélie.
  - Tumeurs.
- MALADIES DES RACINES MÉDULLAIRES.
  - Troubles inflammatoires.
    - Radiculite.
    - Zona.
- MALADIES DES NERFS.
  - Troubles inflammatoires
    - Névrites.
    - Névralgies.
  - Tumeurs (Maladie de Recklinghausen).

| | |
|---|---|
| TROUBLES DE NUTRITION DES MUSCLES (AMYOTROPHIES). | Atrophies myopathiques.<br>Atrophies neuropathiques.<br>*a*) Atrophie musculaire progressive (type Aran Duchenne).<br>*b*) Atrophie type Werdnig-Hoffmann.<br>*c*) Amyotrophie type Charcot-Marie.<br>*d*) Névrite interstitielle hypertrophique. |
| NÉVROSES. | Neurasthénie.<br>Epilepsie.<br>Hystérie.<br>Migraine.<br>Goitre exophtalmique.<br>Chorée de Sydenham.<br>Myoclonies ; chorées fausses électriques.<br>Paralysie agitante (maladie de Parkinson).<br>Tétanie.<br>Maladie de Thomsen.<br>Spasmes fonctionnels.<br>Tics. |
| DYSTROPHIES NERVEUSES. | Acromégalie.<br>Crétinisme.<br>Myxœdème. |
| MALADIES INFECTIEUSES A SYMPTOMES NERVEUX PRÉDOMINANTS. | Tétanos.<br>Rage.<br>Lèpre. |

# CHAPITRE II

## MALADIES DES MÉNINGES CÉRÉBRALES

### ARTICLE I

### Hémorrhagie méningée.

On donne encore aux hémorrhagies méningées les noms d'*apoplexies méningées ou de méningorrhagies*. On appelle hémorrhagie méningée tout épanchement de sang à la surface ou dans l'épaisseur de l'une quelconque des membranes d'enveloppe de l'encéphale. L'hémorrhagie peut être extra-dure-mérienne, intra-dure-mérienne, sus-arachnoïdienne, sous-arachnoïdienne.

L'hémorrhagie méningée peut être secondaire (voir pachyméningite cérébrale, p. 285) ou primitive.

1° **Hémorrhagie extra-dure-mérienne.** — L'hémorrhagie se fait entre la surface externe de la dure-mère et la face interne des os du crâne ; elle est due ordinairement à la lésion de l'artère méningée moyenne.

*Etiologie.* — Les traumatismes craniens, l'accouchement (céphalématome), les lésions vasculaires en sont les principales causes.

*Symptômes.* — L'hémorrhagie peut ne déterminer

que des troubles insignifiants quand l'épanchement est peu considérable. Ordinairement on constate des phénomènes paralytiques, parétiques ou convulsifs, suivant l'endroit comprimé du cortex.

2° **Hémorrhagie intra-dure-mérienne.** — Elle se traduit par les mêmes symptômes que l'hémorrhagie extra dure-mérienne.

3° **Hémorrhagie sus-arachnoïdienne.** — Elle se rencontre dans la pachyméningite cérébrale (p. 285). Elle est fréquente chez le nouveau-né à la suite des accouchements laborieux, de l'application du forceps ; le tiraillement des méninges dû au chevauchement des os du crâne détermine des ruptures vasculaires.

*Symptômes.* — L'enfant est en état de mort apparente ou de somnolence ; des accès convulsifs, des vomissements, de la dyspnée apparaissent. L'affection se termine habituellement par la mort.

Chez l'adulte, l'hémorrhagie sus-arachnoïdienne survient à la suite des traumatismes violents du crâne, dans les affections s'accompagnant de lésions vasculaires.

*Symptômes.* — Un ictus apoplectiforme ouvre la scène ; puis surviennent des contractures, des convulsions, des paralysies quelquefois éphémères ; on peut constater de la raideur de la nuque, le signe de Kernig (voir p. 153), le ralentissement du pouls, des vomissements. Le liquide céphalo-rachidien a une couleur rosée. La mort est la terminaison ordinaire dans les grands épanchements.

4° **Hémorrhagie sous-arachnoïdienne.** — Elle peut siéger entre la pie-mère et la substance cérébrale, dans les espaces sous-arachnoïdiens, dans l'épaisseur de la pie-mère. Elle est due à la rupture d'une artère ou d'un sinus. Toutes les lésions vasculaires favorisent l'hémorrhagie. Les hémorrhagies sous-arachnoïdiennes se rencontrent fréquemment chez les épileptiques en état de mal.

L'hémorrhagie méningée est dite *méningée pure* quand l'épanchement sanguin n'altère pas le tissu cérébral, et *méningo-cérébrale* quand l'hémorrhagie produit une légère attrition de la substance cérébrale sous-méningée.

L'hémorrhagie sous-arachnoïdienne peut se rencontrer chez de jeunes sujets ; elle est fréquente chez les néphro-scléreux, chez les syphilitiques.

*Symptômes.* — Les symptômes sont les mêmes que ceux de l'hémorrhagie sus-arachnoïdienne. Au début des accidents, on peut observer un abaissement de la température suivi bientôt d'une élévation de la température. Le liquide céphalo-rachidien (ponction lombaire, voir p. 264) présente souvent une coloration jaune ocre ou rosée.

Le diagnostic de l'hémorrhagie méningée avec le ramollissement cérébral et l'hémorrhagie cérébrale est le plus souvent impossible. Dans le ramollissement cérébral, le liquide céphalo-rachidien est incolore. L'hémorrhagie méningée diffère de la méningite cérébro-spinale par son début brusque.

Le pronostic est plus grave dans les hémorrhagies cérébro-méningées que dans les hémorrhagies méningées pures.

*Traitement.* — Même traitement que l'hémorrhagie cérébrale (voir p. 296). Les ponctions lombaires répétées permettent l'épuisement de l'épanchement hématique et sont souvent suivies d'une amélioration rapide des symptômes. Traitement de la diathèse.

ARTICLE II

## Thrombose des sinus cérébraux.

*Etiologie.* — Ordinairement, la thrombose est secondaire à la phlébite des sinus. On la rencontre dans la chlorose, le cancer, la tuberculose, l'athrepsie, les maladies infectieuses. Les lésions inflammatoires de la dure-mère, du crâne, de la face peuvent en être la cause.

*Symptômes.* — Ils consistent en céphalalgie, délire, coma, contractures ou convulsions, raideur de la nuque, trismus.

Chez l'enfant, la thrombose du sinus longitudinal supérieur s'accompagne de la distension de la fontanelle antérieure, de la dilatation des sinus du crâne, de cyanose, d'épistaxis. La thrombose d'un des sinus transverses détermine un affaissement des veines jugulaires du même côté. La thrombose d'un des sinus caverneux se traduit par la stase de la veine ophtalmique, d'où exophtalmie, œdème des paupières et de la rétine, faiblesse de la vue.

Le pronostic de la thrombose des sinus cérébraux est grave.

*Traitement.* — Le traitement est purement symptomatique.

ARTICLE III

## Méningite cérébrale aiguë (non tuberculeuse).

On donne le nom de méningite aiguë à l'inflammation aiguë de l'arachnoïde et de la pie-mère (*leptoméningite*). L'écorce cérébrale sous-jacente est souvent atteinte d'encéphalite (méningo-corticalite aiguë).

*Etiologie.* — La méningite aiguë est due à une infection microbienne L'infection peut être due à une inoculation directe ou à la propagation des germes d'une infection quelconque de l'organisme (lésions des fosses nasales, de l'oreille interne, de l'orbite, maladies infectieuses, syphilis); ordinairement, l'infection se fait par la voie sanguine. Le refroidissement, les traumatismes craniens, le surmenage intellectuel, les intoxications sont des causes prédisposantes. La méningite aiguë apparaît souvent chez des sujets ayant une hérédité névropathique.

*Anatomie pathologique.* — Les principales lésions sont l'hyperémie des méninges, des exsudats jaunâtres, l'hydrocéphalie des ventricules latéraux, un léger degré d'encéphalite. Les microbes que l'on rencontre le plus fréquemment sont le pneumocoque et le méningocoque, le streptocoque, le colibacille, le bacille typhique.

*Symptômes.* — Le début de la méningite aiguë est brusque ou insidieux. Quand il est insidieux, le sujet se plaint pendant quelques jours de maux de tête, de vertiges, de troubles digestifs. Quand le début est brusque, la malade présente de la fièvre, des maux de tête, et immédiatement apparaissent les symptômes principaux de l'affection.

Le sujet est atteint de céphalalgie intense, de vomissements dits « cérébraux » (voir p. 244), de constipation opiniâtre (*trépied méningitique*). Le ventre est creusé en bateau. La fièvre est élevée ; le visage est congestionné ; les contractures font rarement défaut ; la contracture de la nuque, la contracture des mâchoires (trismus) sont les plus communes. Quand la contracture des muscles du dos est très prononcée, le corps est arqué en arrière (*opistothonos*). Dans les autres régions de l'organisme, les contractures sont surtout fugaces et mobiles ; elles frappent aujourd'hui un membre, demain les muscles oculaires ; le myosis est fréquent. On peut observer de la dysphagie. Chez les enfants, les convulsions sont communes; comme les paralysies, elles portent sur un membre, la face, une moitié du corps ; elles peuvent être généralisées.

Le signe de Kernig (voir p. 153) est fréquent et indique la participation des méninges rachidiennes à l'inflammation.

Les réflexes sont généralement exagérés; l'hyperesthésie sensorielle est la règle (photophobie). Les troubles vaso-moteurs consistent en alternatives de rougeur et de pâleur. On constate la « raie méningitique » de Trousseau (voir p. 240).

Le malade prend généralement la position dite « en chien de fusil ».

Le liquide céphalo-rachidien, dès cette période, présente les modifications suivantes : le taux de l'albumine atteint deux à quatre grammes par litre ; la polynucléose est très accusée. On y décèle les microbes pathogènes.

On a appelé cette phase de la maladie la *période d'excitation* ; elle est en effet caractérisée par l'exagération des réactions motrices et psychiques. Le malade présente souvent une agitation violente, du délire, des hallucinations et des illusions. Cette période a une durée de trois à quatre jours.

La deuxième période ou *période de dépression* survient progressivement. Les membres antérieurement contracturés ou convulsés sont paralysés ; les sphincters sont paralysés; la fièvre est très élevée et le pouls très lent (fièvre dissociée). Le sujet est dans un état de torpeur intellectuelle; il pousse de temps en temps des cris plaintifs (cris hydrencéphaliques). Des phénomènes bulbaires apparaissent (respiration de Cheyne-Stokes, voir p. 242) et le malade meurt asphyxié.

L'évolution des méningites aiguës est souvent très rapide; elle est d'une semaine environ.

Chez les enfants, les convulsions généralisées sont fréquentes et dominent le tableau morbide.

Chez le vieillard, les symptômes sont atténués.

*Diagnostic.* — On ne confondra pas la méningite aiguë avec le méningisme. Le *méningisme* désigne un ensemble de symptômes provoqués par un état de souffrance des méninges et du cortex. Il apparaît dans les troubles circulatoires de ces membranes; on le rencontre également dans les infections, les intoxications; il peut être d'origine réflexe (hystérie). Le méningisme ne désigne nullement l'inflammation des méninges.

Les abcès du cerveau simulent souvent la méningite aiguë. Le diagnostic avec la fièvre typhoïde, l'urémie, le rhumatisme cérébral, le delirium tremens, le tétanos, peut présenter des difficultés

Le diagnostic de l'agent microbien peut se faire par la culture du liquide céphalo-rachidien. Le diagnostic avec la méningite tuberculeuse sera fait plus loin (voir p. 284).

*Traitement.* — Le moyen d'action le plus efficace consiste en l'emploi des bains chauds (méthode d'Aufrecht) et de la ponction lombaire.

1° Les bains seront donnés à la température de 38° à

40°, une ou deux fois dans les 24 heures ; la durée du bain est de quinze à vingt minutes. Application de glace sur la tête pendant toute la durée du bain.

L'effet de la balnéation est immédiat ; les malades reprennent connaissance ; les symptômes d'excitation diminuent ou disparaissent ; il en est de même de la céphalée. Un sommeil tranquille et parfois prolongé survient fréquemment aussitôt après le bain.

Les autres symptômes de la méningite aiguë, tels que la température, les vomissements, la raideur de la nuque, ne sont pas influencés par la balnéation d'une façon constante. Ce traitement se montre d'autant plus efficace qu'il a été commencé dès le début de la maladie.

2° La ponction lombaire diminue la céphalalgie, les contractures. Elle doit être souvent répétée. Il ne faut pas enlever à la fois plus de 12 centimètres cubes de liquide céphalo-rachidien. Le liquide prélevé devient moins purulent à chaque ponction.

3° Application de glace sur la tête. Repos complet dans l'obscurité et le silence.

4° Le traitement médicamenteux consiste à donner des toniques du cœur, des laxatifs et principalement du calomel. Pas de narcotiques.

5° On devra toujours tenter le traitement antisyphilitique. Les frictions à l'onguent napolitain avec gros comme une noisette de cette pommade, au niveau de l'aine, alternativement d'un côté et de l'autre, n'ont aucun inconvénient ; elles sont efficaces quand la méningite est d'origine syphilitique.

Quelques auteurs ont préconisé récemment l'injection intraveineuse et même l'injection intrarachidienne de collargol (2 à 4 centigrammes).

## ARTICLE IV

### Méningite cérébro-spinale épidémique.

*Etiologie.* — La méningite cérébro-spinale épidémique diffère surtout des méningites aiguës par son caractère épidémique (casernes, collèges). Les agents pathogènes peuvent être les mêmes que ceux des méningites aiguës ; dans certaines épidémies, on a découvert des microbes particuliers : le méningocoque de Weichselbaum (microbe ressemblant au pneumocoque), et un diplocoque encapsulé se rapprochant du gonocoque.

*Symptômes.* — Le malade se plaint de frissons, de courbature, de céphalalgie, de rachialgie. La fièvre atteint généralement 40° ; des vomissements du type cérébral ne tardent pas à apparaître ; les douleurs du rachis et de la nuque augmentent et le malade ne peut plus bouger sans éprouver de vives douleurs. Le signe de Kernig est fréquent. Le malade est couché dans la position dite « en chien de fusil ». On constate l'hyperesthésie de la sensibilité générale, des sensibilités auditive et visuelle ; les troubles pupillaires, le strabisme sont fréquents. La constipation est opiniâtre. Dès cette période apparaissent des paralysies mobiles et fugaces (hémiplégie, monoplégies, paralysies oculaires), des convulsions localisées ou généralisées. Le pouls, au cours de l'affection, présente des modifications importantes ; il est tantôt rapide, tantôt ralenti. Des troubles délirants peuvent apparaître, le liquide céphalo-rachidien contient de nombreux polynucléaires. A cette période, la méningite cérébro-spinale peut guérir ; les différents symptômes s'amendent. Si l'issue doit être fatale, la température reste très élevée et atteint 41° ; la respiration et le pouls deviennent irréguliers.

La durée de l'affection est de quelques jours ; on a décrit une forme foudroyante dans laquelle la mort survient en quelques heures.

*Diagnostic.* — Le diagnostic avec la méningite aiguë est facile quand les symptômes éclatent au cours d'une épidémie. Quand la méningite cérébro-spinale évolue à l'état sporadique, son diagnostic se confond avec celui de la méningite aiguë.

*Traitement.* — Il est le même que celui de la méningite aiguë.

## ARTICLE V

### Méningite tuberculeuse.

La tuberculose des méninges peut revêtir trois formes : 1° le tubercule méningé (voir tumeurs cérébrales, p. 344) ; 2° la granulie méningée, qui n'est qu'une localisation de la tuberculose miliaire aiguë et qui passe souvent inaperçue ; 3° l'infection tuberculeuse des méninges, tuberculose locale suppurée ; le nom de méningite tuberculeuse doit être réservé à cette dernière forme.

*Etiologie.* — La méningite tuberculeuse est fréquente chez l'adulte, mais elle se rencontre surtout chez l'enfant de deux à cinq ans. La méningite tuberculeuse n'est pas primitive ; elle est la conséquence de la tuberculose d'un organe et souvent d'une tuberculose pulmonaire au début (*loi de Louis*). L'hérédité névropathique et l'hérédité tuberculeuse sont des causes prédisposantes.

*Anatomie pathologique.* — Les lésions prédominent à la base; on observe un exsudat séro et fibrino-purulent le long des artères et principalement de la sylvienne, des granulations tuberculeuses disséminées sur les artérioles pie-mériennes dans l'adventice des vaisseaux. Le cerveau est congestionné. Les vaisseaux pie-mériens sont atteints de périartérite et d'endartérite. On constate des adhérences méningo-corticales, de l'encéphalite interstitielle, des foyers de ramollissement cérébral et des hémorrhagies capillaires. Les ventricules sont dilatés (hydrocéphalie aiguë).

*Symptômes.* — On divise la marche de la méningite tuberculeuse en quatre périodes :

1° Période *prodromique.* — Les symptômes consistent en inappétence, asthénie, amaigrissement, modifications du caractère, maux de tête, vomissements; on peut constater des inégalités du pouls. Cette période est insidieuse et peut durer plusieurs semaines, quelquefois plusieurs mois.

2° Période *d'excitation.* — La céphalalgie est violente ; les vomissements revêtent le type cérébral (voir p. 244); les nausées, la constipation, sont constantes. Le ventre est en bateau ; la fièvre oscille entre 38° et 39°. Le pouls est rapide, quelquefois ralenti (fièvre dissociée). Souvent on note un délire calme ; le malade pousse des cris plaintifs (cris hydrencéphaliques) ; il se tient couché dans la position « en chien de fusil ». Des convulsions partielles, du strabisme, des contractures apparaissent. On constate de la raideur de la nuque, de l'hyperesthésie sensorielle, des troubles vaso-moteurs (raie méningitique). Les pupilles sont inégales ; la papille est œdématiée ; on peut noter du nystagmus, du myosis. A l'examen du liquide céphalo-rachidien on constate une augmentation de la quantité d'albumine et une lymphocytose abondante (mononucléose).

3° Période d'*oscillation*. — Elle est caractérisée par l'alternance des phénomènes d'excitation et de dépression. La température est souvent moins élevée.

4° Période de *paralysie*. — La torpeur intellectuelle est constante. Des paralysies fugaces ou permanentes (hémiplégie, monoplégies, ptosis, aphasie, paralysie faciale), des troubles bulbaires dominent la scène morbide. Le sujet meurt par asphyxie.

L'évolution de la méningite tuberculeuse est subaiguë ; sa durée est d'environ trois semaines. On peut observer des rémissions plus ou moins longues ; mais l'affection se termine toujours par la mort.

*Diagnostic*. — On ne confondra pas la méningite tuberculeuse avec le méningisme (voir p. 279) avec les formes cérébrales des maladies aiguës (fièvre typhoïde, grippe, rhumatisme cérébral). Le diagnostic avec les méningites aiguës non tuberculeuses repose sur l'évolution plus lente de la maladie, l'invasion moins soudaine, la fièvre moins vive, le délire plus calme ; on constate de plus l'altération tuberculeuse d'un organe et l'hérédité tuberculeuse. Enfin, dans la méningite tuberculeuse, on observe de la lymphocytose (mononucléose) du liquide céphalo-rachidien, tandis que l'on constate de la polynucléose dans les méningites aiguës.

*Pronostic*. — Le pronostic est grave.

*Traitement*. — Même traitement que la méningite aiguë. Les bains chauds cependant ne seront pas ordonnés.

Les ponctions lombaires répétées peuvent avoir une action palliative dans les cas où il existe des signes de compression cérébrale.

## ARTICLE VI

## Pachyméningites cérébrales chroniques.

On donne le nom de pachyméningite chronique à l'inflammation chronique de la dure-mère. On divise les pachyméningites chroniques en interne et externe, suivant que les lésions inflammatoires siègent à la face interne ou à la face externe de la méninge.

1° **Pachyméningite interne.** — Elle est encore appelée *pachyméningite hémorrhagique* ou *hématome de la dure-mère*; l'hémorrhagie méningée est si fréquente au cours de cette affection qu'elle n'en forme qu'un épisode.

*Etiologie.* — L'alcoolisme est une des causes les plus fréquentes de la pachyméningite interne; cette affection se rencontre encore chez les aliénés, les déments et les paralytiques généraux.

*Anatomie pathologique.* — Les néo-membranes sont situées à la face interne de la dure-mère; elles sont localisées surtout de chaque côté de la faux du cerveau au niveau des branches de l'artère méningée moyenne. Les vaisseaux sont friables. Leur rupture donne lieu à l'hématome.

*Symptômes.* — A la première période de la maladie correspond la formation des fausses membranes; les symptômes sont peu précis; le sujet se plaint de céphalalgie, de troubles de la mémoire, de vertiges. La deuxième période est caractérisée par la production de l'hématome. Le malade est atteint d'un ou plusieurs ictus lents et graduels, de torpeur intellectuelle; les pupilles sont en myosis. Des contractures et des paralysies apparaissent. Elles sont souvent intermittentes et dépendent du siège de l'hématome.

La durée de la maladie est très variable.

*Diagnostic.* — Le diagnostic avec la syphilis cérébrale, l'hémorrhagie et le ramollissement cérébral, la méningite tuberculeuse, la paralysie générale peut présenter des difficultés.

*Traitement.* — Le traitement est purement symptomatique; on tentera le traitement syphilitique.

2° **Pachyméningite externe** — L'inflammation siège à la partie externe de la dure-mère et ne s'accompagne pas généralement d'hémorrhagies secondaires. Elle peut faire suite à toutes les altérations des os du crâne; elle n'a pas de symptomatologie propre.

ARTICLE VII

**Tumeurs des méninges cérébrales.**

Leur description se confond avec celle des tumeurs cérébrales (voir p. 344).

# CHAPITRE III

## MALADIES DES MÉNINGES SPINALES

### ARTICLE Ier

### Hémorrhagie méningée spinale ou hématorachis.

Le début est brusque ou marqué par un traumatisme méningé (plaie par arme à feu, par instrument tranchant) ; les symptômes diffèrent suivant l'étage médullaire lésé (voir p. 19 et 131) ; les douleurs sont violentes ; leur localisation varie suivant les racines sensitives irritées ou comprimées. On ne constate pas de fièvre. Le liquide céphalo-rachidien contient des globules sanguins.

### ARTICLE II

### Méningites spinales aiguës.

*Étiologie.* — Elles résultent d'une infection microbienne déterminée soit par des lésions de voisinage (abcès du rocher, pleurésie purulente, eschares sacrées), soit par une plaie pénétrante, soit par une maladie générale infectieuse. On y rencontre les mêmes microbes que dans les méningites aiguës cérébrales ; elles sont souvent secondaires à ces dernières.

*Anatomie pathologique.* — L'arachnoïde et la pie-mère sont seules lésées. L'exsudat purulent est surtout situé à la face dorsale des méninges. Les racines et la moelle sont souvent infiltrées de noyaux inflammatoires (myélite marginale).

*Symptômes.* — Les douleurs rachialgiques et la fièvre sont les symptômes du début. Les douleurs s'irradient sur les côtés du thorax et vers les extrémités ; la contracture des membres peut s'accompagner d'un véritable opisthotonos ; le *signe de Kernig* (contracture de flexion crurale) est constant. Il se recherche de la façon suivante : le malade étant couché horizontalement, les jambes restent étendues sur le lit : si on fait asseoir le malade sur son lit, les jambes se fléchissent. En pressant sur les genoux, on détermine de la douleur et on ne peut que difficilement ramener les jambes dans l'extension.

Les autres symptômes sont : l'hyperesthésie cutanée, l'hyperalgésie, la diminution des réflexes tendineux, des troubles des sphincters. La cytologie du liquide céphalo-rachidien est positive (polynucléose). A cette période d'excitation succède la période de dépression caractérisée par des paralysies flaccides (paraplégie) ; l'anesthésie remplace l'hyperesthésie ; des troubles bulbaires apparaissent ensuite. La durée de la maladie est variable, de quelques jours à plusieurs semaines.

*Diagnostic.* — Dans la myélite aiguë, les paralysies, l'anesthésie, l'abolition des réflexes, les troubles des sphincters, les troubles trophiques sont plus accentués et plus précoces. Le tétanos, l'hémorrhagie méningée, le rhumatisme des muscles lombaires et dorsaux se traduisent par des symptômes ayant des analogies avec ceux des méningites spinales aiguës.

*Pronostic.* — Le pronostic est grave.

*Traitement.* — Même traitement que celui de la méningite cérébrale aiguë. Tenter le traitement syphilitique.

ARTICLE III

## Méningites spinales chroniques.

*Etiologie.* — Les méningites spinales chroniques peuvent accompagner toutes les maladies médullaires, les lésions tuberculeuses du rachis ; elles peuvent relever de la syphilis, de l'alcoolisme.

*Symptômes.* — Les symptômes sont les mêmes que ceux de la méningite spinale aiguë, mais l'évolution de la maladie est plus lente. On ne constate pas de fièvre. La cytologie du liquide céphalo-rachidien est positive.

La méningite chronique, quand elle se localise au niveau de la moelle cervicale, prend le nom de *pachyméningite cervicale hypertrophique.* Les douleurs siègent au niveau du cou et des membres supérieurs et s'accompagnent d'éruptions herpétiformes; puis surviennent la paralysie ou la parésie des membres supérieurs, l'atrophie musculaire, l'anesthésie cutanée, la paralysie spasmodique des membres inférieurs.

*Traitement.* — Il est symptomatique. Essayer le traitement syphilitique.

# CHAPITRE IV

## MALADIES CÉRÉBRALES

### ARTICLE Ier

### Anémie cérébrale.

On donne ce nom à la diminution de l'afflux sanguin dans le cerveau.

*Etiologie.* — L'anémie cérébrale se rencontre surtout chez l'enfant et le vieillard. Chez l'adulte, elle résulte de la compression ou de l'oblitération d'une grosse artère, d'un trouble vaso-moteur (émotion), d'une intoxication (nicotine, ergotine, plomb) ; elle peut être symptomatique d'une maladie de cœur ou secondaire à une hémorrhagie abondante. Chez l'enfant, l'anémie cérébrale relève surtout d'un spasme des artères cérébrales. Chez le vieillard, elle est due le plus souvent à l'artério-sclérose cérébrale.

*Symptômes.* — A l'état aigu, c'est-à-dire après une hémorrhagie abondante, elle se manifeste par l'obnubilation de la vue et de l'intelligence, des vertiges, de la faiblesse générale, des vomissements, des mouvements convulsifs, souvent par la syncope. Les pupilles sont dilatées. Les accidents peuvent ne durer que quelques minutes.

A l'état chronique, l'anémie cérébrale se manifeste par de la céphalée, des vertiges, de l'insomnie, de l'affaiblissement intellectuel et physique, de la dilatation des pupilles. Des crises épileptiformes peuvent apparaître.

Sous le nom de *claudication intermittente du cerveau*, on décrit l'ensemble des troubles dus à l'irrigation insuffisante de cet organe (Grasset). L'amnésie, la fatigue intellectuelle, l'aphasie transitoire en sont les principales manifestations. Quand le bulbe participe à la mauvaise irrigation, on observe des vertiges, de la bradycardie ou de la tachycardie, la respiration de Cheyne-Stokes quand les troubles circulatoires sont permanents. La claudication intermittente du cerveau relève soit de la syphilis artérielle cérébrale, soit de l'artério-sclérose cérébrale.

*Traitement.* — 1° *Forme aiguë.* — Mettre la tête du sujet dans la position déclive ; on fera des injections de sérum artificiel ou d'huile camphrée.

| | |
|---|---|
| Huile d olive stérilisée | 10 grammes. |
| Camphre | 2 — |

A donner trois injections de 1 cent. cube par jour.

On aura recours à la caféine et on fera une ou deux njections d'un centimètre cube de la solution suivante :

| | |
|---|---|
| Caféine | 2 gr. 50 |
| Benzoate de soude | 3 grammes |
| Eau distillée | q. s. pour 10 cent. cubes. |

Si le malade peut avaler, on lui donnera des infusions chaudes et la potion stimulante suivante :

| | |
|---|---|
| Liqueur ammoniacale anisée | 2 gr. 50 |
| Ether } ãa<br>Alcool à 90 } | 5 grammes. |
| Hydrolat de mélisse | 100 — |
| Sirop de cannelle | 50 — |

Une cuillerée à soupe toutes les deux heures.

2° *Forme chronique.* — Quand l'anémie est symptomatique d'une maladie générale, on s'efforcera de combattre celle-ci (chlorose, convalescence de fièvre grave maladie de cœur, artério-sclérose cérébrale, syphilis cérébrale).

ARTICLE II

## Congestion cérébrale.

On donne ce nom à l'exagération du flux sanguin dans le cerveau.

*Etiologie.* — La congestion cérébrale est fréquente à l'époque de la ménopause. La congestion active est due souvent à un réflexe vaso-moteur (émotions), à une intoxication (opium, alcool), à un refroidissement périphérique du corps ; elle est fréquente chez les goutteux, chez les sujets à face congestionnée, à cou court. La congestion passive peut se rencontrer dans les maladies de cœur (asystolie), les affections pulmonaires, dans les cas de compression veineuse par une tumeur du médiastin, dans la pendaison. La congestion cérébrale accompagne d'ordinaire les affections cérébrales aiguës.

*Symptômes.* — 1° **Congestion cérébrale active :** Le sujet ressent des bouffées de chaleur au visage ; il est pris de maux de tête, de vertige ; il voit des flammèches ; la face et les conjonctives sont injectées ; le pouls est bondissant. Le sujet peut perdre connaissance (ictus congestif) et même présenter des mouvements convulsifs. Les pupilles sont en myosis. Les vomissements sont fréquents. Les troubles durent quelques heures, puis il reste de la parésie des membres qui disparaît ensuite. Ce sont là les symptômes de la forme grave. Les formes bénignes sont les plus communes. On a décrit une forme délirante et une forme maniaque de la congestion cérébrale; dans ces cas, il s'agit souvent d'alcoolisme et les troubles relèvent plutôt d'une intoxication.

2° *Congestion cérébrale passive :* Elle est plus insidieuse ; les sujets sont atteints d'insomnie et en même temps de somnolence ; ils se plaignent de maux de tête, de vertiges et présentent quelquefois des vomissements.

*Diagnostic.* — Le diagnostic avec l'hémorrhagie et le ramollissement cérébral est souvent difficile ; il est plus facile avec l'urémie, avec les crises épileptiques.

*Traitement.* — Si la congestion survient à la suite de la suppression d'un flux sanguin, il faut le rétablir. Révulsion au niveau des membres inférieurs. Emissions sanguines ; sangsues derrière les oreilles. Purgatifs énergiques. On peut ordonner les bromures de potassium et de sodium qui agissent en faisant contracter les vaisseaux de l'encéphale. La tête du sujet sera soulevée. On ordonnera après guérison un traitement préventif : proscrire les excès de table, le café, les liqueurs alcooliques ; prescrire des bains de pieds sinapisés, des purgatifs fréquents.

## ARTICLE III

## Hémorrhagie cérébrale.

On donne le nom d'hémorrhagie cérébrale à l'épanchement du sang dans la substance cérébrale.

*Anatomie pathologique.* — L'hémorrhagie cérébrale est la conséquence de la rupture spontanée d'une artère dans la substance cérébrale. Elle a pour siège de prédilection les corps opto-striés ; la branche artérielle rompue est le plus souvent l'artère lenticulo-striée (artère de l'hémorrhagie cérébrale). L'hémorrhagie peut occuper toutes les régions corticales, faire irruption dans les ventricules latéraux (hémorrhagies cérébro-méningées). Dans les hémorrhagies récentes, le sang forme un caillot ; dans les hémorrhagies anciennes, il reste dans la cavité des cristaux, de la graisse, du pigment hématique (kyste apoplectique). L'hémorrhagie peut être punctiforme ; dans ce cas les foyers sont généralement agglomérés (apoplexie capillaire ou hémorrhagie miliaire). L'hémorrhagie cérébrale peut être le résultat de la rupture d'un anévrysme miliaire, petite poche appendue aux parois artérielles, et due souvent à la périartérite ou à l'athérome. Comme autres lésions capables de favoriser la rupture vasculaire, il faut citer l'artério-sclérose, la dégénérescence amyloïde et la dégénérescence hyaline des artères, la phlébite des sinus (obstacle au retour du sang vers le cœur).

*Etiologie.* — La syphilis, l'artério-sclérose, le saturnisme, l'alcoolisme sont des causes prédisposantes. Comme causes occasionnelles, il faudrait nommer toutes celles capables d'augmenter la tension sanguine (néphrite chronique, efforts prolongés, fatigue, etc.).

*Symptômes.* — Le début est généralement brusque (ictus apoplectique) ; quelquefois l'attaque survient la nuit et le malade présente les symptômes de l'apoplexie cérébrale (voir p. 203). La déviation conjuguée de la tête et des yeux est fréquente (voir p. 187). Les réflexes sont souvent exagérés ; ils le sont toujours dans les hémorrhagies intraventriculaires et les membres sont contracturés. On peut constater le réflexe de Babinski ;

l'hémiplégie est fréquente ; la paralysie est en général plus accentuée au membre supérieur qu'au membre inférieur, celle du facial inférieur est toujours très accentuée par rapport à celle du facial supérieur. La langue est déviée vers le côté paralysé. L'aphasie est rare dans l'hémorrhagie cérébrale ; les troubles de la parole consistent en défaut de prononciation (dysarthrie). La sensibilité cutanée et la sensibilité à la douleur sont d'abord abolies, puis réapparaissent. La température s'abaisse au moment de l'ictus pour s'élever quelques heures après. Quand la mort ne survient pas après l'ictus, le malade reste généralement hémiplégique ; l'hémiplégie est spasmodique, tend à l'amélioration et ne s'accompagne pas d'affaiblissement intellectuel marqué. Dans certains cas, la contracture devient telle que les mouvements des membres sont très limités (voir p. 118).

A la place de l'hémiplégie, il peut persister de l'hémichorée ou de l'hémiathétose (troubles moteurs post-hémiplégiques).

Un signe important d'hémorrhagie cérébrale peut être tiré de l'examen du liquide céphalo-rachidien. On constate dans le culot, après centrifugation, des globules sanguins ; le liquide peut même présenter une teinte rosée.

Suivant le siège de l'hémorrhagie, on distingue l'hémorrhagie corticale, l'hémorrhagie de la capsule interne, l'hémorrhagie ventriculaire. Dans l'hémorrhagie corticale, on observe des mouvements convulsifs au moment même de l'ictus (épilepsie partielle) et l'anesthésie des membres paralysés ; dans l'hémorrhagie de la capsule interne, les symptômes revêtent souvent le tableau du syndrome thalamique (voir p. 28). L'hémorrhagie ventriculaire se traduit par la contracture des membres et souvent par des convulsions.

L'hémorrhagie cérébrale survenant dans le jeune âge peut déterminer un arrêt de développement du cerveau (idiotie, imbécillité, débilité mentale). Cependant, si le foyer est très circonscrit, l'intelligence peut rester saine.

*Diagnostic.* — Au moment de l'attaque, le diagnostic doit être fait avec l'empoisonnement par l'opium, le chloral, l'alcool, le coma diabétique, le coma urémique ; le diagnostic est souvent impossible avec l'hémorrhagie méningée et la congestion cérébrale. L'absence de globules sanguins dans le liquide céphalo-rachidien est en faveur du ramollissement cérébral. Après l'attaque, le diagnostic avec le ramollissement cérébral reposera sur les signes suivants : la constatation de contractions cardiaques faibles et d'artères dures, de phénomènes moteurs partiels et d'un affaiblissement intellectuel prononcé fera incliner le diagnostic en faveur du ramollissement. Quand les contractures seront précoces et généralisées, il faut songer à une inondation ventriculaire. Le diagnostic de l'hémorrhagie cérébrale avec les tumeurs cérébrales est généralement facile ; la céphalalgie, les troubles de la vision, la torpeur cérébrale, les attaques épileptiformes sont des symptômes en faveur des tumeurs cérébrales.

*Pronostic.* — Le pronostic est grave. Dans les cas suivis d'amélioration et dans lesquels les contractures ne sont pas très accentuées, il y a toujours lieu de craindre une seconde attaque.

*Traitement.* — Application de glace ou de compresses froides sur la tête.

Sangsues au niveau des apophyses mastoïdes ou saignée de 200 à 300 grammes.

Donner un purgatif énergique (scammonée, calomel, eau-de-vie allemande) ou un lavement purgatif si le malade ne peut pas avaler.

Application de sinapismes aux jambes, de cataplasmes sinapisés.

Dans les heures qui suivront l'ictus, ne donner aucune alimentation au sujet pour éviter les vomissements et la toux.

Les jours suivants : diète lactée ; laxatifs légers.

Surveiller la vessie et la production des eschares.

Dans la suite, on traitera la cause des lésions artérielles (artério-sclérose cérébrale, syphilis, etc.).

*Traitement de l'hémiplégie.* — Si le malade reste hémiplégique, on aura recours à la rééducation motrice (gymnastique compensatrice, discipline psycho-motrice, kinésithérapie).

Les mouvements ordonnés ne devront jamais déterminer la fatigue.

Faire lever le malade sur un fauteuil. Faire exécuter aux membres des mouvements passifs.

Massage léger des muscles atrophiés et éviter le massage des muscles contracturés.

Rééducation de la marche.

Rééducation du membre inférieur : Faire asseoir le malade sur son lit, puis sur le bord du lit. Marche avec des béquilles. Mouvements de flexion, d'extension, d'abduction, d'adduction, de rotation en dehors, de rotation en dedans, du membre inférieur. Faire soulever le pied à différentes hauteurs progressivement.

Rééducation du membre supérieur : Faire mettre la

main sur la tête, derrière la tête, sur l'épaule du côté opposé.

*Traitement de l'aphasie.* — On commencera le plus tôt possible après les accidents à faire prononcer au malade des syllabes, puis des associations de syllabes. Le malade devra se regarder dans une glace pendant les exercices de rééducation.

## ARTICLE IV

### Ramollissement cérébral.

On donne le nom de ramollissement cérébral à une diminution de cohésion des différents éléments du cerveau due généralement à un défaut de nutrition.

*Anatomie pathologique.* — Le ramollissement peut se présenter sous trois aspects : le ramollissement blanc, le ramollissement rouge, le ramollissement jaune, suivant les phases auxquelles on l'observe. Le ramollissement blanc est dû à l'anémie du territoire correspondant à l'artère oblitérée ; le ramollissement rouge doit cette apparence à l'effusion dans le tissu cérébral du sang ramené sous forte pression par la circulation en retour. Le ramollissement jaune est un stade beaucoup plus tardif et doit son nom à la bouillie jaune qui le constitue et qui est formée de granulations graisseuses et de corps granuleux. Le ramollissement est dû à une oblitération artérielle soit par thrombose, soit par embolie. Il se produit un infarctus. Le ramollissement peut intéresser la substance blanche et la substance grise à la fois, ou bien le cortex seul, ou bien uniquement la substance blanche sous-jacente. Le ramollissement cérébral peut aboutir à la cicatrisation ou au contraire donner lieu à un foyer d'encéphalite. Les foyers de ramollissement peuvent être petits et disséminés dans le cortex (état vermoulu du cerveau, lacunes de désintégration), ou dans la substance blanche (encéphalite sous-corticale de Binswanger).

Le ramollissement peut encore être secondaire à une compression (tumeurs).

Le lieu d'élection du ramollissement est le bras antérieur de la capsule interne ; puis viennent le bras postérieur de la capsule interne et les départements irrigués par la cérébrale moyenne. Les foyers de ramollissement sont souvent symétriques.

*Etiologie.* — La thrombose est due le plus souvent à l'athérome (vieillards, alcooliques) ou à l'artérite syphilitique ; l'embolie, à une lésion cardiaque. Les ramollissements centraux sont presque toujours dus à une thrombose ; les ramollissements corticaux, à l'embolie.

*Symptômes.* — Le début peut être brusque ou lent. Quand le début est brusque, on observe soit un ictus apoplectiforme (voir apoplexie cérébrale, p. 203), soit l'apparition d une hémiplégie soudaine. Quelquefois le sujet se réveille hémiplégique. L'ictus peut être accompagné de convulsions localisées, d'élévation immédiate de la température. Quand le début est progressif, les membres, qui seront paralysés plus tard, sont le siège de fourmillements et d'engourdissement.

La période paralytique peut être constituée par l'hémiplégie totale ; celle-ci, d'abord flaccide, devient spasmodique. Souvent à l'hémiplégie totale succède simplement une monoplégie crurale. Dans certains cas, la monoplégie s'installe d'emblée.

Les paralysies peuvent faire défaut et les symptômes ne consister qu'en troubles du langage (aphasie, dysarthrie) accompagnés ou non d'hémianopsie (voir séméiologie, p. 41).

Quand le ramollissement est cortical, on observe fréquemment la diminution ou même l'abolition de la sensibilité générale dans les membres paralysés.

Dans le ramollissement cérébral, le liquide céphalo-rachidien est normal. Quand les foyers de ramollissement cérébral sont localisés sur les fibres qui constituent le faisceau géniculé, on observe les symptômes de la *paralysie pseudo-bulbaire* (voir p. 303).

Le ramollissement cérébral survenant dans le jeune âge peut déterminer un arrêt de développement du cerveau (idiotie, imbécillité, débilité mentale). Chez l'adulte et surtout chez le vieillard, le ramollissement cérébral est presque toujours secondaire à l'artério-sclérose. Des troubles mentaux, dus à un défaut de nutrition cérébrale, apparaissent souvent chez les ramollis (1). A un premier degré, les sujets sont atteints d'affaiblissement de la mémoire, de lenteur dans les opérations intellectuelles, d'exagération de l'émotivité, d'irritabilité du caractère ; parfois ils sont tristes et déprimés (neurasthénie des artério-scléreux). A ces troubles se joignent ceux de l'artério-sclérose cérébrale, tels que céphalée, vertiges, insomnie, somnolence diurne, bourdonnements d'oreille, surdité, etc. Au second degré, les troubles mentaux revêtent un caractère démentiel et ne diffèrent en rien de la démence sénile.

(1) Voir L. Marchand, *Manuel de médecine mentale*, Doin, éd., 1908, p. 400.

*Diagnostic.* — Le diagnostic topographique de la lésion se fera d après la localisation des troubles moteurs et sensitifs (voir localisations cérébrales, p. 28 et 75). Le diagnostic avec les tumeurs et les abcès cérébraux est quelquefois difficile. Le ramollissement et l'hémorrhagie cérébrale sont souvent difficiles à différencier.

Nous avons donné plus haut les signes différentiels les plus communs entre l'hémorrhagie et le ramollissement cérébral ; les données suivantes pourront encore faciliter le diagnostic : dans le ramollissement cérébral par thrombose, le début des accidents est moins brusque, l'hémiplégie moins complète que dans l'hémorrhagie cérébrale ; dans le ramollissement par embolie, on constatera chez le sujet une maladie de cœur ; l'aphasie est plus commune dans le ramollissement que dans l'hémorrhagie.

*Pronostic.* — Le pronostic est grave. Quand le ramollissement est dû à une artérite syphilitique, le pronostic est moins sévère surtout si le traitement spécifique est institué immédiatement.

*Traitement.* — Suivant la cause, on ordonnera le traitement de l'artério-sclérose cérébrale, de la syphilis, des cardiopathies.

*a*) **Traitement de l'artério-sclérose cérébrale**. — 1° Introduire dans l'organisme le moins de substances toxiques possible. Régime lacté, œufs, régime végétarien. Proscrire le thé, le café, l'alcool, le tabac.

2° Eliminer les poisons qui se forment dans l'organisme. Frictions sèches ou alcoolisées, massages. Laxatifs, lavements.

3° Donner quelques antiseptiques intestinaux (charbon, salol, benzo-naphtol, etc.).

4° Abaisser la tension artérielle. L'iodure de potassium à la dose journalière de 0,50 à 2 grammes pendant quinze jours par mois est le médicament de choix à donner par la voie digestive.

Le sérum de Trunecek est un des meilleurs agents thérapeutiques contre l'hypertension artérielle. Il se compose ainsi :

| | |
|---|---|
| Chlorure de sodium | 4 gr. 92 |
| Sulfate de soude | 44 grammes. |
| Phosphate de soude | 15 — |
| Carbonate de soude | 21 — |
| Sulfate de potasse | 40 — |
| Eau | 100 — |

On peut l'employer en lavements (10 à 20 centimètres cubes) ou mieux en injections sous-cutanées à la dose de 1 centimètre cube. Le traitement doit être quotidien et durer des semaines. Si on n'obtient aucun résultat après la douzième injection, il est inutile de continuer le traitement.

On peut substituer à l'injection du sérum l'absorption par la voie digestive de sels alcalins formant une poudre dite poudre minérale de Trunecek. Elle se formule ainsi :

| | | |
|---|---|---|
| Chlorure de sodium | | 10 grammes. |
| Sulfate de soude | | 1 — |
| Phosphate de chaux | āā | 0,75 — |
| Phosphate de magnésie | | |
| Carbonate de soude | | 0,40 — |
| Phosphate de soude | | 0,30 — |

A diviser en treize cachets.

On donne chaque matin, une heure avant le premier déjeuner, un cachet avec une cuillerée d'eau.

*b)* **Traitement antisyphilitique** (voir p. 341).

## ARTICLE V

### Paralysie pseudo-bulbaire.

On donne ce nom à la paralysie des muscles des lèvres, de la langue, de la mâchoire, du pharynx et du larynx due à des lésions portant sur le faisceau géniculé dans son trajet intracérébral. On appelle encore la paralysie pseudo-bulbaire *paralysie glosso-labiée cérébrale.*

*Etiologie.* — Les lésions cérébrales consistent surtout en foyers de ramollissement dus à l'artério-sclérose cérébrale, quelquefois à la syphilis.

*Symptômes.* — Avant de présenter les symptômes de la paralysie bulbaire, le sujet a été frappé d'un ictus (ramollissement cérébral sur le trajet du faisceau géniculé), qui n'a laissé quelquefois que très peu de troubles. Après une période plus ou moins longue, il présente un nouvel ictus dû cette fois à un ramollissement situé sur le trajet du faiscéau géniculé dans l'autre hémisphère cérébral. La paralysie pseudo-bulbaire est dès lors constituée. Les muscles atteints dans la paralysie pseudo-bulbaire ont une action synergique et ne peuvent être paralysés que si les centres correspondants ou les fibres qui en partent sont lésés dans chacun des deux hémisphères (voir p. 76).

Le facies du sujet est spécial, les muscles du visage sont immobiles, la bouche est entr'ouverte et le malade ne peut retenir sa salive qui s'écoule continuellement hors de la bouche ; les mouvements sont difficiles, lents ; le sujet a une attitude soudée et marche à petits pas ; l'intelligence est toujours plus ou moins affaiblie. Le sujet présente une émotivité exagérée et est pris d'accès de « rire et de pleurer spasmodique ». Pendant ces accès, les muscles se contractent avec force et restent contractés un certain temps ; la respiration est saccadée, quelquefois suspendue.

Les autres symptômes ressemblent à ceux de la paralysie labio-glosso-laryngée (voir p. 356). La dysarthrie est très accusée, la voix est monotone, hésitante, explosive ; le sujet ne peut prononcer les labiales et le langage peut devenir incompréhensible. La paralysie des muscles des joues, des lèvres, de la langue, entraîne des troubles de la déglutition, de la mastication ; le sujet avale souvent de travers. On peut constater la parésie des muscles du larynx. Très souvent, la dysarthrie et la dysphonie (troubles fonctionnels de la parole) sont souvent plus accusées que les signes objectifs paralytiques. La paralysie faciale revêt généralement le type péribuccal ; le facial supérieur et le peaucier du cou sont respectés.

Les muscles paralysés ne sont jamais atrophiés ; ils ne présentent pas la réaction électrique de dégénérescence. Les réflexes tendineux sont exagérés.

La marche de la paralysie pseudo-bulbaire est variable. Le sujet est exposé à de nouveaux ictus qui, s'ils ne déterminent pas la mort, s'accompagnent d'une recrudescence des symptômes.

*Anatomie pathologique*. — On peut constater soit la lésion bilatérale des opercules rolandiques, soit la lésion bilatérale des noyaux opto-striés, soit la lésion corticale de l'opercule d'un côté et une lésion des noyaux gris centraux dans l'autre hémisphère. Les lésions consistent presque toujours en foyers de ramollissement.

*Diagnostic.* — Le diagnostic avec la paralysie glosso-labio-laryngée est facile (voir p. 367). Dans l'hémorrhagie et le ramollissement bulbaire, on constate de l'hémianesthésie, une hémiplégie alterne. Dans la paralysie bulbaire asthénique (voir p. 192), il existe de la parésie et une fatigabilité rapide non seulement des muscles innervés par les nerfs bulbaires, mais aussi des muscles des membres et du tronc ; les réflexes et les réactions électriques sont normaux. Le diagnostic de la paralysie pseudo-bulbaire avec la paralysie générale peut présenter de sérieuses difficultés (voir p. 334) ; le fait que la paralysie générale est rare après 60 ans et qu'au contraire la paralysie pseudo-bulbaire est fréquente après cet âge pourra souvent permettre de préciser le diagnostic.

*Traitement.* — Suivant la cause, on ordonnera le traitement antisyphilitique (voir p. 341) ou le traitement de l'artério-sclérose cérébrale (voir p. 301).

## ARTICLE VI

## Encéphalites aiguës.

On donne le nom d'encéphalite aiguë à l'inflammation aiguë du parenchyme cérébral.

Les encéphalites aiguës comprennent les formes suivantes : l'encéphalite aiguë hémorrhagique, l'encéphalite aiguë suppurée ou abcès de cerveau.

1° **Encéphalite aiguë hémorrhagique.** — *Etiologie.* — L'encéphalite aiguë hémorrhagique est surtout une maladie de l'enfance. Elle est généralement de nature infectieuse et peut survenir comme complication au cours des maladies infectieuses.

*Anatomie pathologique.* — A l'œil nu, on constate sur les coupes du cerveau des foyers formés par une agglomération d'hémorrhagies punctiformes ; on constate à l'examen microscopique des lésions inflammatoires de la substance cérébrale (péri-artérite, infiltration du parenchyme par des cellules embryonnaires) et très souvent de la pie-mère.

*Symptômes.* — Les symptômes consistent en céphalée, en vomissements. La température est normale ; le sujet est en état de stupeur. Des phénomènes paralytiques, des contractures surviennent ensuite et le sujet tombe dans le coma.

*Diagnostic.* — Le diagnostic avec la méningite aiguë présente de sérieuses difficultés.

2° **Encéphalite aiguë suppurée. Abcès du cerveau.** — *Etiologie.* — L'encéphalite aiguë est généralement secondaire à un état infectieux aigu ou à une affection chronique du crâne et des méninges (suppuration otique). Elle est surtout due au streptocoque, rarement au bacille tuberculeux.

*Anatomie pathologique.* — Quand l'inflammation s'est propagée de l'oreille interne, l'abcès occupe surtout le lobe temporo-sphénoïdal. On peut trouver à l'autopsie plusieurs abcès de volume variable ; le pus est souvent fétide.

*Symptômes.* — On observe une fièvre d'intensité moyenne ; la céphalalgie est localisée ; l'insomnie et l'anxiété sont fréquentes. A cette phase de début succède une phase de rémission où tous les symptômes s'atténuent. La phase paralytique débute souvent par un ictus, la fièvre devient intense et les phénomènes paralytiques avec ou sans contracture s'installent. La céphalalgie devient violente.

Des troubles mentaux peuvent apparaître au cours de l'encéphalite suppurée ; les troubles mentaux peuvent même être les symptômes dominants des abcès cérébraux (1).

*Diagnostic.* — La méningite tuberculeuse de l'adulte peut donner lieu aux mêmes symptômes que l'encéphalite. L'hémorrhagie cérébrale et le ramollissement, les tumeurs, la pachyméningite hémorrhagique sont faciles à éliminer.

*Pronostic.* — Le pronostic est grave. La mort subite s'observe fréquemment.

*Traitement.* — Même traitement que l'apoplexie cérébrale. Tenter le traitement antisyphilitique. Intervention chirurgicale dans les cas de lésions inflammatoires localisées.

## ARTICLE VII

## Encéphalites chroniques de l'enfance.

*Etiologie.* — L'encéphalite chronique est spéciale à l'enfant ; elle est secondaire à l'hémorrhagie, au ramollissement cérébral ou à l'encéphalite aiguë. L'accouchement prématuré, les infections, les traumatismes craniens ont une influence incontestable dans la production de l'encéphalite.

(1) Voir L. Marchand, *Manuel de médecine mentale*, Doin, éd., 1908, p. 398.

*Anatomie pathologique.* — Si le tableau clinique de l'encéphalite est souvent le même, les lésions en sont très disparates, la localisation des lésions mieux que leur nature commandant les symptômes. Ramollissements, hémorrhagies, porencéphalie, sclérose lobaire primitive, méningo-encéphalite, encéphalite tubéreuse, sont les lésions ordinaires des encéphalopathies de l'enfance. Ces lésions entraînent dans tout le système nerveux des dégénérescences secondaires.

*Symptômes.* — Une période aiguë fébrile accompagnée de vomissements, d'agitation, de convulsions, est la première manifestation de la maladie ; elle a lieu dès les premiers jours après la naissance ou au cours de la première enfance ; cette période peut faire défaut, et l'encéphalite chronique s'installe d'emblée. Les symptômes varient suivant les localisations.

L'hémiplégie spasmodique avec ou sans hémiathétose est la variété clinique la plus fréquente. (Voir hémiplégie infantile, p. 123.) Les paralysies peuvent occuper les deux membres ; on observe alors soit la diplégie faciale, soit la diplégie brachiale, soit la diplégie crurale spasmodique. (Voir *syndrome de Little*, p. 130.) A tous ces symptômes moteurs s'ajoutent fréquemment des crises épileptiques et des troubles intellectuels qui peuvent aller comme degrés de la débilité mentale à l'idiotie.

*Diagnostic.* — Le diagnostic avec la paralysie spinale infantile est facile. Dans cette dernière, les paralysies sont flasques et les réflexes sont abolis. Dans les tumeurs rachidiennes, dans le mal de Pott, on observe une paraplégie spasmodique avec troubles de la sensibilité et des sphincters. (Voir compression médullaire, p. 401.)

*Pronostic.* — Les encéphalopathies de l'enfance sont graves par les infirmités qu'elles créent.

*Traitement.* — A la période aiguë ou fébrile, on pratiquera des émissions sanguines ; glace sur la tête ; bains tièdes. Médication sédative contre les phénomènes convulsifs. A la période des contractures, le massage et la rééducation motrice peuvent rendre de grands services. Dans quelques cas, on a combattu les attitudes vicieuses par la transplantation des tendons.

## ARTICLE VIII

### Méningo-encéphalite diffuse subaiguë ou paralysie générale progressive.

*Synonymies : maladie de Bayle, démence paralytique, folie paralytique.*

On donne le nom de paralysie générale progressive à une affection se traduisant : 1° cliniquement par un affaiblissement intellectuel progressif, des troubles dysarthriques et oculaires, du tremblement, des troubles de la réflectivité, et accessoirement par un délire absurde, mobile, incohérent ; 2° anatomiquement par des lésions diffuses de méningo encéphalite subaiguë.

*Étiologie.* — On peut résumer les causes étiologiques de la paralysie générale en trois mots : civilisation, syphilisation, intoxication.

1° *Civilisation.* — La paralysie générale est surtout fréquente dans les pays civilisés, et elle l'est d'autant plus que la civilisation est plus avancée. Elle est rare dans les milieux ruraux, fréquente dans les milieux urbains.

2° *Syphilisation* (1). — Le rôle joué par la syphilis dans l'étiologie et dans la pathogénie de la paralysie générale n'est pas encore admis par tous les auteurs. Les diverses opinions peuvent être résumées ainsi :

La paralysie générale est de nature syphilitique.

La paralysie générale est d'origine syphilitique.

La syphilis n'est pas une cause de paralysie générale.

a) *Arguments tirés de la statistique.* — Les statistiques montrent que 52 0/0 des paralytiques généraux sont syphilitiques ; tous les paralytiques généraux ne sont donc pas syphilitiques. D'ailleurs, il existe des observations de paralytiques généraux qui ont contracté la syphilis au cours de leur maladie.

La paralysie générale, quand elle survient chez des syphilitiques, apparaît quinze à vingt ans après l'accident primitif ; la constatation de ce fait montre que, dans ces cas, il y a un rapport entre les deux affections.

La paralysie générale survient surtout à l'âge mûr, de trente-cinq à cinquante-cinq ans. Comme la syphilis est presque toujours contractée dans les années qui suivent la puberté et qu'il s'écoule un laps de temps variant de quinze à vingt ans entre les deux affections, cette constatation permet encore de préciser le rôle probable de la syphilis.

65 0/0 des cas de paralysie générale juvénile surviennent chez des hérédo-syphilitiques.

On retrouve parmi les manifestations nerveuses survenant chez les descendants des paralytiques généraux celles mêmes de la syphilis héréditaire.

(1) Voir L. Marchand, *Du rôle de la syphilis dans les maladies de l'encéphale*, Doin, éd., 1906.

La paralysie générale est extrêmement rare chez les religieux, plus rare chez la femme que chez l'homme ; or, les religieux sont rarement syphilitiques et la femme l'est moins souvent que l'homme. Dans les cas de paralysie conjugale, il est ordinaire de rencontrer la syphilis dans les antécédents de l'un des deux époux.

b) *Arguments cliniques.* — Les accidents spécifiques sont rares chez les paralytiques ; ce fait semble plaider contre l'origine spécifique de la paralysie générale. Cette rareté des accidents syphilitiques au cours de la paralysie générale s'explique ainsi ; il s'agit toujours, quand les paralytiques généraux sont spécifiques, de syphilis arrivée à son étape ultime ; de plus, l'observation des paralytiques généraux ne peut être que de courte durée, puisque la maladie évolue en quatre ans, souvent moins.

Des expériences d'inoculation de la syphilis, faites sur plusieurs paralytiques généraux ne présentant aucune trace de syphilis antérieure, donnèrent un résultat négatif.

Le signe d'Argyll-Robertson est fréquent chez les paralytiques généraux ; ce signe est considéré aujourd'hui comme un stigmate de syphilis cérébrale.

Disons enfin que les données fournies par la réaction de Wassermann (1) sur le liquide céphalo-rachidien des paralytiques généraux sont encore en faveur de l'origine spécifique de la paralysie générale.

(1) Voici le procédé de la méthode de Wassermann : On mélange en des proportions déterminées de l'extrait de foie provenant d'un fœtus syphilitique avec le liquide céphalo-rachidien d'un sujet chez lequel on recherche la réaction. On ajoute au mélange du sérum frais de cobaye et ensuite des globules rouges sensibilisés de mou-

c) *Arguments anatomo-cliniques.* — Il existe de nombreux cas dans lesquels les lésions de la paralysie générale s'associent à des lésions de syphilis cérébrale. On peut passer ainsi de la pseudo-paralysie générale syphilitique à la paralysie générale.

d) *Arguments thérapeutiques.* — Le traitement mercuriel n'a aucune action sur la méningo-encéphalite diffuse subaiguë. On ne peut tirer de cette inefficacité un argument contre l'origine syphilitique de la paralysie générale ; le même traitement peut être inefficace dans des affections syphilitiques non douteuses.

En résumé, on réunit actuellement sous le nom de paralysie générale progressive tous les cas de méningo-encéphalite diffuse subaiguë. Tous ces cas ne sont pas d'origine syphilitique ; un certain nombre sont en rapport avec d'autres infections ou intoxications aiguës ou chroniques de l'organisme. Cependant la syphilis reste la principale cause de la paralysie générale.

3° *Intoxications.* — Toutes les intoxications exogènes peuvent être une des causes de la paralysie générale progressive. La plus fréquente est l'intoxication alcoo-

ton ; chez les sujets non syphilitiques, l'hémolyse, c'est-à-dire la destruction des hématies, a lieu ; chez les syphilitiques, on constate l'absence d'hémolyse.

Ce fait serait dû à ce que les antigènes ou substances capables de provoquer la formation des corps immunisants, mises en contact des corps immunisants correspondants ou anticorps, empêchent la destruction des hématies ajoutées à un système hémolytique. Dans la réaction de Wassermann, l'extrait de foie syphilitique est utilisé comme antigène, le liquide céphalo-rachidien comme anticorps. Le système hémolytique est formé par le sérum frais de cobaye et les globules rouges sensibilisés de mouton.

D'après certains auteurs, chez les paralytiques généraux, l'hémolyse serait empêchée dans une proportion de 80 % des cas.

lique. On voit souvent des sujets passer par une transition insensible de l'alcoolisme à la paralysie générale. D'autres intoxications, telles que le saturnisme, se rencontrent parfois dans les antécédents des paralytiques généraux. Les auto-intoxications, et surtout celles qui résultent d'un trouble de la nutrition générale, auraient pour certains auteurs une influence étiologique considérable. Le surmenage physique et intellectuel, les émotions, peuvent également jouer un rôle en produisant l'auto-intoxication des centres nerveux.

*Hérédité.* — L'hérédité, d'après quelques auteurs, ne joue aucun rôle dans l étiologie de la paralysie générale. Pour d'autres, au contraire, on rencontre fréquemment chez les paralytiques généraux les signes physiques de la prédisposition névropathique.

*Anatomie pathologique.* — a) *Lésions macroscopiques.* — Adhérences fréquentes de la dure-mère au crâne; pie-mère opalescente, épaissie, infiltrée. Adhérences fréquentes des méninges molles à la dure-mère. Adhérences de la pie-mère à l'écorce grise sous-jacente, surtout au niveau de la face convexe des hémisphères et principalement au niveau des lobes frontaux et pariétaux. Ces adhérences méningo-corticales sont extrêmement fréquentes; elles peuvent ne pas apparaître à l'examen macroscopique et être visibles seulement à l'examen microscopique. Diminution du poids du cerveau; le cervelet ne participe pas à l'atrophie. Ventricules latéraux dilatés. Granulations de l'épendyme des ventricules et surtout du plancher du quatrième ventricule (aspect de langue de chat).

b) *Lésions microscopiques.* — *Méninges.* — La pie-mère est infiltrée par des amas de noyaux embryonnaires, l'infiltration est toujours très accusée au fond des sillons. Les vaisseaux sont atteints de périvascularite. Symphyse cortico-méningée par places.

*Cerveau.* — La lésion principale est l'infiltration par des cellules embryonnaires de l'adventice des artérioles cérébrales (périvascularite) ; les vaisseaux sont entourés d'un manchon de petites cellules rondes, prenant fortement les colorants électifs et souvent tassées les unes contre les autres (*plasmazellen*). Les parois vasculaires, atteintes souvent de dégénérescence hyaline, sont irrégulières et présentent un aspect moniliforme. Les capillaires paraissent plus nombreux qu'à l'état normal. Ces lésions vasculaires sont les plus caractéristiques. Le cortex tout entier est envahi également par des cellules embryonnaires.

Les cellules pyramidales renferment souvent des granulations chromophiles bien colorées ; elles sont parfois pigmentées ; leurs noyaux sont excentriques. Les neurofibrilles sont très altérées ; elles ont disparu autour du noyau et en partie dans les prolongements protoplasmiques. La base de la cellule dans la région même d'où part le cylindraxe peut présenter un bouquet de fibrilles bien fourni quand le reste de la cellule en est presque dépourvu. Dans les espaces péricellulaires, on trouve plusieurs cellules rondes qui sont les unes des lymphocytes, les autres des noyaux névrogliques.

Les fibres tangentielles sont toujours très diminuées de nombre, et même parfois complètement détruites. Avec la périvascularite, c'est la lésion la plus importante.

La névroglie est hyperplasiée ; le maximum de sclé

rose est situé au niveau de la couche moléculaire, dans la zone des fibres tangentielles disparues et autour des vaisseaux. Le tissu névroglique est formé par de grosses cellules multinucléées, à prolongements épais, multiples, allant s'accoler sur les méninges et les parois vasculaires.

On trouve souvent dans le cortex des paralytiques généraux des corpuscules hyaloïdes.

L'artério-sclérose s'associe parfois à la méningo-encéphalite subaiguë.

Le cervelet et le bulbe présentent souvent les mêmes lésions inflammatoires périvasculaires et méningées que celles du cerveau. Dans la moelle, il est assez fréquent de rencontrer soit une sclérose légère des cordons latéraux, soit une sclérose des cordons postérieurs; la lésion des cordons postérieurs peut être identique à celle du tabes ; dans certains cas, il s'agit plutôt de foyers de myélite non systématisée

*Symptomatologie.* — On peut décrire à la paralysie générale progressive quatre périodes : une période prodromique, une période de début, une période d'état, une période terminale.

*a*) **Période prodromique ou pré-paralytique.** — Cette période peut être longue ; elle varie de quelques mois à quelques années. Les troubles consistent surtout en irritabilité et mobilité du caractère, les familles attribuent ces troubles à la neurasthénie (neurasthénie préparalytique). Les sujets ont généralement à ce moment une certaine conscience des modifications de leur intelligence. Dans d'autres cas, des attaques épileptiques à caractères classiques, des attaques apoplectiques, des paralysies oculaires, surviennent chez l'individu bien avant l'apparition des troubles qui caractériseront la période de début. La céphalée est fréquente.

*b*) **Période de début.** — Elle est caractérisée par l'apparition de symptômes psychiques et de symptômes physiques. Cette période peut apparaître d'emblée après un ictus apoplectique ou épileptique ; le plus souvent, elle succède d'une façon insensible à la période prodromique.

Les symptômes psychiques constants comprennent l'affaiblissement intellectuel et les troubles du ton émotif. Les symptômes physiques constants sont l'embarras de la parole et les troubles de la réflectivité. Les troubles oculo pupillaires et le tremblement sont presque constants. Les symptômes psychiques inconstants comprennent les idées délirantes, les troubles de l'activité générale, les troubles sensoriels.

*Symptômes psychiques.* — L'affaiblissement intellectuel porte quelquefois sur toutes les facultés ; dans d'autres cas, certaines facultés sont plus touchées que les autres. Comme cette affection est progressive, l'affaiblissement intellectuel finit par porter sur toutes les manifestations psychiques (démence globale).

Les troubles de la mémoire se caractérisent par une dysmnésie progressive à la fois d'évocation et de fixation, mais surtout de fixation Les oublis se manifestent dans les actes journaliers, dans les écrits, dans les paroles. Les malades font des fautes d'orthographe, passent des lettres, sautent des mots. Les mêmes troubles se remarquent dans la lecture à haute voix. Un symptôme précoce est le suivant : le malade, après avoir lu tout haut un article quelconque, n'en a pas retenu le sens général.

Les troubles du raisonnement et du jugement marchent parallèlement aux troubles de la mémoire.

Les troubles de l'idéation peuvent être des plus variés (1). Les idées mélancoliques, hypochondriaques, les idées de grandeur et de satisfaction sont celles que l'on observe le plus fréquemment ; mais ces troubles sont inconstants, comme nous le disions plus haut. Quand elles existent, les idées délirantes sont *absurdes*, *mobiles*, *incohérentes*, *multiples*. L'absurdité est le caractère dominant ; le sujet se dira empereur par exemple. La mobilité porte surtout sur la couleur des idées ; le sujet est aujourd'hui empereur et demain il sera ruiné. L'incohérence est toujours manifeste ; le sujet passe sans transition d'une idée à une autre. La multiplicité est un caractère assez commun des idées délirantes ; les sujets auront à la fois des idées mélancoliques, des idées de grandeur, des idées hypochondriaques.

Nous avons montré que les troubles du caractère sont fréquents à la période prodromique. Ces symptômes s'accentuent encore et consistent en irritabilité passagère.

Le sens moral est très affaibli et les malades peuvent, dès le début de leur affection, commettre des actes obscènes, des attentats à la pudeur, des vols, des abus de confiance.

Les symptômes sensoriels sont rares dans la paralysie générale et toujours peu prononcés. Les illusions résultent surtout de l'affaiblissement du raisonnement.

(1) Voir L. Marchand, *Manuel de médecine mentale*, Doin, éd., 1908, p. 283.

Les troubles des actes sont des plus variés. Nous avons cité ceux qui étaient la conséquence d'un affaiblissement du sens moral. Les paralytiques généraux font souvent des achats, des dépenses exagérés, des spéculations hasardeuses. Les actes sont absurdes, inconscients souvent. Les actes délictueux sont si fréquents à la période de début de la paralysie générale qu'on lui a donné le nom de *période médico-légale*. Les paralytiques généraux font souvent des fugues.

*Symptômes somatiques*. — L'*embarras de la parole* est considéré comme pathognomonique de la paralysie générale. C'est un symptôme qui demande à être recherché. Il peut être intermittent, ne se manifester qu'à l'occasion de certains mots difficiles à prononcer. On peut le rechercher généralement en faisant prononcer au malade plusieurs fois de suite une phase contenant des *r* et des *l*, telle que : artilleur d'artillerie du troisième régiment d'artillerie. On pourra également faire lire le malade ; l'embarras de la parole se manifestera quand le sujet aura lu un certain nombre de lignes, car sous l'influence de la fatigue ce symptôme s'exagère. L'embarras de la parole consiste surtout en troubles dysarthriques ; le sujet a de la difficulté à prononcer certaines syllabes. On observe des redoublements et des omissions de syllabes ; à ces troubles, qui sont dus à un défaut de coordination des muscles du larynx et de la bouche, il faut ajouter le tremblement et le nasonnement de la voix.

Les troubles oculo-pupillaires sont inconstants ; quand ils existent, ils ont une grande importance pour le diagnostic. Le plus commun est l'*inégalité de dilatation des pupilles*. La perte des réflexes pupillaires à la lumière et leur conservation à l'accommodation (*signe d'Argyll-Robertson*) est plus rare. On peut encore observer le ptosis, et surtout un ptosis léger double, le strabisme, le nystagmus.

Les *réflexes tendineux* sont très souvent modifiés. Quand il n'existe pas de lésions des cordons postérieurs de la moelle, les réflexes patellaires sont toujours très exagérés ; le réflexe cutané plantaire est souvent absent. Quand des symptômes de tabes ont précédé l'invasion de la paralysie générale ou évoluent en même temps qu'elle, les réflexes tendineux sont abolis.

Le *tremblement* des doigts, de la langue, des lèvres et des muscles de la face est un symptôme fréquent. Il est généralement à fines oscillations et s'exagère à l'occasion des mouvements. A la langue, le tremblement est fibrillaire. Un tremblement à grosses oscillations peut exister aux membres.

A la période de début de la paralysie générale, on n'observe pas de troubles nets de la sensibilité.

Il n'existe pas d'aiffaiblissement musculaire à cette période de la paralysie générale ; souvent même, les malades sont capables de marcher longtemps sans fatigue. La physionomie du paralytique général est cependant caractéristique. Les muscles de la face sont atteints d'hypotonicité, de sorte que les traits du visage sont peu accusés, déviés vers le bas de la face (*facies paralytique*).

Il faut noter enfin, et c'est quelquefois un symptôme précoce de paralysie générale, un trouble dans l'exécution des mouvements commandés. Ex. : si on dit au malade d'ouvrir la bouche, il ouvre en même temps les yeux ; si on regarde les yeux du malade, il ouvre la bouche et montre la langue. Une fois le mouvement exécuté, le sujet ne ferme la bouche que si on le lui commande. Son affaiblissement intellectuel l'empêche de juger que l'examen que l'on voulait faire de ses yeux ou de sa bouche est terminé.

Comme à la période prodromique, les accès épileptiques et les attaques apoplectiques sont fréquents à cette période. Les ictus, surtout quand ils sont en série, peuvent être suivis d'hémiplégie, d'aphasie; mais ces troubles sont généralement *transitoires* ; ils disparaissent complètement en quelques jours, en quelques heures quelquefois.

Les troubles des différents appareils sont généralement peu accusés. On a noté quelquefois des troubles digestifs graves.

En présence d'un sujet chez lequel le diagnostic de paralysie générale est douteux, l'*examen du liquide céphalo-rachidien* est aujourd'hui d'une utilité incontestable. Les deux caractères les plus importants sont les suivants : lymphocytose et augmentation de la quantité d'albumine. Ces deux signes doivent être considérés comme des éléments très importants dans le diagnostic de la méningo-encéphalite diffuse subaiguë.

*c*) **Période d'état.** — On observe à cette période les mêmes symptômes qu'à la période de début, mais ils sont devenus plus apparents.

*Troubles psychiques.* — La démence est caractéristique (démence globale). La mémoire, le jugement et le raisonnement sont affaiblis ; les sujets commettent les erreurs les plus grossières sans y prêter attention (*perte de l'autocritique*). Les idées sont niaises, puériles, incohérentes ; elles n'ont plus trait qu'à la vie matérielle.

La conscience est très troublée ; les sujets ne reconnaissent pas qu'ils sont malades. Les facultés morales et affectives sont fortement diminuées.

Les idées délirantes, quand elles existent, présentent les mêmes caractères qu'à la période de début. Elles sont absurdes, mobiles, incohérentes, contradictoires, multiples.

Les actes revêtent le caractère des actes démentiels ; les sujets sont malpropres, ramassent des ordures, des chiffons et en bourrent leur poche. Les actes sont surtout automatiques ; quelquefois ils revêtent un caractère impulsif ; on a cité plusieurs cas d'homicide causés par des paralytiques généraux.

*Troubles somatiques.* — Comme les troubles psychiques, ceux-ci sont devenus manifestes à la période d'état.

Le *tremblement* est à la fois fibrillaire et ataxique ; il est surtout évident aux extrémités, à la langue et au niveau des muscles de la face. Les doigts sont animés de vibrations fines et rapides. Souvent un tremblement à grosses oscillations de la main tout entière vient se surajouter au tremblement des doigts. La contraction musculaire est plus ou moins troublée ; on observe parfois des secousses ataxiques localisées à certains groupes musculaires. Les muscles peuvent être en état continu d'hypertonicité, de sorte qu'il existe de la raideur dans les membres et les muscles du cou.

Il n'y a pas à proprement parler de paralysie chez les paralytiques généraux ; ces sujets conservent pendant longtemps leur force musculaire, mais leurs mouvements sont empreints de maladresse.

La *marche* peut être ataxique ou spasmodique, suivant les lésions médullaires concomitantes (tabes) ou secondaires (sclérose latérale) à la méningo-encéphalite. En général, la marche des paralytiques est instable (*dysbasie*) ; les sujets marchent les jambes écartées pour ne pas perdre leur équilibre (marche du matelot).

Les *troubles de la parole* sont constants. Ces troubles sont le résultat soit de l'amnésie, soit de la parésie des muscles phonateurs.

Les troubles relevant de l'amnésie sont les suivants: le malade cherche ses mots, ânonne ; sa parole est hésitante ; certains mots sont répétés et d'autres supprimés ; le langage est souvent incohérent.

Les troubles de la parole secondaires aux troubles de la motricité, en un mot les troubles dysarthriques, sont d'ordre ataxique ou d'ordre spasmodique. Les premiers sont de beaucoup les plus fréquents. Les troubles ataxiques consistent en tremblement et en nasonnement de la parole. Dans certains cas, la parole du sujet devient incompréhensible ; c'est un bredouillement inintelligible. La parole spasmodique est lente (bradyphasie), scandée, monotone.

Les *troubles de l'écriture* sont constants. Ils sont le résultat d'une part de l'amnésie, d'autre part du tremblement et de l'ataxie du membre supérieur.

Les troubles de l'écriture relevant de l'affaiblissement intellectuel, et en particulier de l'amnésie, consistent en omissions, quelquefois en répétitions de lettres, de syllabes ou de mots. Les paralytiques généraux écrivent sur du papier sale, ne tiennent aucun compte de la direction des lignes, font des taches d'encre, des ratures, etc. Ces troubles sont appelés *psychographiques*.

Les troubles de l'écriture dus à l'ataxie et au tremblement du membre consistent en tremblement des traits, en irrégularité dans la direction des lettres et des mots. Ces troubles sont appelés *calligraphiques*. A une période avancée de la maladie, l'écriture devient illisible.

Les *troubles visuels* ne diffèrent en rien de ceux que nous avons décrits à la période de début. A cette période, ils sont plus constants.

Les *troubles des réflexes* consistent en exagération des réflexes tendineux et en abolition des réflexes plantaires quand la moelle ne présente aucune lésion des cordons. Quand il existe des dégénérescences des cordons, les réflexes tendineux sont modifiés suivant que tel ou tel cordon est lésé.

Les *troubles de la sensibilité* sont communs. On peut observer la diminution et même l'abolition du goût et de l'odorat, la diminution de la sensibilité cutanée, surtout l'analgésie. Le *signe du cubital* ou *signe de Biernaki* consiste en l'absence de douleur à la pression du cubital dans la gouttière juxta-olécranienne.

Les principaux *troubles trophiques* sont l'othématome (épanchement séro-sanguin dans l'épaisseur du périchondre du pavillon de l'oreille), le zona, la chute des dents, le mal perforant, l'eschare sacrée, les arthropathies, les fractures osseuses spontanées. Les arthropathies sont identiques à celles que l'on rencontre dans le tabes. Les troubles vaso-moteurs sont fréquents.

A la période d'état de la paralysie générale, le *facies* du malade est particulier. Les joues sont flasques ; les traits sont effacés ; le visage n'a aucune expression (*masque paralytique*).

La nutrition est souvent exagérée ; les malades augmentent de poids. La température présente fréquemment des oscillations thermiques de quelques dixièmes de degrés.

Les ictus épileptiques, apoplectiques, suivis d'hémiplégie ou d'aphasie transitoire, sont fréquents.

*d*) **Période terminale.** — L'affaiblissement intellectuel atteint le plus profond degré. Les malades ne mènent plus qu'une vie végétative. Ils ont beaucoup de difficulté à se tenir debout et à marcher ; il faut les soigner comme des enfants en bas âge. Ils ne retiennent plus leur urine et leurs matières (gâtisme) ; les tremblements s'accentuent. On voit survenir parfois des mouvements automatiques (grincement des dents, mâchonnement). La nutrition est défectueuse et les sujets maigrissent rapidement (*fonte paralytique*).

***Marche, durée, terminaison.*** — La paralysie générale est une affection progressive qui a une durée moyenne de quatre ans ; la durée de chacune de ses périodes est très variable. Les *rémissions* sont assez fréquentes ; elles consistent dans l'atténuation de l'affaiblissement intellectuel ; elles sont, en général, temporaires, exceptionnellement définitives. Elles peuvent survenir à la suite de maladies intercurrentes.

La mort est la terminaison constante. Elle peut être déterminée par des complications cérébrales telles que les ictus épileptiques et apoplectiques, les hémorrhagies méningées. C'est un fait d'observation, cependant, que les ictus au cours de la paralysie générale sont souvent peu graves ; les sujets se remettent très vite de ces accidents, et si les ictus laissent après eux des troubles hémiplégiques ou aphasiques, ceux-ci n'ont qu'une durée très courte. Le délire aigu avec ses symptômes particuliers peut survenir chez les paralytiques (1) ; il est toujours suivi de mort. Les paralytiques généraux sont souvent emportés par une maladie intercurrente ; les complications pulmonaires sont fréquentes. La mort subite a été signalée plusieurs fois, de même que l'asphyxie par introduction du bol alimentaire dans les voies respiratoires (parésie des muscles de la déglutition). Dans certains cas, les sujets meurent de leur paralysie générale. Ils maigrissent, deviennent impotents, présentent des troubles trophiques et meurent cachectiques (marasme ou cachexie paralytique).

*Des formes de la paralysie générale.* — Elles sont très nombreuses ; nous n'indiquerons que les principales. On les divise généralement en symptomatiques, évolutives, étiologiques et associées. On donne le nom de *paralysie générale atypique* à toutes les formes qui ne sont pas essentiellement déterminées par des lésions diffuses du cortex et des méninges.

1° FORMES SYMPTOMATIQUES. — *a)* **Forme démentielle simple ou sans délire.** — Le symptôme psychique dominant est l'affaiblissement intellectuel progressif sans autres symptômes délirants. On donne encore à cette forme le nom de paralysie générale des hôpitaux ; les sujets qui en sont atteints sont rarement internés dans les asiles.

*b)* **Forme somatique.** — Les symptômes moteurs sont très prononcés relativement aux troubles psychiques.

*c)* **Formes congestives.** — Elles comprennent la *forme*

(1) Voir L. Marchand, *Manuel de médecine mentale*, Doin, éd., p. 181.

*épileptique* et la *forme apoplectique*. Les accès épileptiques ou les attaques apoplectiques peuvent être des symptômes très précoces de la maladie. Quand la paralysie générale est confirmée, ils peuvent rester fréquents ou disparaître. Les accès épileptiques se produisent souvent en série. Les attaques apoplectiques sont souvent associées à des accès épileptiques chez le même sujet.

*d*) **Formes médullaires**. — Elles comprennent la forme tabétique, la forme spasmodique, la forme amyotrophique et la forme bulbaire.

Dans la *forme tabétique*, les symptômes médullaires peuvent précéder de plusieurs années l'éclosion de la paralysie générale ; dans certains cas, tabes et paralysie générale évoluent parallèlement (tabes cérébro-spinal). Enfin, dans des cas beaucoup plus rares, les symptômes tabétiques n'apparaissent qu'à la fin de la paralysie générale.

Dans la *forme spasmodique*, on note de l'exagération des réflexes tendineux avec trépidation épileptoïde, des contractures musculaires généralisées, le signe de Babinski (sclérose des cordons latéraux médullaires).

Dans la *forme amyotrophique*, on note de l'atrophie de certains groupes médullaires. L'atrophie peut débuter aux éminences thénar et hypothénar, gagner les muscles des membres ; les réflexes tendineux sont exagérés (sclérose latérale amyotrophique).

Dans la *forme bulbaire*, le tableau clinique rappelle celui de la paralysie labio-glosso-laryngée.

*e*) **Forme névritique**. — Elle est caractérisée par des symptômes de névrite périphérique surajoutés à ceux de la paralysie générale.

*f)* **Forme sympathique**. — Les troubles vaso-moteurs sont très accusés.

*g)* **Forme cérébelleuse**. — Aux symptômes de la paralysie générale se surajoutent l'ataxie cérébelleuse et des vertiges.

*h)* **Forme neurasthénique**. — La paralysie générale ne revêt cette forme qu'à son début. Comme les symptômes somatiques ne sont pas encore prononcés, la céphalée, l'apathie, l'amnésie, l'irritabilité du caractère, les préoccupations hypochondriaques rappellent le tableau de la neurasthénie.

*i)* **Formes délirantes**. — Elles comprennent les formes suivantes :

1) *Forme maniaque ou agitée*. — La paralysie générale peut débuter par un accès de manie aiguë. Cette phase a reçu le nom de *phase de dynamie fonctionnelle*. L'accès de manie disparaît souvent en quelques mois, mais l'affaiblissement intellectuel et les troubles somatiques de la paralysie générale persistent. Dans d'autres cas, le paralytique général reste agité pendant toute la durée de sa maladie. Les idées de grandeur sont fréquentes chez ces sujets.

2) *Forme expansive ou mégalomaniaque*. — Le délire de grandeur en est le symptôme prédominant. Le malade fait étalage de ses capacités physiques et intellectuelles. Tout lui appartient ; il se dit empereur, roi, Dieu, etc. Il possède toutes les richesses du monde ; il fait des découvertes extraordinaires. Il est fréquent de voir des paralytiques mégalomanes dire qu'ils possèdent des richesses immenses et en même temps qu'ils remplissent tel ou tel métier des plus ordinaires.

3) *Forme dépressive*. — Elle est caractérisée par

des idées hypochondriaques, des idées mélancoliques, des idées de négation, de damnation, de persécution. Ces idées ont toujours un cachet démentiel très prononcé. La forme hypochondriaque est fréquente au début de la paralysie générale.

4) *Forme circulaire.* — Elle est caractérisée par l'alternance d'états dépressifs et d'états maniaques.

5) *Formes mixtes.* — Plusieurs délires de ton émotif différent coexistent chez le même sujet ou se succèdent d'un moment à l'autre On voit, par exemple, des idées mélancoliques s'associer à des idées de grandeur.

6) *Forme de confusion mentale.* — Il est fréquent de voir apparaître d'une façon plus ou moins épisodique des accès de confusion mentale au cours de la paralysie générale. Les sujets sont complètement désorientés et présentent des troubles digestifs accentués avec une légère hyperthermie.

7) *Forme stupide.* — Les sujets sont en état de stupeur.

8) *Forme sensorielle,* — Les hallucinations sont rares au cours de la paralysie générale. Dans la variété sensorielle, on observe des hallucinations motrices verbales alternant avec de l'aphasie motrice ou sensorielle. Ces symptômes seraient déterminés par des foyers de méningo-encéphalite dominant au niveau des lobes temporaux (sphères auditives).

9) *Forme hallucinatoire.* — Au lieu d'être accessoires, les hallucinations dominent le tableau clinique. Elles peuvent porter sur tous les sens, mais affectent, par ordre de fréquence, l'ouïe, la vue, la sensibilité générale; le goût, l'odorat.

2° FORMES ÉVOLUTIVES. *a*) **Forme rémittente.** — Dans

cette forme, la durée de la paralysie générale peut être très longue, de dix ans et plus. Les rémissions surviennent fréquemment à la suite d'une maladie intercurrente grave, de suppurations, d'opérations chirurgicales.

*b*) **Forme aiguë ou galopante.** — La paralysie générale évolue en moins d'un an.

3° Formes étiologiques. *a*) **Paralysie générale infantile.** — On donne ce nom à la paralysie générale qui survient chez les enfants. Très fréquemment, les sujets sont des hérédo-syphilitiques ou ont été infectés dès le début de leur naissance. Au point de vue symptomatique, la paralysie générale revêt le masque de l'idiotie. Cependant les troubles somatiques et les modifications du liquide céphalo-rachidien permettent le diagnostic.

*b*) **Paralysie générale juvénile.** — On donne ce nom à la paralysie générale qui survient chez les adolescents. Elle a la même étiologie que la paralysie générale infantile. Au point de vue symptomatique, la paralysie générale revêt la forme démentielle sans délire ; les accès épileptiques sont presque constants. La durée de cette forme est plus longue que celle de la paralysie générale de l'adulte.

*c*) **Paralysie générale précoce.** — La paralysie générale infantile et la paralysie générale juvénile sont des paralysies générales précoces ; mais on réserve surtout ce nom à la paralysie générale qui survient entre 20 et 30 ans.

*d*) **Paralysie générale tardive.** — On donne ce nom à la paralysie générale qui survient entre 50 et 60 ans.

*e*) **Paralysie générale sénile.** — On appelle ainsi la paralysie générale qui survient après 60 ans.

*f)* **Paralysie générale féminine.** — La paralysie générale de la femme, plus rare que la paralysie masculine, revêt surtout la forme démentielle. Les ictus épileptiques sont rares.

*g)* **Paralysie générale conjugale.** — On donne ce nom à la paralysie générale qui survient simultanément ou successivement chez les deux époux. Il est fréquent de relever la syphilis dans les antécédents de l'un ou des deux époux.

4° Formes associées. — La paralysie générale peut s'associer à l'*hystérie*, au *goitre exophtalmique*, à la *sclérose en plaques*.

Très fréquemment, l'*athéromasie cérébrale* s'associe à la méningo-encéphalite diffuse subaiguë. La symptomatologie ne présente aucune particularité et on constate à l'autopsie les deux ordres de lésions.

La *syphilis cérébrale* (endartérite, gommes, méningite gommeuse) s'associe parfois à la méningo-encéphalite diffuse subaiguë. Au point de vue symptomatique, on observe souvent des lésions en foyer qui rétrocèdent sous l'influence du traitement antisyphilitique.

L'*alcoolisme* peut s'associer à la paralysie générale au début. Après plusieurs jours de diète, les accidents toxiques surajoutés (hallucinations, confusion dans les idées, agitation, cauchemars, etc.) disparaissent ; le syndrome paralytique persiste.

*Diagnostic.* — Le diagnostic de la paralysie générale à la période prodromique ne peut être affirmé. Cependant, en présence d'un sujet syphilitique présentant des troubles oculaires, des troubles du caractère, des phénomènes de dépression ou d'excitation, des ictus cérébraux, on pourra poser le diagnostic probable de paralysie générale. On devra toujours rechercher si le liquide céphalo-rachidien ne présente pas de lymphocytose.

A la période de début, la paralysie générale se traduit par des symptômes somatiques et de l'affaiblissement intellectuel qui ont besoin d'être recherchés. Comme d'autres symptômes délirants peuvent venir se surajouter aux signes cliniques fondamentaux, leur présence peut détourner l'attention du clinicien, surtout si ces symptômes dominent le tableau morbide. Dans les cas douteux, l'examen du liquide céphalo-rachidien apportera un appoint sérieux au diagnostic ; *la lymphocytose et l'augmentation de la quantite d'albumine* (1 gramme ou plus par litre) seront en faveur de la paralysie générale.

Les erreurs que l'on peut commettre en présence d'un paralytique général consistent surtout à diagnostiquer l'affection que simule la paralysie générale, et à ne pas voir que celle-là est symptomatique.

Voici les principaux points sur lesquels on devra s'appuyer pour ne pas commettre d'erreur ; nous envisageons surtout le diagnostic de la paralysie générale à sa période de début.

1° Diagnostic avec les névroses. *Neurasthénie.* — La paralysie générale au début peut simuler la neurasthénie. La mobilité et l'intermittence des symptômes neurasthéniques, le manque de précision dans la description des malaises, les troubles oculaires, les symptômes d'affaiblissement intellectuel, les antécédents spécifiques, sont en faveur de la paralysie générale. Le neurasthénique a une intelligence plutôt engourdie qu'affaiblie, et son liqude céphalo-rachidien est normal.

*Epilepsie.* — Un épileptique peut présenter le syndrome paralytique après un accès ou une série d'accès. Les antécédents et la courte durée du syndrome permettent d'éliminer la paralysie générale.

Un épileptique peut devenir dément. Généralement, les signes somatiques de la paralysie générale font défaut au cours de la démence épileptique. De plus, dans la démence épileptique, on ne constate pas de lymphocytose du liquide céphalo-rachidien et la quantité d'albumine de ce liquide ne dépasse pas 0 gr. 50 par litre. La marche de la démence épileptique est généralement très lente.

Le diagnostic est plus difficile quand le paralytique général présente comme symptôme précoce des crises épileptiques (forme épileptique de la paralysie générale). Les caractères des accès convulsifs ne peuvent permettre le diagnostic ; l'accès épileptique du paralytique général ressemble généralement aux accès épileptiques ordinaires. On devra rechercher si le sujet est syphilitique, s'il présente depuis quelques mois des troubles du caractère, des troubles de la mémoire, des troubles oculaires, des troubles de la réflectivité. On comparera ses écrits récents à ses écrits antérieurs; on établira si l'écriture s'est transformée, s'il existe des fautes d'orthographe, des lapsus, etc. Dans les cas de paralysie générale infantile, le diagnostic est très difficile ; on prend généralement les malades pour des idiots épileptiques. Là encore l'examen du liquide céphalo-rachidien est indispensable.

2° Diagnostic avec les maladies cérébrales et

MÉDULLAIRES. *Apoplexie.* — Les attaques d'apoplexie, comme les accès épileptiques, peuvent être un des symptômes précoces de la paralysie générale. Les attaques ne portent en elles-mêmes aucun caractère différentiel. On devra s'appuyer pour le diagnostic sur les mêmes considérations que celles que nous venons de donner ci-dessus. Les ictus apoplectiques chez les paralytiques généraux ne sont généralement pas suivis de paralysie ou d'aphasie persistantes ; aussi une attaque apoplectique qui laisse après elle des symptômes paralytiques persistants n'est généralement pas symptomatique de paralysie générale. Le diagnostic avec l'athéromasie cérébrale peut être difficile ; on peut s'appuyer sur les données de l'examen du liquide céphalo-rachidien qui est normal dans l'athéromasie cérébrale.

*Tabes.* — Dans le tabes, les troubles oculaires et les modifications du liquide céphalo-rachidien sont les seuls symptômes que l'on peut rencontrer également dans la paralysie générale. En présence d'un tabétique qui présente de l'affaiblissement progressif de l'intelligence, on devra toujours penser à la paralysie générale et rechercher s'il n'existe pas d'autres symptômes de cette affection.

*Sclérose en plaques.* — La paralysie générale et la sclérose en plaques à forme cérébrale ont comme symptômes communs des troubles de la parole, de la motricité, des troubles intellectuels. Dans la sclérose en plaques, il n'y a pas de démence globale ; on observe seulement soit de la dépression, soit de l'excitation ; l'affaiblissement intellectuel est tardif. La parole est lente, scandée, monotone, explosive ; les troubles des réflexes et de la marche, le nystagmus sont plus prononcés que dans la paralysie générale ; enfin le tremblement intentionnel d'amplitude croissante est caractéristique. Le liquide céphalo-rachidien est normal.

*Paralysie labio-glosso-laryngée.* — L'intégrité de l'intelligence est le signe différentiel fondamental.

*Paralysie pseudo-bulbaire.* — Le diagnostic avec la paralysie générale est quelquefois délicat. L'évolution de l'affection par à-coups, l'augmentation des symptômes à la suite de l'ictus apoplectique, les accès de pleurer et de rire spasmodiques, l'absence de lymphocytose dans le liquide céphalo-rachidien, le facies spécial des pseudo-bulbaires, sont autant de signes différentiels.

*Syphilis cérébrale.* — La pseudo-paralysie générale syphilitique diffère de la paralysie générale par les caractères suivants :

1° L'évolution est beaucoup plus lente.

2° Les principaux symptômes sont en rapport avec une lésion, souvent avec plusieurs lésions localisées (épilepsie jacksonienne, monoparésies, ophtalmoplégie externe, paralysie faciale, aphasie motrice ou sensorielle, amaurose, etc.).

3° L'affaiblissement intellectuel n'est jamais aussi global que dans la paralysie générale.

4° L'évolution de la syphilis cérébrale se fait par à-coups, séparés par des périodes pendant lesquelles les symptômes s'atténuent et même disparaissent.

5° La céphalée est constante dans la syphilis cérébrale, inconstante et même rare dans la paralysie générale confirmée.

6° Le traitement antisyphilitique a une action manifeste sur les lésions de la syphilis cérébrale ; il n'a aucune action sur la méningo-encéphalite diffuse subaiguë.

Dans certains cas, les lésions de la syphilis sont associées à celles de la paralysie générale ; il est souvent difficile de faire la part des symptômes qui relèvent de l'une ou de l'autre des deux affections.

*Tumeurs cérébrales.* — Dans les tumeurs cérébrales, il existe de la lenteur, de l'obtusion intellectuelle plutôt que de la démence. L'œdème papillaire, les vomissements, la céphalée, les crises d'épilepsie partielle, la somnolence sont les principaux signes différentiels. Le liquide céphalo-rachidien est souvent normal ; on y a noté quelquefois de la lymphocytose. L'examen du liquide céphalo-rachidien n'aura donc une valeur diagnostique que dans les cas où il sera normal.

*Pachyméningites.* — Les mêmes considérations que celles que nous venons d'émettre à propos des tumeurs cérébrales sont applicables ici. Les pachyméningites se rencontrent surtout chez les alcooliques et peuvent s'associer à la paralysie générale.

3° Diagnostic avec les syndromes mentaux. — Le diagnostic de la paralysie générale avec les états maniaques, les états mélancoliques, les psychoses intermittentes, la confusion mentale et l'alcoolisme subaigu, le délire mégalomaniaque, l'idiotie, la démence précoce, la démence sénile, la démence organique, la démence alcoolique, peut présenter des difficultés. L'étude des caractères différentiels de ces syndromes appartient à la psychiatrie (1).

(1) Voir L. Marchand, *Manuel de médecine mentale*, Doin, édit., 1908, p. 293.

*Des pseudo-paralysies générales.* — Toutes lésions diffuses et profondes du cortex cérébral (autres que la méningo-encéphalite subaiguë) portant principalement sur les régions frontales et pariétales peuvent se traduire cliniquement par un *syndrome paralytique* qui n'est pas la paralysie générale. C'est dire que des maladies différentes du cerveau peuvent déterminer ce syndrome. Un grand nombre d'états mentaux et nerveux peuvent simuler la paralysie générale ; dans ces diverses affections, les signes somatiques de la paralysie générale font défaut ou sont passagers ; cette absence des symptômes physiques de la paralysie générale facilite généralement le diagnostic. Dans les pseudo-paralysies générales, il existe des symptômes moteurs qui rappellent ceux de la paralysie générale ; mais les lésions cérébrales qui les déterminent ne ressemblent en rien à la méningo-encéphalite diffuse subaiguë. Les principales pseudo-paralysies générales sont la pseudo-paralysie générale syphilitique, la pseudo-paralysie générale arthritique, la pseudo-paralysie générale saturnine, la pseudo-paralysie générale alcoolique. La forme cérébrale de la sclérose en plaques, les tumeurs cérébrales, les pachyméningites, peuvent donner lieu au syndrome paralytique.

*Traitement.* — D'après certains auteurs, il faut instituer dès les premiers symptômes de la maladie un traitement antisyphilitique intensif consistant en injections profondes de sels solubles de mercure (soit 10 centigrammes de calomel toutes les semaines, soit 3 à 6 centigrammes de benzoate de mercure tous les jours, soit une goutte d'huile grise). Le traitement doit être suspendu huit à dix jours par mois, et il faut le continuer pendant des mois. Ce traitement est considéré par de nombreux auteurs comme *plus nuisible qu'utile.* Cependant il devra être tenté dans les cas où des lésions syphilitiques cérébrales sont associées à celles de la paralysie générale.

De nombreux cliniciens ordonnent l'iodure de potassium à la dose de 3 grammes par jour ; dans certains cas, on obtient par ce traitement des rémissions très longues.

L'hygiène du paralytique général consiste surtout en repos physique et psychique ; les repas doivent être réguliers ; l'alimentation doit être réglée.

Les alcools et le café seront proscrits. La bouche sera lavée après chaque repas.

A la dernière période de la maladie, les malades qui ont de la difficulté de la déglutition ne doivent manger que des aliments finement divisés. A cette période, ils prendront tous les jours un bain de propreté. On évite ainsi les eschares. Le gâtisme pourra être longtemps évité en réglementant les heures des selles.

Les complications de la paralysie générale, telles que l'agitation, les ictus apoplectiformes et épileptiques, la rétention d'urine, doivent être chacune l'objet d'un traitement particulier.

## ARTICLE IX

### Syphilis cérébrale.

Les maladies du cerveau sont caractérisées bien plus par le siège des lésions qui leur donnent naissance que par la constitution anatomique de ces lésions (1) ; le mot

(1) Voir L. Marchand, du *Rôle de la syphilis dans les maladies de l'encéphale*, Doin, éd., 1906.

*syphilis cérébrale* est employé pour désigner surtout les troubles causés par les lésions syphilitiques, le diagnostic anatomique de la lésion étant souvent très délicat.

*Anatomie pathologique.* — Les lésions cérébrales syphilitiques peuvent revêtir les formes anatomiques suivantes : la gomme, la vascularite syphilitique (endartérite, périartérite), la névrite des nerfs craniens. La gomme peut être méningée ou cérébrale.

*Symptômes.* — Nous décrirons les symptômes particuliers à chacune des diverses lésions syphilitiques du cerveau.

La gomme méningée peut siéger partout sur les méninges molles, mais elle a une prédilection bien marquée pour les méninges de la base du crâne et en particulier pour la région interpédonculaire. Les principaux signes sur lesquels on pourra s'appuyer pour établir le diagnostic de gomme méningée sont surtout des phénomènes d'irritation. Les attaques d'épilepsie jacksonienne et les attaques épileptiformes, même dans les cas où la tumeur ne réside pas au niveau des zones rolandiques, l'exagération des réflexes, les spasmes et les secousses musculaires dans un membre ou un groupe musculaire, font rarement défaut. Les paralysies (paralysies oculaires) et les troubles sensoriels sont transitoires et apparaissent brusquement. La céphalée, les vomissements, l'œdème de la papille, la lymphocytose du liquide céphalo-rachidien sont des symptômes fréquents.

La gomme cérébrale peut être corticale ou centrale ; les gommes corticales sont de beaucoup les plus fréquentes. Les symptômes ressemblent, d'une façon générale, à ceux des tumeurs cérébrales ; cependant les lésions surajoutées et surtout la multiplicité des lésions entraînent un polymorphisme particulier des symptômes. L'évolution de la gomme est constituée par une série d'épisodes qui se déroulent lentement et qui sont surtout dus aux lésions secondaires de la gomme. Les phénomènes d'excitation et de déficit dominent le tableau symptomatique. La gomme, pendant son développement, détermine d'abord des phénomènes d'irritation et ensuite la mort des éléments primitivement irrités. Outre les vomissements, la constipation, l'œdème de la papille, la céphalée, la lymphocytose du liquide céphalo-rachidien, on observe des convulsions épileptiformes, l'épilepsie partielle, des parésies et des paralysies, des troubles pupillaires. Les accès épileptiformes sont quelquefois précédés de la parésie d'un membre qui sera le plus convulsé pendant l'accès ; quelquefois on n'observe que des secousses ou du tremblement localisé à un membre ou à quelques doigts de la main. Les monoparésies sont très rares ; il en est de même de l'hémiplégie, à moins que la gomme ne siège au niveau des ganglions centraux et comprime la capsule interne. Les paralysies oculaires sont très fréquentes ; celles-ci sont dues, soit à des lésions concomitantes des noyaux des nerfs craniens, soit à des lésions d'endartérite ; elles peuvent être dues dans certains cas à la compression des nerfs moteurs oculaires par le tissu gommeux.

Les vaisseaux de l'encéphale sont un lieu de prédilection pour les lésions syphilitiques. Sténose, dilatation et rupture de l'artère, telles sont les diverses conséquences des artérites syphilitiques. Elles peuvent déterminer l'anémie cérébrale, le ramollissement cérébral, des hémorrhagies méningées, des hémorrhagies cérébrales, de la sclérose cérébrale diffuse, des plaques de sclérose. L'anémie cérébrale secondaire à des lésions d'endartérite localisées sur de gros vaisseaux ne présente aucun caractère particulier. Le ramollissement cérébral dû à l'artérite syphilitique se localise souvent dans le territoire des sylviennes ; l'hémiplégie en est le symptôme le plus fréquent. Fournier décrit six attributs à l'hémiplégie syphilitique type : elle survient à la suite de violents maux de tête ; elle s'installe, et le sujet assiste en pleine connaissance à sa paralysie ; elle est progressive, extensible, incomplète ; elle ne s'accompagne pas de troubles de la sensibilité. Ordinairement, l'hémiplégie syphilitique guérit, mais elle laisse quelques traces ; il persiste une certaine gêne dans les mouvements, d'autres fois des contractures.

L'hémorrhagie méningée et l'hémorrhagie cérébrale sont fréquentes pendant la période secondaire ; leurs symptômes ne présentent aucun caractère particulier. Les antécédents et le jeune âge du sujet, la concomitance d'autres accidents syphilitiques pourront permettre seuls le diagnostic étiologique.

Tous les nerfs craniens peuvent être atteints de névrite syphilitique, mais les nerfs optiques et les nerfs moteurs oculaires sont de beaucoup les plus fréquemment frappés. Généralement les lésions des nerfs évoluent parallèlement à d'autres lésions cérébrales.

En résumé, aucun symptôme nerveux n'est caractéristique de la syphilis cérébrale ; mais certains groupements, certaines successions de symptômes, sont une forte présomption en sa faveur. La constatation d'une déformation pupillaire, du signe d'Argyll-Robertson, est d'une importance capitale dans le diagnostic de la syphilis cérébrale.

Quand les lésions de la syphilis cérébrale sont disséminées sur une grande étendue du cortex cérébral, elles se traduisent par des symptômes rappelant ceux de la paralysie générale. Nous avons montré ailleurs les signes différentiels entre les deux affections (voir p. 334).

Nous avons également discuté (p. 340) le rôle étiologique de la syphilis dans la paralysie générale.

*Traitement.* — Le traitement mixte antisyphilitique doit être institué dès le début des accidents. On ordonnera l'iodure de potassium à des doses progressivement croissantes de quatre à douze grammes. Le traitement mercuriel peut consister en frictions à l'onguent mercuriel, à la dose de cinq à six grammes par jour ; mais les injections mercurielles sont aujourd'hui reconnues comme étant le procédé de choix pour introduire le mercure dans l'organisme.

Les injections mercurielles sont de trois sortes : intramusculaires, sous-cutanées, intraveineuses. L'injection sous-cutanée n'est plus employée aujourd'hui ; l'injection intramusculaire est la plus pratique.

Technique de l'injection intramusculaire :

Les instruments comprennent une seringue aseptique, une longue aiguille en platine iridié.

N'employer que des solutions nouvellement préparées ou conservées dans des ampoules stérilisées.

Lieux d'injection : tiers supérieur de la fesse (Fournier) ; bord externe du grand fessier sur une ligne réunissant l'épine iliaque antéro-supérieure au sommet du pli interfessier (Barthélemy) ; masse sacro-lombaire.

Avant d'injecter le liquide, s'assurer qu'il ne s'écoule pas de sang par le pavillon de l'aiguille enfoncée profondément.

Les préparations mercurielles les plus employées sont les suivantes : elles comprennent soit des sels solubles, soit des sels insolubles.

*a*) **Injections solubles**. — Une injection est faite chaque jour.

| | |
|---|---|
| Biiodure de mercure | 2 gr. |
| Iodure de sodium sec | 2 — |
| Sérum isotonique | 100 — |

Un centimètre cube contient 2 centigrammes du sel de mercure.

| | |
|---|---|
| Benzoate de mercure | 1 gr. |
| Chlorure de sodium pur | 0 gr. 75 |
| Eau distillée | 100 gr. |

Un centimètre cube contient un centigramme du sel de mercure.

*b*) **Injections insolubles**. — Une injection est faite tous les huit jours. On fait une série de quatre à six injections.

Le calomel est aujourd'hui délaissé et remplacé avantageusement par l'huile grise dont voici la formule :

| | |
|---|---|
| Mercure purifié | 40 gr. |
| Lanoline anhydre stérilisée | 12 — |
| Vaseline blanche stérilisée | 13 — |
| Huile de vaseline stérilisée | 35 — |

Stériliser les produits avant leur mélange.

Un centimètre cube renferme 0 gr. 50 de mercure métallique.

Dose : *un dixième à un cinquième* de centimètre cube.

Des accidents graves peuvent se produire à la suite des injections insolubles, et ceux-ci sont d'autant plus à redouter qu'on ne peut enlever de l'organisme la provision de mercure déposée dans les muscles fessiers. Tout sujet soumis à ce traitement doit rester sous la surveillance du médecin.

Pendant toute la période du traitement, on aura soin de veiller à la propreté de la cavité buccale ; on fera prendre au sujet une potion contenant 3 à 4 grammes de chlorate de potasse.

La céphalée syphilitique peut être combattue par la ponction lombaire.

## ARTICLE X

### Tumeurs cérébrales.

On donne le nom de tumeur cérébrale à toute formation néoplasique se développant dans la cavité cranienne et comprimant ou altérant le cerveau.

*Etiologie.* — On a invoqué comme cause les traumatismes craniens. La tuberculose, la syphilis, certains parasites (cysticerques, échinocoques) sont les principales causes des tumeurs. Les anévrysmes craniens sont dus le plus souvent à l'artério-sclérose, quelquefois à la syphilis.

*Anatomie pathologique.* — Les tumeurs de provenance nerveuse sont le gliome, le névrome. Les autres variétés que l'on rencontre sont le sarcome, le psammome, le fibrome, le papillome, le carcinome ; les tumeurs parasitaires sont surtout dues au cysticerque et à l'échinocoque. Les tumeurs vasculaires sont formées par des anévrysmes. Le tubercule cérébral ne diffère en rien des tubercules développés dans les autres organes. La gomme cérébrale syphilitique est rare ; la syphilis donne surtout lieu à des productions méningées scléro-gommeuses.

*Symptômes.* — Les symptômes sont inconstants ; ce n'est qu'une association de symptômes qui permet au clinicien d'établir le diagnostic de tumeur cérébrale.

Les symptômes généraux comprennent la céphalalgie, les vertiges, les vomissements dits cérébraux (voir p. 244), les ictus épileptiformes et apoplectiformes, la torpeur cérébrale, la somnolence. La stase papillaire ou papille étranglée est très commune et est un élément précieux de diagnostic. L'œdème de la papille paraît dû à l'augmentation de tension du liquide céphalo-rachidien, qui détermine un obstacle à la circulation en retour (*œdème lymphatique*). Les troubles psychiques consistent surtout en un état de confusion mentale (1).

Les principaux symptômes de localisation sont les convulsions partielles et les paralysies ; ces symptômes sont surtout fréquents quand la tumeur siège au niveau d'une zone motrice. Il ne faut pas oublier cependant que les convulsions partielles peuvent être produites par une tumeur siégeant en dehors des zones motrices ; il s'agit dans ce cas de phénomènes d'irritation à distance ; on tiendra compte surtout, pour déterminer la localisation d'une tumeur d'après les convulsions partielles, du territoire des régions mo-

(1) Voir L. Marchand, *Manuel de médecine mentale*, Doin, édit., 1908, p. 397.

trices correspondant aux premières secousses convulsives. Les paralysies et surtout les monoplégies, quand elles sont permanentes, sont un symptôme précieux permettant d'établir la localisation des tumeurs au niveau des régions motrices ou des nerfs craniens.

Les tumeurs du lobe frontal déterminent des troubles intellectuels et quelquefois de l'épilepsie bravais-jacksonienne. Le diagnostic est difficile et quelquefois impossible. Quand on constate des symptômes relevant de la compression des nerfs optiques et des nerfs olfactifs, le diagnostic est singulièrement facilité.

Les tumeurs du lobe pariétal gauche peuvent déterminer de la cécité verbale et l hémianopsie (voir fig. 14 et p. 41).

Dans les tumeurs du lobe temporal, on peut observer soit une légère surdité, soit la surdité verbale. Quand la tumeur est volumineuse, on observe des troubles relevant de la compression des nerfs de la base, des troubles hémiplégiques et l'hémianesthésie.

Les tumeurs de la face interne des lobes occipitaux déterminent la cécité corticale (voir p. 43) ou une hémianopsie latérale homonyme si la tumeur est unilatérale. On observe de l'aphasie sensorielle si la tumeur siège dans le lobe occipital gauche.

Les tumeurs de la base s'accompagnent de paralysies par compression des nerfs craniens, ce qui facilite le diagnostic.

Les tumeurs localisées dans la capsule interne déterminent une hémiplégie du type capsulaire (voir p. 120).

Dans quelques cas, la céphalée est localisée et siège au niveau de la tumeur. La stase papillaire est généralement située du même côté que la tumeur.

La nature de la tumeur peut quelquefois être précisée d'après l'âge, la diathèse, les antécédents du sujet.

*Diagnostic.* — Les abcès du cerveau, la méningo-encéphalite chronique, l'hémorrhagie méningée, la sclérose en plaques, la paralysie générale, l'urémie, peuvent déterminer des symptômes ayant les plus grandes ressemblances avec ceux des tumeurs cérébrales.

*Pronostic.* — Le pronostic est grave quand les symptômes ne s'amendent pas sous l'influence du traitement antisyphilitique.

*Traitement.* — Tenter le traitement antisyphilitique.

La ponction lombaire est proscrite ; elle a été plusieurs fois suivie de mort, soit immédiatement après l'opération, soit 24 heures après. Dans les cas où le diagnostic est douteux, on pratiquera la ponction lombaire avec une très fine aiguille et on ne retirera que très peu de liquide. Le sujet restera couché plusieurs heures après la ponction.

Dans le cas où les symptômes permettent de diagnostiquer la topographie de la lésion, on pourra avoir recours à une intervention chirurgicale.

*Aperçu de topographie cranio-cérébrale.* — *a)* **Sillon de Rolando.** — Le sillon de Rolando est situé à la face interne du pariétal, en arrière de la suture coronaire, à une distance de 48 millimètres en haut, et à une distance de 28 millimètres en bas. On recherche ainsi le point de repère inférieur : tirer une ligne horizontale d'une longueur de 7 centimètres partant de l'apophyse orbitaire externe, et élever à son extrémité une perpendiculaire de 3 centimètres.

Procédé de Lucas Championnière : Au moyen de

l'équerre flexible biauriculaire de Broca, on détermine le bregma (1) ; le point de repère supérieur se trouve à 55 centimètres en arrière sur la ligne médiane.

Procédé de Horsley : Prendre la moitié de la distance inio-glabellaire (2) en suivant la ligne sagittale et ajouter en arrière 12 millimètres (d'après Horsley), 25 millimètres (d'après Hare). On recherche ainsi le point rolandique inférieur : sur la ligne sagittale précédente, on applique l'équerre biauriculaire, et au niveau du point supérieur on forme avec la branche mobile un angle de 76° ouvert en avant ; compter 8 centimètres sur cette ligne.

Procédé de Poirier : Le point rolandique supérieur est situé à la moitié plus 2 centimètres en arrière, de la ligne sagittale naso-inienne. Pour rechercher le point inférieur, tracer une ligne horizontale sur l'apophyse zygomatique et élever en arrière une ligne perpendiculaire de 7 centimètres.

*b*) **Scissure de Sylvius.** — La bifurcation de la scissure de Sylvius en rameau horizontal et en rameau antérieur ascendant est située au point de réunion de l'extrémité supérieure de la grande aile du sphénoïde avec la suture squameuse.

Procédé de Hare : Tracer une ligne allant de l'apophyse orbitaire externe à l'inion passant à 12 millimètres au-dessus du conduit auditif externe ; à 28 mil-

(1) On donne le nom de *bregma* au point où la suture sagittale ou bipariétale (comprise entre les pariétaux) rencontre la suture coronale.

(2) On donne le nom d'*inion* à la protubérance occipitale externe. On donne le nom de *glabelle* à la légère proéminence située sur la ligne médiane au-dessus de la racine du nez.

limètres en arrière de l'apophyse, on mène une ligne vers le centre de la bosse pariétale ; cette ligne correspond au trajet de la scissure de Sylvius.

Procédé de Debierre et de Lucas Championnière : A 5 centimètres au-dessus de l'arcade zygomatique, au niveau de la suture écailleuse, se trouve un point de repère correspondant à la scissure de Sylvius ; son extrémité antérieure correspond au ptérion, situé à 3 centimètres en arrière de l'apophyse orbitaire externe.

Procédé de Poirier : la scissure de Sylvius suit sur une longueur de 4 à 6 centimètres une ligne qui unit la suture naso-frontale au lambda (1).

*c)* **Circonvolution de Broca.** — Tirer une horizontale de cinq centimètres partant de l'apophyse orbitaire externe, puis élever une perpendiculaire de 2 centimètres.

*d)* **Scissure pariéto-occipitale.** — Elle est située au point de réunion de la suture sagittale et de la suture lambdoïde.

(1) On donne le nom de *lambda* au point où la suture sagittale ou bipariétale rencontre la suture lambdoïde.

# CHAPITRE V

## MALADIES DU CERVELET

### ARTICLE I

### Hémorrhagie du cervelet.

*Etiologie*. — L'hémorrhagie du cervelet est rare. Les causes sont les mêmes que celles de l'hémorrhagie cérébrale.

*Anatomie pathologique*. — L'hémorrhagie a comme siège de prédilection les corps rhomboïdaux ; le foyer hémorrhagique peut être vaste ou, au contraire, très limité. Dans ce dernier cas, il n'entraîne pas la mort, s'organise et forme une cicatrice ocreuse.

*Symptômes*. — L'hémorrhagie cérébelleuse peut être précédée de céphalalgie occipitale, de vertiges, de vomissements ; généralement elle survient chez un individu ayant l'apparence d'une bonne santé.

On décrit à l'hémorrhagie cérébelleuse une forme rapide et une forme lente.

La forme rapide se traduit par une attaque d'apoplexie ; la perte de connaissance est cependant moins complète que dans l'apoplexie par hémorrhagie cérébrale ; les vomissements sont constants. Le sujet succombe en l'espace de quelques heures.

Dans la forme lente, le sujet est pris brusquement de vertiges et de vomissements. Il lui est impossible de se tenir debout, il chancelle et tombe ; la face est congestionnée. Généralement, le malade ne perd pas connaissance, mais il éprouve une faiblesse musculaire généralisée. Les pupilles sont resserrées, quelquefois dilatées. Les vomissements, les vertiges, les troubles de la motilité, les troubles oculaires, sont les symptômes les plus constants. Les vomissements revêtent les caractères des vomissements cérébraux (voir p. 244); ils peuvent se reproduire après le début des accidents pendant plusieurs heures et même plusieurs jours ; ils sont souvent rappelés par les vertiges ; le malade vomit chaque fois qu'il fait un mouvement dans son lit. Les troubles paralytiques consistent surtout en une faiblesse musculaire généralisée.

Quand le foyer hémorrhagique comprime le bulbe ou la protubérance, on peut observer une hémiplégie ; mais l'absence de troubles hémiplégiques est un des caractères les plus particuliers de l'apoplexie cérébelleuse à petit foyer. Dans certains cas, on note de l'hémiataxie, de l'hémiasynergie (voir p. 98 et 113). La diplopie est un symptôme assez fréquent. L'absence de fièvre, de troubles du pouls et de la respiration, l'atténuation de la céphalalgie, des vomissements et des vertiges, indiquent une issue favorable.

Dans d'autres cas, le foyer hémorrhagique s'étend de plus en plus ; la respiration et le pouls se modifient; le malade est obnubilé quoique conservant toute sa connaissance ; la mort survient dans le coma.

*Diagnostic.* — La fréquence des vomissements, les vertiges, la conservation de l'intelligence, l'absence de paralysie, la céphalalgie à localisation occipitale, sont autant de symptômes qui différencient l'hémorrhagie cérébelleuse de l'hémorrhagie cérébrale.

L'hémorrhagie méningée diffère de l'hémorrhagie cérébelleuse par son début brusque, apoplectiforme ; elle se traduit par des convulsions partielles et surtout par des contractures.

Le diagnostic entre l'hémorrhagie cérébelleuse et le ramollissement du cervelet est souvent difficile (voir p. 352).

*Pronostic.* — Les foyers localisés s'organisent et il peut ne persister aucun symptôme ; les récidives sont à craindre. Le pronostic des foyers étendus est fatal.

*Traitement.* — Il est le même que le traitement de l'hémorrhagie cérébrale (voir p. 296).

## ARTICLE II

### Ramollissement du cervelet.

*Etiologie.* — Le ramollissement du cervelet est très rare. Ses causes sont les mêmes que celles du ramollissement cérébral.

*Anatomie pathologique.* — Les foyers de ramollissement peuvent occuper soit le centre de l'organe, soit l'écorce cérébelleuse.

*Symptômes.* — Le ramollissement du cervelet se traduit par les mêmes symptômes que l'hémorrhagie cérébelleuse. Quand les phénomènes aigus sont passés, il peut persister des troubles de l'équilibre ; le corps tout entier ou la tête seule est fléchie latéralement ; les malades titubent en marchant.

*Diagnostic.* — Les éléments du diagnostic sont les

mêmes que ceux de l'hémorrhagie du cervelet. Le ramollissement du cervelet est toujours difficile à différencier de l'hémorrhagie cérébelleuse. On s'appuiera surtout sur les antécédents du sujet, sur l'état du cœur (embolie); les signes prémonitoires sont toujours plus fréquents dans le ramollissement cérébelleux par athérome ou artérite syphilitique que dans l'hémorrhagie cérébelleuse.

*Traitement.* — Il est le même que le traitement du ramollissement cérébral (voir p. 301).

ARTICLE III

## Atrophie scléreuse du cervelet.

*Etiologie.* — L'atrophie scléreuse du cervelet est surtout fréquente chez les idiots, les imbéciles, les idiots épileptiques.

*Anatomie pathologique.* — L'atrophie scléreuse du cervelet, comme les scléroses cérébrales, est le résultat soit d'un défaut congénital de développement, soit d'un arrêt de développement de l'organe déterminé par une méningite cérébelleuse survenue pendant le jeune âge. La méningite cérébelleuse n'est souvent qu'une propagation d'une méningite cérébrale, ce qui explique qu'elle s'observe surtout chez des idiots. Dans d'autres cas, l'atrophie cérébelleuse est secondaire à l'atrophie du cerveau. Quand l'atrophie du cervelet est unilatérale, elle est presque toujours secondaire à une hémiatrophie cérébrale. Dans ce cas, l'atrophie cérébelleuse est croisée par rapport à l'atrophie cérébrale. L'atrophie cérébelleuse entraîne l'atrophie de la protubérance, des olives bulbaires.

*Symptômes.* — Les symptômes principaux sont l'incertitude motrice, la titubation, les troubles de la parole. L'incertitude motrice détermine de la maladresse ; les sujets, qui en outre sont généralement atteints de faiblesse intellectuelle, ne peuvent apprendre à se servir de leurs membres ; la démarche est difficile, titubante, quelquefois impossible ; les sujets font des chutes fréquentes. La parole est lente, saccadée ; on a encore signalé comme symptômes le tremblement intentionnel, des raideurs musculaires ; la sensibilité est intacte ; on n'observe pas de troubles trophiques. Les sujets présentent quelquefois des accès épileptiques.

*Traitement.* — Il est purement symptomatique.

Sous le nom d'*atrophie olivo-ponto cérébelleuse*, Déjerine et Thomas ont décrit une affection survenant chez l'adulte et caractérisée par le syndrome cérébelleux ; les réflexes rotuliens sont normaux. Ce syndrome diffère de l'hérédo-ataxie et de la maladie de Freidreich (voir p. 195), par l'absence de scoliose, de pied-bot, par son caractère non familial et son début tardif.

## ARTICLE IV

### Abcès du cervelet.

Les abcès du cervelet sont secondaires à des traumatismes craniens, à des embolies septiques, à des lésions suppuratives de voisinage (appareil auditif). La carie du rocher, la mastoïdite en sont les causes les plus fréquentes.

Les abcès du cervelet peuvent rester latents et ne jamais causer d'accidents ; le plus souvent, ces abcès chroniques déterminent les mêmes symptômes que les tumeurs cérébelleuses.

Les abcès cérébelleux à marche aiguë peuvent simuler une méningite aiguë, la mort peut survenir en quelques jours.

Dans ce cas, le diagnostic reposera sur les antécédents du sujet (écoulement d'oreille), sur la présence des vertiges, sur la localisation de la céphalalgie.

Le diagnostic est quelquefois difficile avec la mastoïdite. Si après trépanation de l'apophyse mastoïde, les symptômes ne s'amendent pas, on devra penser à la présence d'un abcès cérébelleux.

La seule chance de guérison réside en une intervention chirurgicale précoce.

## ARTICLE V

### Syphilis cérébelleuse.

Les gommes cérébelleuses sont très rares; elles occupent comme siège de prédilection les noyaux dentelés ; les lésions vasculaires (endartérite, périartérite) sont plus communes ; comme ces lésions s'accompagnent généralement de lésions multiples siégeant au niveau du cerveau, et principalement sur les artères de la base de l'encéphale, les symptômes qu'elles peuvent déterminer passent souvent inaperçus.

La gomme se comporte comme une tumeur du cervelet ; le diagnostic de la nature de la tumeur n'est souvent établi que par l'efficacité ou l'inefficacité du traitement spécifique.

Le diagnostic de la nature syphilitique des lésions artérielles, cause de ramollissement ou d'hémorrhagie cérébelleuse, est encore plus délicat. Seuls, le jeune âge du sujet et ses antécédents spécifiques pourront mettre sur la voie du diagnostic.

Le traitement est celui de la syphilis cérébrale (voir p. 341).

## ARTICLE VI

### Tumeurs du cervelet.

*Anatomie pathologique.* — Les tumeurs du cervelet les plus communes sont des sarcomes ; mais elles peuvent être constituées aussi par différentes formes de cancer, par des néoformations parasitaires, par des tubercules, par des gommes syphilitiques.

*Symptômes.* — Les tumeurs cérébelleuses peuvent se traduire par des troubles de l'équilibre, et surtout de l'équilibre cinétique, par des troubles du tonus musculaire, par de l'incoordination des mouvements des membres supérieurs, par de l'asynergie, par de l'exagération des réflexes tendineux. A côté de ces symptômes fondamentaux, il y a lieu d'ajouter la céphalée occipitale, les vomissements, la raideur de la nuque, les attaques épileptiformes, l'œdème papillaire. La sensibilité ne présente aucun trouble.

La céphalalgie siège le plus souvent à la région occipitale ; elle s'irradie vers le cou et les tempes ; elle apparaît par crise ; les sujets ont la sensation que leur tête va éclater.

Les vertiges et les troubles de l'équilibre sont des symptômes précoces ; le vertige est surtout marqué dans la station debout ; il augmente dès que le sujet ferme les yeux ; le malade voit tourner les objets ou a la sensation que son corps est entraîné. La démarche est titubante, ébrieuse ; les troubles de la marche n'augmentent pas si le sujet ferme les yeux. Les troubles de l'équilibre sont surtout prononcés quand le sujet est dans la station debout.

L'asynergie et les troubles de la diadococinésie sont des symptômes également caractéristiques. Les mouvements volontaires sont exécutés avec hésitation, avec lenteur, sont décomposés en mouvements accessoires, et se terminent brusquement. La succession rapide d'un même mouvement est impossible. Nous avons donné ailleurs les différents procédés pour mettre ces troubles en évidence (voir p. 98). Le malade a quelquefois une tendance à conserver les mouvements passifs imprimés à ses membres (attitudes cataleptoïdes).

Un caractère particulier que l'on relève dans le syndrome cérébelleux est le contraste que l'on observe entre les troubles de l'équilibre et des mouvements d'une part et l'intégrité apparente de la force musculaire et de la sensibilité d'autre part (Thomas).

Les vomissements revêtent les caractères des vomissements cérébraux ; ils peuvent être provoqués par le vertige.

Les troubles de la vue sont fréquents ; ils consistent soit en une amblyopie légère, soit en une cécité absolue. Ils sont dus soit à la lésion des tubercules quadrijumeaux, soit à l'œdème papillaire secondaire à une augmentation de tension du liquide céphalo-rachidien.

La compression des nerfs craniens par la tumeur

peut donner lieu à diverses paralysies (paralysie faciale d'origine périphérique, paralysies oculaires, paralysie de la langue, etc.).

L'intelligence peut rester intacte. Dans certains cas, on note de la torpeur intellectuelle due vraisemblablement à la compression du cerveau par le liquide céphalo-rachidien dont la tension est augmentée.

*Pronostic.* — Les tumeurs du cervelet peuvent évoluer à l'état latent ou ne déterminer que des symptômes (accès épileptiformes) qui ne permettent pas le diagnostic. Ces cas sont rares ; généralement, les tumeurs du cervelet ont une marche rapide et la mort survient au cours d'accidents bulbaires ou cérébraux.

*Diagnostic.* — Le diagnostic des tumeurs cérébelleuses avec le tabes est généralement facile. L'abolition des réflexes patellaires, les douleurs fulgurantes, les troubles de la sensibilité, du sens musculaire, le signe d'Argyll-Robertson sont des symptômes communs dans le tabes et qu'on ne retrouve pas dans la symptomatologie des tumeurs cérébelleuses.

Les tumeurs cérébrales diffèrent des tumeurs cérébelleuses par la localisation surtout frontale ou pariétale de la céphalalgie, par l'absence de titubation, par la présence de phénomènes d'excitation ou de déficit (épilepsie partielle, hémiplégie, aphasie, paralysies oculaires, etc.).

Le syndrome cérébelleux peut se rencontrer dans les lésions bulbaires en foyer localisées sur le trajet des voies cérébelleuses afférentes ou efférentes. D'autres symptômes bulbaires permettent le diagnostic.

La neurasthénie peut débuter par des vertiges, de la céphalalgie, des troubles gastriques ; mais ces symptômes n'ont jamais l'intensité des mêmes symptômes d'origine cérébelleuse.

Dans le vertige stomacal, les vomissements sont fréquents, mais ceux-ci sont en rapport avec des crises douloureuses épigastriques et cèdent à un traitement approprié.

Dans le vertige de Ménière, on observe de la surdité, des bruits subjectifs au moment des accès, symptômes qui font défaut dans le vertige d'origine cérébelleuse.

Le diagnostic de la nature de la tumeur est très délicat ; on s'appuiera pour préciser ce point sur l'âge du sujet, sur son état général, sur ses antécédents.

Le diagnostic du siège est ainsi résumé par Duret :

« Les effets des lésions cérébelleuses unilatérales sont directs, et non croisés comme pour celles des hémisphères cérébraux ; les troubles « dits cérébelleux » (perturbation de l'équilibre, asynergie, atonie pour les membres inférieurs, ataxie pour les supérieurs) occupent le côté du corps homonyme à celui de la tumeur ou, en tous cas, y sont prédominants. La chute se fait le plus souvent du côté de la tumeur ; les phénomènes de compression des nerfs bulbaires, ainsi que l'exagération des réflexes tendineux, suivent la même loi ; pour les tumeurs du lobe médian et du vermis, les troubles occupent les deux côtés du corps. »

*Traitement.* — On tentera le traitement antisyphilitique.

# CHAPITRE VI

## MALADIES DES PÉDONCULES CÉRÉBRAUX

Les lésions des pédoncules cérébraux donnent lieu au syndrome de Weber, caractérisé par la paralysie directe de la 3e paire d'un côté et une paralysie des membres, du facial et de l'hypoglosse du côté opposé (voir p. 80). Le syndrome de Benedikt consiste en la paralysie directe de l'oculo-moteur commun et tremblement intentionnel dans les membres paralysés avec paralysie croisée des membres (voir p. 80).

Le diagnostic entre l'*hémorrhagie*, le *ramollissement* et les *tumeurs* des pédoncules cérébraux repose simplement sur ce que dans les deux premiers cas le début est brusque, dans le second cas beaucoup plus lent.

Les lésions de la base peuvent simuler le syndrome de Weber, quand elles intéressent la 3e paire et compriment le pédoncule. L'hystérie peut également donner lieu au même syndrome, mais le ptosis est de nature spasmodique.

Même traitement que l'hémorrhagie cérébrale et le ramollissement cérébral.

---

## CHAPITRE VII

### MALADIES DE LA PROTUBÉRANCE

1° Hémorrhagie et ramollissement. — *Symptômes.* — Le début consiste en un ictus suivi d'une hémiplégie alterne (paralysie alterne ou syndrome de Millard-Gubler, voir p. 81), consistant en la paralysie du facial d'un côté et paralysie des membres du côté opposé; le facial est intéressé dans sa totalité. On note souvent de l'anarthrie, de la dysphagie et des troubles bulbaires (voir p. 191, syndrome de Foville et les autres syndromes qui peuvent être déterminés par les lésions protubérantielles)

*Diagnostic.* — Une lésion du facial coïncidant avec une lésion en foyer des régions motrices cérébrales du même côté peut simuler le syndrome de Millard-Gubler; il en est de même d'un hémispasme facial coexistant avec une paralysie des membres du côté opposé. Il est souvent impossible de faire le diagnostic entre l'hémorrhagie et le ramollissement bulbaire.

*Anatomie pathologique.* — Les hémorrhagies et les ramollissements dépendent de lésions athéromateuses ou syphilitiques de l'artère basilaire ou de ses collatérales.

*Traitement.* — Même traitement que l'hémorrhagie

cérébrale (voir p. 296) et le ramollissement cérébral (voir p. 301).

2° TUMEURS DE LA PROTUBÉRANCE. — *Anatomie pathologique.* — Le tubercule est le plus fréquent ; viennent ensuite les gommes syphilitiques, le gliôme, les kystes et les abcès, le cancer.

*Symptômes.* — Ils consistent en céphalalgie, vomissements, vertiges, convulsions. Les troubles de la parole et de la déglutition sont constants. On peut observer le syndrome de Millard-Gubler. La 6e paire peut être également lésée (voir localisations protubérantielles, p. 80 et 121). Les troubles de la sensibilité sont fréquents.

*Diagnostic.* — Le diagnostic de la localisation est généralement facile ; il n'en est pas de même de la nature de la tumeur.

*Traitement.* — On tentera le traitement antisyphilitique.

---

# CHAPITRE VIII

## MALADIES DU BULBE

### ARTICLE Ier

### Hémorrhagie bulbaire.

Les lésions bulbaires, suivant les noyaux qu'elles intéressent, provoquent des troubles de la parole, de la déglutition, de la phonation, des modifications du pouls, la dypsnée, le hoquet, la toux, les vomissements (voir p. 27, 122 et 186, localisations bulbaires).

L'hémorrhagie bulbaire peut s'ouvrir dans le quatrième ventricule et déterminer la mort subite. Dans le cas où elle se cantonne dans le bulbe, elle débute par un ictus.

Elle a les mêmes causes que l'hémorrhagie cérébrale.

Même traitement que l'hémorrhagie cérébrale.

### ARTICLE II

### Ramollissement bulbaire.

Le ramollissement bulbaire débute souvent par un ictus. Puis surviennent les troubles bulbaires décrits à propos de l'hémorrhagie bulbaire.

Le ramollissement bulbaire a les mêmes causes que le ramollissement cérébral.

Même traitement que le ramollissement cérébral.

## ARTICLE III

### Myélite bulbaire aiguë.

*Étiologie.* — L'alcoolisme, le rhumatisme, les maladies infectieuses en sont les principales causes.

*Anatomie pathologique.* — Outre l'inflammation méningée, on constate des hémorrhagies capillaires.

*Symptômes.* — Elle débute par des frissons, de la fièvre ; les vertiges, la céphalalgie apparaissent ensuite. Les autres symptômes que l'on peut observer sont la paralysie du voile du palais, la dyspnée, l'irrégularité du pouls, la paralysie des muscles de la face et des yeux, des troubles de la parole, des troubles respiratoires, des troubles pupillaires.

*Pronostic.* — Le pronostic est fatal. La mort survient du 4e au 20e jour.

*Traitement.* — Il est symptomatique.

## ARTICLE IV

### Polioencéphalite supérieure ; Ophtalmoplégie nucléaire.

On donne le nom de polioencéphalite supérieure ou d'ophtalmoplégie nucléaire à la lésion des noyaux des nerfs moteurs oculaires. La polioencéphalite supérieure est aiguë ou chronique.

### 1° Polioencéphalite supérieure aiguë ou ophtalmoplégie nucléaire aiguë.

La polioencéphalite supérieure aiguë apparaît au cours des maladies infectieuses et des intoxications; elle peut survenir au cours de la paralysie infantile et même en être la principale manifestation (paralysie infantile à forme ophtalmoplégique, localisation protubérantielle de la paralysie infantile).

Les muscles externes des yeux sont frappés rapidement de paralysie, puis la paralysie se localise à quelques-uns ou à un d'entre eux. Les paralysies oculaires s'accompagnent généralement d'autres troubles paralytiques portant sur les muscles des membres, de la face, du voile du palais; on n'observe pas de troubles cérébraux.

Le pronostic de cette forme d'ophtalmoplégie aiguë est généralement favorable, mais il persiste des paralysies oculaires incurables.

Sous le nom de *polioencéphalite hémorrhagique*, Wernicke a décrit une forme d'ophtalmoplégie aiguë, survenant surtout chez des alcooliques, dans laquelle les muscles des yeux sont frappés rapidement de paralysie dominant sur tel ou tel groupe musculaire. Des phénomènes cérébraux, rappelant ceux de la méningite aiguë, accompagnent les troubles oculaires. L'affection se termine par la mort.

Les lésions consistent en petites hémorrhagies disséminées sur les parois de l'aqueduc de Sylvius et du quatrième ventricule.

### 2° Polioencéphalite supérieure chronique ou ophtalmoplégie nucléaire progressive.

*Etiologie.* — La polioencéphalite chronique est primitive ou secondaire. Primitive, elle apparaît au cours d'une intoxication ou d'une infection. Secondaire, elle apparaît au cours du tabes, de la sclérose latérale, de la sclérose en plaques, de la paralysie générale. Elle s'observe souvent chez des syphilitiques.

*Anatomie pathologique.* — Outre l'hyperémie de la région des noyaux de la 3e paire, de la 4e paire et de la 6e paire, on constate la disparition ou la lésion avancée des cellules de ces noyaux.

*Symptômes.* — L'affection est essentiellement progressive. Les sujets présentent le facies d'Hutchinson; les paupières recouvrent à demi le globe oculaire ; le front est plissé de rides transversales dues à l'action du frontal; la tête est renversée en arrière ; le regard est immobile, les réflexes lumineux et à l'accommodation sont normaux. On donne à cette ophtalmoplégie le nom d'*ophtalmoplégie nucléaire externe ou extrinsèque* par rapport à l'ophtalmoplégie interne qui frappe les muscles internes de l'œil (sphincter irien et muscles accommodateurs).

La marche de l'ophtalmoplégie externe est lente et progressive. La polioencéphalite inférieure (voir p. 364) vient souvent compliquer la polioencéphalite supérieure. On peut également observer de l'albuminurie, de la glycosurie, de la polyurie, de la polydipsie. On a noté dans certains cas l'atrophie du faisceau supérieur du muscle trapèze et des troubles rappelant le syndrome de

Deiters (voir p. 58). Dans ces cas, les noyaux des 3e, 4e, 6e, 7e, 12e, 9e et 11e paires craniennes sont altérés.

*Pronostic.* — Il doit être réservé.

*Diagnostic.* — La polynévrite peut se localiser sur es nerfs moteurs oculaires et simuler l'ophtalmoplégie nucléaire externe. La polynévrite, contrairement à la polioencéphalite supérieure chronique, s'accompagne de troubles de la sensibilité et a une invasion plus rapide.

Les tumeurs de l'orbite, les lésions basilaires peuvent également simuler la polioencéphalite supérieure.

*Traitement.* — Essayer le traitement syphilitique. On peut avoir recours à l'électrisation des muscles paralysés.

## ARTICLE V

### Polioencéphalite inférieure ou paralysie labio-glosso-laryngée.

On donne le nom de polioencéphalite inférieure ou de paralysie labio-glosso-laryngée à la paralysie progressive des muscles des lèvres, de la langue, de la mâchoire, du pharynx et du larynx déterminée par la lésion des noyaux des nerfs bulbaires.

*Etiologie.* — Cette maladie est souvent héréditaire et familiale. Elle peut être primitive et succéder à une intoxication, à une infection. Secondaire, elle apparaît au cours du tabes, de la sclérose en plaques, de la syringomyélie, de la sclérose latérale amyotrophique, des scléroses descendantes des faisceaux pyramidaux.

*Anatomie pathologique.* — Les cellules des noyaux des septième, neuvième, dixième, onzième et douzième paires sont altérées; les lésions des noyaux de la douzième paire sont toujours plus accentuées. Les racines sont dégénérées; les muscles correspondants atrophiés.

*Symptômes.* — Le début est lent et insidieux. Les lettres *i*, *r*, *b*, *d*, *t*, sont mal prononcées; les mouvements de la langue sont difficiles à exécuter d'abord et impossibles ensuite. Les muscles de la langue sont atrophiés et animés de secousses fibrillaires : ils présentent les signes de la réaction électrique de dégénérescence. Quand la paralysie atteint les lèvres, les voyelles *o* et *u*, les labiales ne sont plus articulées. La salivation est continue. La voix est nasonnée (paralysie du voile du palais). La déglutition est difficile ou impossible. Les aliments tombent dans le larynx. Dans les cas avancés, le sujet est aphone. Les cordes vocales occupent une *position dite cadavérique*; elles restent dans une position intermédiaire à l'adduction et à l'abduction. Les troubles cardiaques et respiratoires marquent la dernière période de la maladie.

La durée de la maladie est de deux à cinq ans.

*Diagnostic.* — On ne confondra pas la paralysie labio-glosso-laryngée avec la paralysie du voile du palais par névrite, avec la paralysie faciale double, la myopathie progressive. La paralysie pseudo-bulbaire d'origine cérébrale diffère de la paralysie labio-glosso-laryngée par sa marche par à-coups successifs, par les phénomènes spasmodiques des membres; les troubles psychiques consistent surtout en affaiblissement intellectuel. De plus, les muscles paralysés ne présentent aucune atrophie; les réactions électriques sont normales; les réflexes tendineux sont exagérés.

*Traitement.* — Tenter le traitement antisyphilitique. Electrisation des muscles paralysés. Révulsifs sur la nuque. Quand les mouvements de déglutition seront difficiles, on aura recours à la sonde œsophagienne.

## ARTICLE VI

### Syphilis bulbo-protubérantielle (1).

La syphilis des pédoncules et du bulbe n'a pas de symptômes qui lui soient spéciaux ; mais on peut dire que plus les symptômes bulbaires sont insolites, plus il y a lieu de penser que la lésion qui les produit est de nature spécifique. Cette multiplicité des symptômes est si importante en clinique que les auteurs ne s'attachent pas, dans leurs observations, à grouper les symptômes pour les rapprocher des syndromes connus, mais les désignent simplement sous le nom de symptômes bulbaires ou bulbo-protubérantiels syphilitiques.

Les lésions syphilitiques des pédoncules peuvent produire le syndrome de Weber (voir p. 80) ; les lésions de la protubérance, le syndrome de Millard-Gubler (voir p. 81) ; les lésions du bulbe peuvent simuler la paralysie glosso-labio-laryngée ou l'ophtalmoplégie nucléaire progressive. Malgré cette similitude de symptômes provoqués par des maladies de nature différente, il est extrêmement rare que la nature de la maladie ne puisse être reconnue. La coïncidence de troubles cérébraux, la paralysie des nerfs craniens, les

(1) Voir L. Marchand, *Du rôle de la syphilis dans les maladies de l'encéphale*, Doin, éd., 1906.

antécédents spécifiques et l'âge du malade mettront sur la voie du diagnostic.

*Traitement.* — Voir traitement de la syphilis cérébrale, p. 341.

## ARTICLE VII

### Tumeurs bulbaires.

Leur symptomatologie dépend de leur siège. Elles s'accompagnent souvent de troubles moteurs des membres, de céphalalgie. On rencontre surtout le tubercule, le gliôme, le sarcome.

---

# CHAPITRE IX

## MALADIES DE LA MOELLE

### ARTICLE I^er^

### Hémorrhagie médullaire ou hématomyélie

On donne ce nom à l'épanchement de sang à l'intérieur de la moelle (*apoplexie spinale*).

*Etiologie.* — L'hématomyélie peut être secondaire à un traumatisme de la colonne vertébrale ; elle peut se rencontrer chez le nouveau-né à la suite de manœuvres obstétricales. Elle peut n'être qu'un épisode au cours des myélites, de la syringomyélie ; enfin, elle peut être due à des lésions vasculaires (athérome, syphilis, maladies infectieuses, etc.).

*Symptômes.* — Le début de l'hématomyélie est généralement brusque ; le sujet dans certains cas perd connaissance. Suivant l'étage médullaire où l'hémorrhagie est localisée, les symptômes diffèrent (voir localisations médullaires, p. 24, 122 et 131). Les douleurs et la fièvre font souvent défaut. Les troubles sensitifs (dissociation syringomyélique, voir p. 15) et les paralysies sont les principaux symptômes importants ; les sphincters sont paralysés ; la paralysie des membres est d'abord flasque et les réflexes sont diminués ; plus tard, la paralysie devient spasmodique. On constate de l'atrophie avec réaction de dégénérescence dans les muscles dont les noyaux moteurs sont détruits dans la moelle.

L'évolution est variable ; l'amélioration peut être telle qu'il ne persiste qu'une légère parésie dans les membres primitivement atteints. Dans d'autres cas, le sujet reste un impotent avec incontinence des matières et des urines.

*Anatomie pathologique.* — Les foyers hémorrhagiques sont souvent multiples et siègent généralement dans la substance grise médullaire.

*Diagnostic.* — L'hématorachis diffère de l'hématomyélie par l'absence de douleurs violentes, par la localisation et la forme des troubles de la sensibilité objective (topographie radiculaire), par la présence de globules sanguins dans le liquide céphalo-rachidien. Dans les myélites le début des accidents est moins soudain et on constate de la fièvre.

*Traitement.* — Immobiliser le malade ; même traitement que dans l'hémorrhagie cérébrale.

ARTICLE II

## Ramollissement médullaire ou myélomalacie.

*Etiologie.* — Le ramollissement médullaire n'est souvent qu'un épisode au cours des myélopathies, entre autres au cours des myélites. Quand il est déterminé par des lésions vasculaires, celles-ci relèvent généralement soit de la syphilis, soit de l'artério-sclérose.

*Symptômes.* — Les symptômes du ramollissement

médullaire sont souvent précédés de troubles que l'on a groupés sous le nom de *claudication intermittente de la moelle* (Déjerine).

La claudication intermittente de la moelle est due à l'insuffisance de l'afflux sanguin dans cette partie du névraxe. Elle relève généralement soit de l'artério-sclérose, soit de la syphilis des artères médullaires. Suivant que les troubles circulatoires siègent dans les cordons antéro-latéraux ou dans les cordons postérieurs, les manifestations revêtent les deux types suivants : *a*) type antérieur ; on observe des paralysies passagères ou parésies (effondrement des jambes), des contractures fugaces, des douleurs rachidiennes, des zones d'anesthésie avec ou sans troubles subjectifs de la sensibilité, l'exagération des réflexes et parfois le signe de Babinski, des troubles viscéraux (mictions impérieuses).

*b*) Le type postérieur comprend la constriction douloureuse et paroxystique du thorax, de l'abdomen, « donnant, suivant sa localisation, la première impression d'une pseudo-angor, d'une gastralgie ou d'une crise abdominale tabétique » (Grasset).

C'est au cours de ces accidents qu'apparaissent brusquement ou progressivement les symptômes de la myélomalacie. Ceux-ci ne diffèrent en rien de ceux de l'hématomyélie ; les paralysies et les troubles de la sensibilité varient suivant l'étage médullaire atteint de ramollissement.

*Diagnostic.* — Le diagnostic de la claudication intermittente de la moelle avec la *claudication intermittente de Charcot* par artérite des membres inférieurs est facile. Dans la claudication intermittente de la moelle, on constate l'intégrité des battements des artères des membres inférieurs et l'absence des troubles vaso-moteurs qui sont constants dans la « *boiterie intermittente* » par artérite périphérique.

*Pronostic.* — Le pronostic est grave ; le malade reste un impotent ; de nouveaux foyers de ramollissement peuvent survenir.

*Traitement.* — Suivant la cause, on ordonnera le traitement de l'artério-sclérose (voir p. 301) ou de la syphilis (voir p. 341).

## ARTICLE III

## Myélites.

Elles peuvent se diviser en deux groupes, suivant que les lésions sont diffuses ou systématisées.

### *A*) Myélites diffuses

Les myélites diffuses se divisent en aiguës ou chroniques. La syphilis médullaire est une myélite diffuse.

#### 1° Myélites aiguës diffuses.

On donne le nom de myélites aiguës à l'inflammation de la moelle. Celle-ci peut être *disséminée* ou occuper une tranche médullaire (*myélite transverse aiguë*).

*Etiologie.* — Les myélites aiguës diffuses peuvent apparaître au cours ou au déclin de toutes les maladies infectieuses (rhumatisme articulaire aigu, variole, hémorrhagie, eschares sacro-lombaires, etc.) ; la syphilis en est la cause la plus commune (voir syphilis médullaire, p. 378).

*Anatomie pathologique.* — Souvent on constate de la

méningo-myélite plutôt que de la myélite. L'inflammation médullaire peut porter aussi bien sur la substance grise que sur la substance blanche. Plus tard, l'inflammation peut disparaître et il persiste un tissu de sclérose et des foyers de ramollissement.

*Symptômes.* — Le début est souvent caractérisé par des frissons, de la fièvre et de la rachialgie. Les paralysies apparaissent ensuite ; elles sont généralement flasques ; on peut constater de l'ataxie dans les membres non paralysés, du tremblement intentionnel. Suivant le siège des lésions, les symptômes diffèrent (voir localisations médullaires, p. 24, 122, 131, et compression médullaire, p. 401).

L'évolution est variable ; les myélites aiguës se transforment en myélites chroniques ; suivant les faisceaux détruits, les symptômes diffèrent et rappellent plus ou moins ceux des myélites systématisées (voir plus loin) ou ceux de la compression médullaire.

On a donné le nom de *myélite apoplectiforme* à la myélite qui s'installe en quelques heures ; les paralysies sont flasques, la sensibilité est abolie, les sphincters sont paralysés, des eschares surviennent rapidement ; la mort peut survenir en quelques jours.

*Traitement.* — On fera de la révulsion le long de la colonne vertébrale ; on tentera dans tous les cas le traitement antisyphilitique ; on traitera l'état général.

### 2° Myélites chroniques diffuses.

Elles comprennent les myélites chroniques proprement dites et la sclérose en plaques.

*a)* **Myélites chroniques diffuses.** — Elles sont généralement secondaires aux myélites aiguës.

*Anatomie pathologique.* — Aux lésions inflammatoires des myélites aiguës succède un tissu de sclérose ou des foyers de ramollissement. Suivant la topographie du tissu de sclérose, on distingue la myélite transverse, la myélite hémi-latérale, la sclérose annulaire, la sclérose periépendymaire.

*Symptômes.* — Les symptômes consistent en une paraplégie accompagnée de paralysie des sphincters ; les douleurs, les atrophies musculaires. les troubles de la sensibilité objective diffèrent suivant l'étage de la moelle atteint (voir localisations médullaires, p. 24, 122, 132).

*Pronostic.* — La durée de la myélite chronique est en moyenne de six ans ; les sujets sont emportés par une maladie intercurrente ou par des complications du côté de l'appareil urinaire.

*Traitement.* — On tentera le traitement syphilitique, on appliquera des révulsifs le long de la colonne vertébrale.

*b)* **Sclérose en plaques.** — La sclérose en plaques est une myélite diffuse chronique caractérisée par des plaques de sclérose irrégulièrement disséminées dans l'axe cérébro-spinal.

*Etiologie.* — Les intoxications et les infections sont les causes principales de l'affection. La sclérose en plaques débute entre vingt et trente ans.

*Anatomie pathologique.* — Les plaques de sclérose peuvent siéger dans le cerveau, le bulbe et la moelle, leur distribution et leur forme sont des plus irrégulières. Elles ont une coloration grise. A leur niveau, les nerfs ont perdu leur gaine de myéline et la lésion s'arrête brusquement, à l'emporte-pièce. Le tissu névroglique est très épaissi. Les cylindres-axes sont conservés. Au centre de la plaque de sclérose, on rencontre souvent un vaisseau dont les parois sont altérées.

*Symptômes.* — Ils sont spinaux, bulbaires et cérébraux.

*Symptômes spinaux.* — La marche est spasmodique, les réflexes tendineux sont exagérés. Quelquefois, la démarche est cérébelleuse. Une hémiplégie peut survenir au cours de la maladie. Le tremblement peut atteindre tous les membres, il ne se produit qu'à l'occasion des mouvements (tremblement intentionnel) et occupe tout le membre. Les troubles subjectifs et les troubles objectifs de la sensibilité, le nystagmus, l'inégalité pupillaire sont fréquents. On peut observer des parésies, dues à l'altération des nerfs moteurs oculaires commun et externe. Les troubles oculaires dus à la lésion de la rétine sont très variés et peuvent déterminer une cécité complète ; ordinairement les troubles rétiniens (atrophie papillaire) sont unilatéraux ou asymétriques. Des troubles trophiques surviennent souvent (eschares fessières, amyotrophies). On peut noter l'incontinence ou la rétention de l'urine et des matières fécales.

Dans certains cas, on constate chez les sujets atteints de sclérose en plaques un épuisement rapide des forces (fatigabilité) coexistant avec une force musculaire relativement bien conservée ; on a noté également l'hypotonie et on peut mettre ce symptôme en évidence par l'hyperextension de la jambe sur la cuisse.

*Symptômes bulbaires.* — Ils consistent en troubles de

la mastication, de la déglutition, en tremblement de la langue ; la polyurie, la glycosurie peuvent s'observer. La parole articulée est spasmodique, monotone, scandée.

*Symptômes cérébraux.* — Les attaques apoplectiformes ou épileptiformes, l'affaiblissement intellectuel sont les principaux symptômes cérébraux. Les idées délirantes sont rares, mais souvent les malades sont déprimés.

A côté de la forme classique que nous venons de décrire, il existe des formes particulières dont les principales sont les suivantes :

Les *formes frustes* de la sclérose en plaques sont caractérisées par l'absence de quelques-uns des symptômes cardinaux. Dans d'autres cas, un symptôme l'emporte sur les autres et semble constituer à lui seul toute la maladie (forme amyotrophique, forme trophique, forme vertigineuse, forme paraplégique, forme simulant la sclérose latérale amyotrophique, forme hémiplégique, forme apoplectique, forme épileptique, forme simulant la syringomyélie, forme bulbaire, forme simulant la paralysie générale). On a signalé des cas de sclérose en plaques associée au tabes, à la paralysie générale, à l'hystérie (formes associées).

*Pronostic.* — La marche de la sclérose en plaques est très lente (10 à 20 ans) ; elle peut être interrompue par des rémissions plus ou moins longues. La guérison est très rare.

*Diagnostic.* — La maladie de Friedreich est constituée par plusieurs symptômes qui peuvent la faire confondre avec la sclérose en plaques, mais les mouvements sont plus choréiformes ; cette maladie s'accompagne de scoliose et est souvent familiale. Le diagnostic avec la paralysie agitante, la sclérose latérale amyotrophique, la paralysie générale (voir p. 333), les tumeurs cérébelleuses, est d'ordinaire assez facile.

*Traitement.* — Si le sujet est syphilitique, on tentera le traitement mercuriel. Dans les autres cas, on se bornera à ordonner des soins hygiéniques, le repos, une nourriture substantielle.

### 3° Syphilis médullaire.

*Etiologie.* — La syphilis médullaire apparaît généralement entre la troisième et la dixième année qui suivent l'infection, mais elle peut s'observer beaucoup plus tôt, quelques mois après l'apparition du chancre.

*Anatomie pathologique.* — Les lésions consistent soit en méningo-myélite, soit en myélomalacie par endartérite (méningo-vascularite). Elles siègent le plus souvent à la région dorso lombaire.

*Symptômes.* — Ils diffèrent suivant qu'il s'agit de méningo-myélite ou de myélomalacie.

La méningo-myélite syphilitique se traduit d'abord par des douleurs surtout nocturnes localisées le long de la colonne vertébrale avec irradiation vers les membres. Des fourmillements et des engourdissements apparaissent dans des membres inférieurs ; puis surviennent les troubles paralytiques. La paralysie d'abord flasque prédomine sur l'un des membres inférieurs ; plus tard, la paraplégie devient spasmodique (voir p. 129) ; les sphincters sont paralysés et on observe des troubles de la miction, de la rétention des matières fécales. Les troubles de la coordination musculaire et de la sensibilité objective varient suivant l'étendue des lésions des cordons postérieurs. La méningo-myélite syphilitique se traduit par les symptômes de la myélite transverse (voir compression médullaire, p. 401).

Quand la syphilis médullaire consiste en une endartérite oblitérante avec foyer de myélomalacie, le début des accidents est généralement brusque. Le sujet ressent des fourmillements dans les membres inférieurs et le lendemain il est atteint de paralysie flasque ; les symptômes sont ceux de la myélomalacie (voir p. 371).

Dans d'autres cas, le sujet présente de la *claudication intermittente de la moelle* (voir p. 372).

Dans la syphilis médullaire, on constate de la lymphocytose du liquide céphalo-rachidien. Nous avons montré ailleurs le rôle étiologique de la syphilis dans le tabes (voir p. 386).

*Diagnostic.* — Le diagnostic de la syphilis médullaire se confond avec celui de la myélite et de la myélomalacie. La nature syphilitique des accidents sera facilement mise en évidence par les antécédents des sujets et par d'autres symptômes nerveux concomitants dont le groupement permet de supposer la nature syphilitique.

*Traitement.* — Voir traitement de la syphilis cérébrale, p. 341.

## *B*) Myélites systématisées.

On donne le nom de myélite systématisée à la lésion d'un même système de fibres médullaires, ayant même origine et même terminaison. Les myélites systématisées, suivant la localisation des lésions, comprennent les affections suivantes :

**Lésion des cornes antérieures :**

1° Poliomyélites antérieures.

*a*) Paralysie infantile spinale.

*b*) Paralysie spinale de l'adulte.

2° Paralysie ascendante aiguë (maladie de Landry).

**Lésion des cordons latéraux et atrophie des cellules des cornes antérieures :**

Sclérose latérale amyotrophique.

**Lésion des cordons postérieurs :**

Tabes.

**Lésion des cordons de Goll, des faisceaux cérébelleux directs, des faisceaux pyramidaux croisés :**

Maladie de Friedreich ; ataxie héréditaire familiale.

**Lésion des cordons postérieurs et latéraux :**

Sclérose combinée.

**Lésion de la substance grise centrale :**

Syringomyélie.

## Poliomyélites antérieures.

On donne ce nom à des maladies de nature infectieuse dont la lésion consiste en la destruction régionale des cellules des cornes antérieures de la moelle.

Les poliomyélites antérieures aiguës, suivant qu'elles apparaissent chez l'enfant ou chez l'adulte, comprennent la paralysie infantile spinale et la paralysie spinale de l'adulte.

*a*) **Paralysie infantile spinale.** — *Etiologie.* — Elle est due à une infection. Elle peut survenir au cours d'une maladie infectieuse. On a signalé de véritables épidémies de paralysie infantile. Cette affection survient surtout chez les enfants âgés d'un mois à deux ans.

*Anatomie pathologique.* — Au début de l'affection, on rencontre dans la moelle des foyers de myélite siégeant dans les cornes antérieures. Ces foyers sont plus ou moins étendus en hauteur. Aux lésions inflammatoires succède une sclérose névroglique; les cornes antérieures lésées sont atrophiées. Les muscles paralysés et les os correspondants sont atrophiés.

*Symptômes.* — Quand la maladie éclate chez un enfant paraissant en bonne santé, elle débute par de la fièvre (39° et 40°), des symptômes gastro-intestinaux, de la céphalalgie, quelquefois des convulsions. Quand la paralysie infantile survient au cours ou au déclin d'une maladie infectieuse, le début est plus insidieux. Quelques jours après la période fébrile, on constate la paralysie *flasque* soit d'un membre, soit de plusieurs membres, soit de quelques groupes musculaires seulement. Les sphincters sont indemnes. Après plusieurs semaines, la paralysie se cantonne à quelques muscles ou à un seul membre (phase de régression et de fixation). Les réflexes tendineux sont abolis ou diminués. Les muscles très atteints présentent les signes de la réaction de dégénérescence. Leur paralysie ne rétrocédera jamais. L'atrophie musculaire (rétractions tendineuses), le défaut de croissance des os dans les membres paralysés amènent des luxations et des déformations variées (pied bot, main bote, cul-de-jatte). L'adipose sous-cutanée est fréquente; les membres atrophiés sont souvent cyanosés, leur température est plus basse que celle du côté sain. La sensibilité et l'intelligence sont généralement intactes.

*Pronostic.* — Le pronostic est grave. La mort peut survenir dès le début de la maladie quand les foyers gagnent le bulbe ou siègent primitivement dans cette région du névraxe.

*Diagnostic.* — On distinguera facilement la paralysie spinale infantile des paralysies obstétricales du plexus brachial, de la polynévrite, de l'hémiplégie cérébrale infantile, de la paralysie pottique. Dans les paralysies obstétricales du plexus brachial, on constate des troubles de la sensibilité objective à topographie radiculaire, et l'affection apparaît après un accouchement laborieux. Dans la polynévrite aiguë, les symptômes s'installent lentement ; on constate des douleurs sur le trajet des nerfs, des troubles de la sensibilité objective ; cette affection se termine souvent par la guérison. Dans l'hémiplégie cérébrale infantile, les réflexes sont exagérés et les sujets présentent des troubles cérébraux ; après la période aiguë on constate souvent de la faiblesse intellectuelle (idiotie, imbécillité) et des accès épileptiques. Parrot a décrit sous le nom de pseudo-paralysie syphilitique une affection caractérisée par la disjonction de la diaphyse et de l'épiphyse des os longs ; la localisation des douleurs, la constatation des fractures, permettront le diagnostic avec la paralysie spinale infantile.

*Traitement.* — Au moment de la période fébrile, faire de l'antisepsie intestinale : purgatifs, benzonaphtol, salol. On ordonnera des bains frais et la quinine, si la fièvre est intense.

A la période paralytique, révulsion le long de la colonne vertébrale. Quand les symptômes paralytiques auront rétrocédé, on pourra masser et électriser les muscles paralysés. Les déformations des membres seront combattues par des appareils orthopédiques.

*b*) **Paralysie spinale de l'adulte.** — Cette affection est très rare ; elle a exactement la même évolution et présente les mêmes symptômes que la paralysie spinale infantile. L'organisme ayant atteint son complet développement, on ne constate pas après la période fébrile d'arrêt de développement des membres. La paralysie spinale de l'adulte apparaît quelquefois chez des individus qui ont été atteints dans leur enfance de paralysie spinale infantile.

### Paralysie ascendante aiguë (*maladie de Landry*).

On donne ce nom à une maladie d'origine infectieuse se traduisant par des troubles paralytiques débutant par les membres inférieurs et gagnant progressivement les muscles du tronc et des membres supérieurs; l'affection se termine par des troubles bulbaires.

*Etiologie.* — La maladie est plus fréquente à l'âge adulte ; ses causes sont peu connues ; mais elle semble surtout due à une infection ; on peut la voir apparaître au cours des maladies infectieuses. Dans quelques cas, on a constaté des microbes dans la moelle.

*Description.* — L'affection débute par la faiblesse des membres inférieurs qui deviennent bientôt paralysés. La paralysie est flasque, gagne le tronc et les membres supérieurs en trois ou quatre jours, puis apparaissent la paralysie du diaphragme et des troubles bulbaires. Les sphincters sont indemnes. La sensibilité est quelquefois diminuée ; les réflexes sont abolis ; l'intelligence reste intacte. La durée de la maladie est de six à huit jours et se termine par la mort.

*Anatomie pathologique.* — On constate des lésions de myélite parenchymateuse au niveau des cornes antérieures de la moelle. Quand l'évolution de la maladie n'a pas été rapide, on peut observer des lésions des racines et des nerfs périphériques.

*Diagnostic.* — La paralysie spinale diffère de la paralysie ascendante aiguë par son évolution moins rapide ; les paralysies s'installent brusquement et rétrocèdent ensuite en partie.

*Traitement.* — On ordonnera des laxatifs et des antiseptiques intestinaux ; la quinine est indiquée. La médication n'a généralement aucune action sur la marche envahissante de l'affection.

### Sclérose latérale amyotrophique (*maladie de Charcot*).

On donne ce nom à une affection caractérisée par la sclérose des cordons latéraux médullaires et l'atrophie des cellules des cornes antérieures de la moelle.

*Etiologie.* — La sclérose latérale amyotrophique débute entre trente-cinq et cinquante ans. Son étiologie est obscure.

*Anatomie pathologique.* — On constate l'altération et l'atrophie des cellules motrices des cornes antérieures de la moelle, la sclérose des cordons latéraux directs et croisés. Dans le bulbe, on peut observer l'altération des noyaux des nerfs craniens et principalement de celui de l'hypoglosse. La lésion des voies motrices dans leur trajet entre le bulbe et l'écorce cérébrale est souvent moins accentuée que celle des faisceaux pyramidaux dans leur trajet médullaire.

*Symptômes.* — L'affection peut débuter par les membres supérieurs ou les membres inférieurs. On constate une atrophie des muscles des membres supérieurs et surtout des muscles des mains ; les sujets éprouvent de la difficulté à marcher ; souvent il existe des secousses fibrillaires dans les muscles. Dès ce moment, les signes principaux de la maladie sont constitués ; ils comprennent la paralysie spasmodique des membres, l'amyotrophie progressive.

La force musculaire est très diminuée, les malades ne peuvent plus se servir de leurs membres supérieurs et inférieurs. Les réflexes tendineux sont très exagérés ; on constate la trépidation épileptoïde et le signe de Babinski. Les membres inférieurs sont en extension ; les membres supérieurs sont à demi fléchis et collés au corps, la main en pronation.

Quand l'atrophie musculaire de la main est très prononcée et porte surtout sur les interosseux, les doigts se mettent « en griffe » ; la deuxième et la troisième phalange sont fléchies sur la première ; l'atrophie musculaire est généralement plus accentuée aux membres supérieurs qu'aux inférieurs.

La sensibilité est intacte ; les sphincters ne présentent aucun trouble.

Les symptômes bulbaires sont généralement tardifs et ne sont autres que ceux de la paralysie labio-glosso-laryngée. Les troubles cérébraux consistent surtout en un état d'affaiblissement intellectuel avec exagération de l'émotivité.

*Pronostic.* — Il est grave. La durée de la maladie varie entre deux et quatre ans.

*Diagnostic.* — L'atrophie musculaire progressive type Aran-Duchenne a une évolution plus lente et ne s'accompagne pas de phénomènes spasmodiques. Dans la sclérose en plaques à forme amyotrophique, on observe, comme dans la sclérose latérale, de l'atrophie musculaire ; mais le tremblement intentionnel et les troubles particuliers de la parole permettent le diagnostic. La polynévrite diffère de la maladie de Charcot par l'abolition des réflexes tendineux.

*Traitement.* — Repos ; relever la nutrition. Mouvements passifs dans les membres.

Bains chauds ; séjour dans des pays chauds. Éviter le froid.

Ordonner des médicaments qui diminuent la rigidité musculaire (hyoscine, ciguë, cannabis indica, bromures).

Applications répétées de pointes de feu le long de la colonne vertébrale.

Électricité sous la forme de courant sinusoïdal sur la colonne vertébrale.

### Tabes, tabes dorsalis, ataxie locomotrice progressive.

On donne ce nom à l'ensemble des accidents déterminés par la sclérose progressive des cordons postérieurs de la moelle.

*Etiologie.* — Le tabes est surtout fréquent chez les sujets présentant une hérédité névropathique. La syphilis est la cause principale du tabes qui serait une affection « parasyphilitique » ; le tabes apparaît une dizaine d'années après l'infection syphilitique ; il est rare chez la femme.

*Anatomie pathologique.* — Les lésions du tabes consistent en la sclérose des cordons postérieurs débutant par les bandelettes externes, et pouvant occuper la presque totalité des cordons postérieurs ; les racines postérieures sont atrophiées. Les cellules des ganglions spinaux sont souvent altérées.

*Symptômes.* — Les symptômes du début de l'affection varient suivant chaque sujet (symptômes préataxiques). Le malade se plaint soit de douleurs lancinantes dans les membres inférieurs, soit de la difficulté qu'il éprouve à marcher dans l'obscurité, soit de crises de vomissements survenant par accès et accompagnées de violentes douleurs ; d'autres malades éprouvent de la difficulté pour uriner, d'autres viennent consulter le médecin pour une paralysie oculaire. Si on procède à un examen minutieux du malade, on constatera chez lui d'autres signes qui permettront d'établir le diagnostic. Nous passerons successivement en revue les troubles de la motricité, de la sensibilité, les troubles trophiques, les troubles viscéraux

*Motricité.* — L'absence du réflexe patellaire ou *signe de Westphal* et l'absence du réflexe du tendon d'Achille sont des signes précoces ; ces signes sont généralement bilatéraux. Les réflexes tendineux des membres supérieurs ne disparaissent que plus tard. L'ataxie ou abolition de la coordination musculaire est progressive ; elle se manifeste généralement aux membres inférieurs d'abord, puis longtemps après aux membres supérieurs ; on peut la mettre en évidence au moyen de certains procédés (voir technique de l'examen de la motricité. p. 97). La démarche est spéciale (marche tabétique, voir p. 111) ; les troubles augmentent dans l'obscurité ; le malade « fauche et talonne » ; il ne peut marcher qu'en réglant par la vue les mouvements de ses membres inférieurs. Le signe de Romberg est constant (voir p. 105). Les paralysies des muscles moteurs de l'œil peuvent être un symptôme précoce ; elles sont généralement passagères, fugaces, peuvent porter sur plusieurs muscles oculaires ou être parcellaires, c'est-à-dire n'atteindre qu'un muscle isolément ; le ptosis est très fréquent. La paralysie peut porter sur les muscles internes de l'œil, et on constate soit le myosis bilatéral, soit seulement l'inégalité des pupilles.

Les réflexes pupillaires sont eux-mêmes très souvent troublés ; le signe d'Argyll-Robertson (voir p. 195) est très fréquent ; on a signalé également le réflexe paradoxal de Westphal et Piltz (voir p. 184). On peut enfin observer au cours du tabes des paralysies (paralysie, monoplégie, hémiplégie).

*Sensibilité.* — Les douleurs fulgurantes sont un des symptômes précoces du tabes ; elles apparaissent par crises ; elles peuvent siéger au niveau des membres, du tronc (douleur en ceinture), à la face, mais elles sont localisées le plus souvent aux membres inférieurs. Les sujets comparent leurs douleurs soit à des coups de couteau, soit à des brûlures, soit à une sensation de faciale, broiement.

Les troubles de la sensibilité objective sont très nombreux ; des régions cutanées sont atteintes d'anesthésie et d'analgésie ; la distribution des troubles revêt le type radiculaire (voir p. 19). Dans certains cas, les sensations tactiles sont douloureuses (hyperalgésie). Les autres troubles consistent en retard des sensations, défaut de localisation des sensations. Le *signe de Biernachi* ou *signe du cubital* consiste en l'absence de douleur à la pression du cubital dans la gouttière juxta-olécranienne. La sensibilité osseuse (voir p. 13) peut être abolie.

La perte du sens musculaire est si prononcée que les malades, ayant les yeux fermés, ne peuvent dire la position occupée par leurs membres (perte de la notion de position des membres) ; le sens stéréognostique disparaît également (voir p. 16).

Du côté du sens visuel, on observe la diminution de l'acuïté visuelle, le rétrécissement du champ visuel, la névrite du nerf optique.

Les troubles auditifs les plus communs sont la diminution de l'acuité auditive, les bourdonnements d'oreille, le vertige auriculaire.

Les troubles olfactifs et gustatifs peuvent consister soit en abolition des sensations, retard des sensations, erreurs de localisation des sensations.

Les *troubles trophiques* comprennent l'amaigrissement, le mal perforant (voir p. 254), la chute des ongles et des dents (ostéoporose des maxillaires), les eschares, les fractures spontanées (ostéite raréfiante). Les atrophies musculaires sont surtout prononcées aux membres inférieurs et peuvent être telles qu'elles déterminent le pied bot varus équin (pied bot tabétique). Aux membres supérieurs, l'amyotrophie siège surtout au niveau des petits muscles de la main ; son évolution est lente.

Les arthropathies se rencontrent chez environ 4 0/0 des tabétiques ; nous avons donné ailleurs leurs caractères (voir p. 256) ; elles peuvent siéger au niveau des articulations du pied (pied tabétique) qui devient plat, raccourci, épaissi.

Les *troubles viscéraux* comprennent les crises gastriques (voir p. 245), les crises rectales, les crises vésicales, les crises vulvo-vaginales ; ces crises peuvent apparaître dès le début même de l'affection. L'ictus et le vertige laryngé (voir p. 58), les accès de suffocation, de toux spasmodique (coqueluche tabétique de Fournier), sont particulièrement pénibles et peuvent être mortels. Les tabétiques présentent souvent, au début de leur maladie, de l'excitation génitale; plus tard, ils deviennent impuissants. L'incontinence d'urine est fréquente à une phase avancée de la maladie. Les lésions aortiques et l'angine de poitrine ont été souvent signalées chez les tabétiques.

Les *modifications du liquide céphalo-rachidien* sont des plus importantes ; on rencontre dans le tabes la lymphocytose du liquide céphalo-rachidien.

Les *troubles cérébraux* sont assez rares ; ils consistent surtout en attaques apoplectiformes ou épileptiformes.

La syphilis étant la cause principale du tabes et de la paralysie générale, on observe fréquemment l'association de ces deux affections chez le même sujet. Le tableau clinique emprunte alors ses caractères aux deux affections. Dans certains cas, tabes et paralysie générale évoluent en même temps (tabes cérébro-spinal, tabo-paralysie générale) ; dans d'autres, le tabes apparaît longtemps avant la paralysie générale (paralysie générale ascendante, tabes cérébro-spinal ascendant) ; dans d'autres cas plus rares, le tabes apparaît au cours de la paralysie générale (paralysie générale descendante, tabes cérébro-spinal descendant).

On distingue ordinairement au tabes trois périodes : la période préataxique, la période ataxique, la période de confinement au lit. Les symptômes de la période préataxiqne sont les plus importants à connaître, car c'est à cette période que le diagnostic de la maladie est surtout délicat. Fournier a groupé les sept signes suivants sous le nom de signes préataxiques : l'absence du réflexe rotulien, les douleurs fulgurantes, les troubles de la pupille, les parésies oculaires, les troubles de l'érection, la parésie vésicale, les troubles laryngés. A ces signes il faut joindre l'atrophie de la papille (amblyopie, amaurose). Dans certains cas, le tabes ne se manifeste pendant longtemps que par un seul symptôme (*formes frustes*). Il est fréquent d'observer des sujets présentant uniquement comme symptômes de tabes l'abolition des réflexes rotuliens et achilléens, le signe d'Argyll-Robertson, la lymphocytose du liquide céphalo rachidien.

Les formes du tabes sont innombrables ; on ne trouve pas deux tabétiques qui se ressemblent. Suivant l'étage de la moelle particulièrement frappé, on distingue un tabes supérieur, un tabes inférieur, un tabes cérébro-bulbaire.

Dans le *tabes supérieur ou cervical*, les troubles moteurs et sensitifs prédominent aux membres supérieurs.

Dans le *tabes cérébro-bulbaire*, les troubles dominent du côté des yeux, de l'ouïe, du goût et de l'odorat. Les troubles laryngés et respiratoires sont fréquents.

Dans le *tabes inférieur*, les troubles relèvent de lésions portant sur le cône terminal (voir p. 135).

L'hystérie coïncide souvent avec le tabes ; et il est parfois difficile de dire si certaines manifestations appartiennent à l'hystérie ou au tabes.

On donne le nom de *tabes tardif* au tabes survenant après l'âge de 60 ans.

*Pronostic.* — La marche du tabes est généralement très lente et l'affection dure parfois trente ans. Chez certains sujets arrivés à la période ataxique, les troubles ne progressent plus ; chez d'autres, les altérations du fond de l'œil (amaurose) sont précoces, et cependant les troubles de la coordination ont une évolution très lente. Par contre, la marche du tabes peut être rapide. La mort peut survenir par cachexie, par infection urinaire, au cours d'une angine de poitrine.

*Diagnostic.* — Les névrites d'origine infectieuse ou toxique présentent quelques symptômes qui rappellent le tabes (pseudo-tabes) ; les douleurs fulgurantes, l'abolition des réflexes tendineux, l'incoordination sont des symptômes communs aux deux affections ; mais dans le pseudo-tabes les troubles de la sensibilité revêtent une topographie périphérique et non radiculaire, le signe d'Argyll-Robertson n'existe pas, les troncs nerveux sont douloureux, l'évolution des symptômes est très rapide ; enfin, l'étiologie est totalement différente ; le tabes survient chez les syphilitiques, le pseudo-tabes au cours ou au déclin des maladies infectieuses (diphtérie) ou au cours des intoxications (alcool, plomb, etc.) et ses diathèses (diabète).

Dans l'astasie abasie ou ataxie hystérique (voir p. 115), on ne constate pas d'incoordination motrice, mais seulement l'impossibilité de se tenir debout et de marcher.

La maladie de Friedreich, la syringomyélie, les affections cérébelleuses, peuvent être confondues avec le tabes (voir la description de ces affections).

Le diagnostic entre le tabes et la sclérose en plaques est facile ; l'exagération des réflexes, les troubles de la parole, le tremblement intentionnel, la démarche spasmodique sont des signes particuliers à la sclérose en plaques.

Les caractères différentiels entre le tabes et la paralysie générale ont été donnés à propos de cette dernière affection (voir p. 233).

Au cours du diabète, on observe fréquemment l'abolition ou la diminution des réflexes rotuliens, des sensations subjectives des membres inférieurs qui peuvent faire penser au tabes ; l'analyse des urines et d'autres signes relevant du diabète permettront le diagnostic.

*Traitement.* — Il comprend le traitement de l'état général et le traitement symptomatique.

1° Traitement général. — Éviter toute fatigue physique et tout surmenage intellectuel (veilles, excès alcooliques et sexuels). On ordonnera la vie à la campagne.

Faire chaque jour, au lever, des frictions sèches au gant de crin le long de la colonne vertébrale. Tous les huit jours on appliquera cinquante pointes de feu le long de la colonne vertébrale.

Prendre pendant quinze jours par mois, au moment des repas, une des pilules suivantes :

| | | |
|---|---|---|
| Capsicum pulvérisé. . . . . . . . | 2 | centigrammes. |
| Poudre d'ergot de seigle. . . . . | 5 | — |
| Poudre de réglisse. . . . . . . . | 10 | — |
| Miel q. s. | | |
| F. s. a. une pilule. | | |

Pendant les quinze autres jours du mois, prendre, dans une tasse de lait, une à deux cuillerées à soupe de la solution suivante :

| | | |
|---|---|---|
| Iodure de potassium. . . . . . . . . | 20 | grammes. |
| Eau. . . . . . . . . . . . . . . . . | 250 | — |

Faire la rééducation des muscles (méthode de Frenkel). On fera accomplir au malade une série de mouvements méthodiques dirigés uniquement par les impressions visuelles. Dans la marche, les sensations visuelles doivent suppléer les sensations musculaires disparues.

Faire une séance de suspension pendant trois jours de suite en commençant par une suspension de cinq secondes, pour augmenter de cinq en cinq secondes jusqu'à une minute. On emploiera soit l'appareil de Sayre, soit celui de Dupont, soit celui de Kouïndjy, soit le plan incliné de Bogroff. Cesser la suspension pendant trois jours.

Pendant les trois jours où la suspension est supprimée, application de courants continus faibles le long de la colonne vertébrale et des membres atteints d'ataxie.

L'élongation de la moelle peut, entre les mains de spécialistes, rendre de réels services. Plusieurs procédés ont été préconisés (procédés de Blondel, de Gilles de la Tourette et de Chipault).

Maintenir le ventre libre.

Faire une saison tous les ans à Lamalou, à Balaruc, à Néris ou à Uriage.

Si l'ataxique est syphilitique, suivre pendant deux mois et deux fois par an le traitement spécifique (mercure et iodure de potassium).

2° Traitement symptomatique. — Contre les douleurs fulgurantes, prescrire la quinine, l'antipyrine, le salicylate de soude, le pyramidon, l'aconitine.

La phénacétine à la dose de 20 centigrammes en cachet réussit souvent à calmer les douleurs.

Si les douleurs sont trop violentes, pratiquer une injection hypodermique de 1 centimètre cube avec la solution :

| | |
|---|---|
| Chlorhydrate de morphine. . . . | 10 centigrammes. |
| — — cocaïne. . . . . | 5 — |
| Eau bouillie . . . . . . . . . . | 10 — |

Contre les troubles urinaires et oculaires, donner deux pilules par jour de :

| | |
|---|---|
| Extrait de belladone. . . . . . | 3 centigrammes. |
| — gentiane. . . . . . . | 5 — |
| Poudre de réglisse. . . . . . . | 10 grammes |
| Miel q. s. | |
| F. s. a. une pilule. | |

## Maladie de Friedreich. Ataxie héréditaire familiale.

On donne ce nom à une affection familiale, survenant dans l'enfance, caractérisée par une instabilité locomotrice et statique progressive.

*Etiologie.* — La maladie de Friedreich est familiale ; elle débute chez l'enfant de 13 à 16 ans.

*Anatomie pathologique.* — Les principales lésions sont l'atrophie médullaire, la sclérose des cordons de Goll, des faisceaux cérébelleux directs, des faisceaux pyramidaux croisés, quelquefois une dysgénésie du cervelet.

*Symptômes.* — Les troubles de la marche apparaissent les premiers. L'enfant titube et marche les jambes écartées (démarche tabéto-cérébelleuse) ; il a de la difficulté à se tenir debout, il piétine sur place, mais le signe de Romberg est absent ; les troubles de la station n'augmentent pas pendant l'occlusion des yeux. Les membres sont animés de tremblement intentionnel et quelquefois de mouvements choréiformes ou athétoïdes. Les réflexes rotuliens sont abolis, mais par contre le signe de Babinski existe. Absence de douleurs fulgurantes, de troubles de la sensibilité et des sens spéciaux; on a noté souvent du nystagmus. La parole est lente. Souvent, on observe la déformation de la colonne vertébrale (scoliose) et du pied qui rappelle le pied bot équin; le pied est raccourci de longueur, le creux plantaire est augmenté; les orteils sont en griffe.

Le syndrome décrit par P. Marie sous le nom d'*hérédo-ataxie-cérébelleuse* ne diffère de la maladie de Friedreich que par la persistance ou même l'exagération des réflexes rotuliens, et parfois par la présence d'une atrophie papillaire.

*Pronostic.* — La maladie s'installe en trois à cinq ans; son évolution est lente; elle dure environ dix ans; le sujet devient impotent et est souvent emporté par une maladie intercurrente.

*Diagnostic.* — La maladie de Friedreich diffère du tabes par son caractère familial, par les troubles de la marche, par l'absence de troubles sensitifs et du signe de Romberg. Elle ne sera pas confondue svec la sclérose en plaques dont les troubles de la parole, les troubles spasmodiques de la marche et l'âge de début sont différents. Nous avons donné ailleurs (p. 353) les signes différentiels entre la maladie de Friedreich et l'atrophie olivo-ponto-cérébelleuse.

*Traitement.* — Aucun traitement n'a d'action sur cette affection.

### Sclérose combinée.

On donne ce nom à la lésion combinée des cordons latéraux et des cordons postérieurs de la moelle.

*Etiologie.* — La sclérose combinée est fréquente au cours de la paralysie générale. Elle peut s'observer au cours des intoxications (pellagre) et des infections (syphilis).

*Anatomie pathologique.* — La sclérose occupe les cordons postérieurs et latéraux ; dans les cordons latéraux, elle dépasse les limites des faisceaux pyramidaux croisés ; dans les cordons postérieurs, elle ressemble ordinairement aux lésions tabétiques.

*Symptômes.* — Suivant que la lésion domine dans les cordons postérieurs ou dans les cordons latéraux, on a des symptômes tabétiques ou spasmodiques. Très souvent, ces deux ordres de symptômes se confondent. L'évolution de l'affection est assez rapide; le pronostic est grave.

*Diagnostic.* — Le diagnostic avec le tabes et la sclérose latérale amyotrophique reposera sur l'association dans la sclérose combinée de symptômes tabétiques et de symptômes de paraplégie spasmodique. Les myélites transverses diffèrent de la sclérose combinée par leur début et leur évolution, par la présence d'amyotrophies. En présence d'un sujet atteint de sclérose combinée, on recherchera si celle-ci n'est pas associée à la paralysie générale.

*Traitement.* — La médication sera surtout symptomatique. Tenter le traitement antisyphilitique.

## Syringomyélie.

On donne ce nom à une affection caractérisée anatomiquement par la formation d'une cavité à l'intérieur de la moelle.

*Etiologie.* — On invoque quelquefois l'hérédité névropathique, la syphilis, les infections ; l'étiologie de la syringomyélie est obscure. L'affection apparaît de 25 à 45 ans.

*Anatomie pathologique.* — La moelle a un aspect rubané ; sur une coupe, on trouve une cavité centrale située généralement à la partie cervicale de la moelle. Les cordons antérieurs restent souvent sains. Le canal central est déplacé et peut ne pas communiquer avec la cavité syringomyélique. La lésion principale consiste en une néoformation gliomateuse, une hyperplasie névroglique ; d'autres fois, la cavité est due à un processus inflammatoire.

*Symptômes.* — Les troubles concernent la motricité, la sensibilité, la trophicité.

Le principal trouble moteur est l'atrophie des muscles d'un des membres supérieurs et surtout des muscles de la main. L'impotence survient progressivement ; des déformations apparaissent (main en griffe, main de singe, voir p. 172) ; quand l'atrophie domine dans les muscles innervés par le cubital et le médian, la main prend une position particulière à laquelle on a donné le nom de *main de prédicateur* ; les doigts sont fléchis vers la paume et la main est en extension sur l'avant-bras. Dans d'autres cas, l'amyotrophie revêt le type Aran-Duchenne (voir p. 172), plus rarement le type scapulo-huméral de la myopathie atrophique progressive (voir p. 170).

Les troubles de la sensibilité sont typiques et consistent en une dissociation particulière des divers modes de la sensibilité (*dissociation syringomyélique*). On note de la thermoanesthésie, de l'analgésie avec conservation de la sensibilité tactile. Ces troubles revêtent une topographie radiculaire, mais sont plus prononcés à la périphérie des membres et peuvent disparaître même à la racine des membres. Outre ces symptômes, on peut constater la perversion de la sensibilité thermique, le chaud étant perçu comme froid ou le froid comme chaud, le retard dans la transmission des impressions douloureuses.

Les principaux troubles trophiques (voir p. 254) sont les suivants : le glossy-skin, la chute des ongles, le panaris analgésique ou maladie de Morvan, le mal perforant, les déformations des épiphyses, les arthropathies localisées surtout aux membres supérieurs (voir p. 256), les fractures spontanées, la cyphoscoliose. Sous le nom de *main succulente*, on a décrit l'hyperplasie du tissu conjonctif du dos de la main (Marinesco) avec troubles trophiques de la peau qui est froide, sèche, lisse et souvent cyanosée.

On a encore signalé dans la syringomyélie des troubles vaso-moteurs et sudoraux.

Les symptômes suivants sont dus à la lésion concomitante des cordons de la moelle. Quand la lésion atteint les cordons latéraux, on observe la contracture des muscles, l'exagération des réflexes. La lésion des cordons postérieurs donne lieu à des symptômes tabétiques.

Les lésions de la syringomyélie peuvent occuper le bulbe (syringobulbie) ; elles se traduisent par différents syndromes bulbaires dont les paralysies des nerfs craniens sont de tous ces symptômes les plus importants (troubles oculaires, troubles de la déglutition, de la mastication, vomissements). Dans quelques cas, on a signalé l'hémiatrophie de la langue, la paralysie faciale, le syndrome glosso-labio-laryngé.

L'hystérie, la maladie de Basedow s'associent quelquefois à la syringomyélie. La maladie de Morvan (voir p. 256) est considérée aujourd'hui comme une forme de syringomyélie.

*Pronostic.* — L'évolution de la syringomyélie est très lente ; elle peut être entrecoupée de périodes de rémission ; l'affection peut durer une vingtaine d'années ; le sujet peut être emporté rapidement par des troubles bulbaires.

*Diagnostic.* — Suivant la forme que revêt la syringomyélie, il y a lieu de la distinguer de l'atrophie musculaire progressive (Duchenne-Aran), de la sclérose latérale amyotrophique, de l'ataxie locomotrice, des névrites périphériques. Dans l'atrophie musculaire progressive, l'atrophie évolue plus lentement et on n'observe pas de troubles de la sensibilité ; dans la sclérose latérale amyotrophique, on observe des troubles parésiques et spasmodiques ; la sensibilité est intacte. L'évolution du tabes diffère totalement de celle de la syringomyélie ; de plus, l'incoordination motrice, les troubles sensitifs, les troubles oculaires permettent le diagnostic. Dans les névrites des membres supérieurs, les troubles de la sensibilité revêtent une topographie périphérique et sont déterminés par une intoxication, le saturnisme généralement. On a signalé les symptômes de la syringomyélie dans l'hématomyélie ; dans cette dernière, les symptômes débutent brusquement.

*Traitement.* — Il est purement symptomatique On pratiquera des pointes de feu le long de la colonne vertébrale; on pourra combattre l'atrophie musculaire par la faradisation. Si on suppose que la syringomyélie est constituée par un gliome, on pourra tenter le traitement par la radiographie.

## ARTICLE IV

## Tumeurs de la moelle.

La symptomatologie diffère suivant que les tumeurs déterminent une compression lente ou une compression brusque de la moelle.

### 1° Compression lente de la moelle.

*Etiologie.* — Les tumeurs peuvent se développer dans la moelle (tumeurs intraspinales), dans les méninges, en dehors des méninges. Les tumeurs intraspinales sont très rares; les tumeurs méningées comprennent surtout le sarcome, le psammome, le fibrome, le myxome et le lipome; les tubercules, les gommes, le carcinome et l'épithéliome sont très rares. Des lésions inflammatoires des méninges (pachyméningite, leptoméningite) peuvent agir comme les tumeurs en comprimant la moelle. Les tumeurs extraméningées sont surtout des tumeurs extrarachidiennes qui ont pénétré dans le canal vertébral par les trous de conjugaison (abcès, kystes hydatiques), ou qui ont déterminé l'usure des os (anévrysme de l'aorte). Les tumeurs développées dans les vertèbres sont rares (sarcome); la tuberculose des vertèbres (mal de Pott) est surtout la cause principale des compressions médullaires; elle agit soit en déterminant une pachyméningite tuberculeuse, soit en causant des déformations du rachis.

*Anatomie pathologique.* — La moelle est souvent aplatie par la tumeur ; au niveau de la compression, on peut observer des foyers nécrobiotiques, la dégénérescence des tubes nerveux et une sclérose névroglique. Au-dessus et au-dessous, on trouve des faisceaux dégénérés suivant les lois des dégénérescences secondaires ; dans certains cas, quand la compression n'est pas très accusée, on n'observe aucune lésion de dégénérescence secondaire, les symptômes paralytiques étant cependant très accusés.

*Symptômes.* — Les symptômes de début consistent en douleurs uni ou bilatérales (*pseudo-névralgies*), revêtant la topographie radiculaire ; celles-ci sont dues à la compression des racines par la tumeur ; plus tard, dans les mêmes territoires, on constate de l'anesthésie. Les amyotrophies et les troubles paralytiques apparaissent ensuite. La paraplégie est d'abord flasque, puis plus tard spasmodique (voir p. 129) ; dans certains cas, la paraplégie reste flasque. Le sujet se plaint de douleurs violentes au niveau des membres atteints (paralysie douloureuse des cancéreux). Les symptômes de localisation varient suivant le siège de la tumeur (voir localisations médullaires, p. 19 et 131).

Quand la tumeur siège à la région cervicale, on observe des pseudo-névralgies dans le territoire des plexus cervical et brachial ; la paraplégie est brachiale et souvent crurale. Le pouls lent permanent avec attaques convulsives, des crises de dyspnée, des troubles oculo-pupillaires (mydriase, myosis, inégalité pupillaire) sont des symptômes qui font partie du tableau clinique.

Dans la compression de la région dorsale, les

pseudo-névralgies sont localisées à différentes hauteurs suivant le siège de la tumeur ; le zona est fréquent. L'anesthésie revêt comme limite les zones de distribution des nerfs intercostaux. La paraplégie est flasque d'abord ; les contractures apparaissent ensuite.

Dans la compression de la région dorso-lombaire, les troubles moteurs et sensitifs siègent surtout au niveau des membres inférieurs. La paraplégie peut rester flasque. Les troubles des sphincters sont précoces.

Si la compression a lieu au niveau du cône médullaire et de la queue de cheval, on observe une paraplégie complète, l'anesthésie du périnée, de la verge, du scrotum, des parties postérieures des membres inférieurs, de l'incontinence d'urine, des névralgies.

La compression peut n'occuper qu'une moitié de la moelle et donner lieu au syndrome de Brown-Séquard (voir p. 25), c'est-à-dire à une hémiplégie spinale, avec hémianesthésie croisée quand la lésion siège à la région cervicale, à une hémiparaplégie avec hémianesthésie croisée quand la lésion siège à la région dorso-lombaire. Le syndrome de Brown-Séquard typique est rare.

La marche de la maladie dépend de la cause de la compression et du siège de la tumeur. Plus le siège est élevé, plus le pronostic est grave.

*Diagnostic.* — A la première période, on évitera de confondre les douleurs provoquées par la compression des racines avec les névralgies (sciatiques ou intercostales) ; les névralgies doubles sont presque toujours d'origine médullaire (Charcot). La myélite transverse présente des symptômes qui rappellent ceux de la compression de la moelle ; l'évolution est plus rapide et les douleurs sont moins accentuées. Dans les névrites, les troubles de la sensibilité ont une distribution périphérique, on constate des douleurs sur le trajet des troncs nerveux. A la seconde période, c'est-à-dire à la période des contractures, la compression de la moelle sera facilement différenciée de la sclérose latérale amyotrophique, de la sclérose en plaques ; l'hystérie peut simuler les symptômes de la compression médullaire. La constatation des stigmates hystériques, le début des accidents après une émotion ou une attaque permettront le diagnostic.

Le diagnostic de la cause est quelquefois difficile. S'il y a déformation de la colonne vertébrale, on pensera au cancer vertébral et au mal de Pott. Dans les autres cas, on recherchera si le sujet est syphilitique.

Le diagnostic du siège est plus facile (voir localisations de la moelle, p. 19 et 131).

*Traitement.* — Dans le mal de Pott, les toniques et le séjour au lit peuvent amener la disparition de la compression. Les accidents douloureux dans les cas de cancer seront calmés par les injections de morphine. Les spasmes sont atténués par les bromures. On pourra avoir recours à une opération chirurgicale quand le siège sera bien établi. Si on suppose que la compression est due à une néoformation syphilitique, on prescrira le plus tôt possible le traitement spécifique.

### 2° COMPRESSION BRUSQUE DE LA MOELLE.

*Etiologie.* — Elle est due soit à la luxation ou à la fracture du rachis (mal de Pott, traumatisme), soit à l'ouverture dans le canal d'un anévrysme, d'un abcès, soit à l'hémorrhagie des méninges.

*Symptômes.* — On constate les mêmes symptômes que dans la compression lente de la moelle, mais ils apparaissent brusquement.

*Traitement.* — On tentera, dans les cas de déformation du rachis, de réduire la luxation ou la fracture ; si on suppose que la compression est due à un épanchement de sang ou de pus, on pourra tenter la trépanation du rachis.

---

# CHAPITRE X

## MALADIES DES RACINES RACHIDIENNES

Les maladies des racines rachidiennes comprennent les radiculites et le zona (inflammation d'un ou de plusieurs ganglions rachidiens).

### ARTICLE I

### Des radiculites.

On donne le nom de radiculite à l'inflammation d'une ou de plusieurs racines médullaires dans la partie comprise entre leur sortie du névraxe et le trou de conjugaison.

*Etiologie.* — Les infections et les intoxications en sont les causes les plus fréquentes. La syphilis est très fréquemment signalée dans les antécédents des malades ; la tuberculose vertébrale, le cancer vertébral, en se propageant aux racines, déterminent des radiculites. De toutes les intoxications, il faut surtout signaler l'alcoolisme.

*Symptômes.* — Le début des radiculites est rarement brusque ; il est le plus souvent progressif et les troubles subjectifs de la sensibilité apparaissent les premiers.

Le caractère principal des symptômes, qu'ils soient moteurs ou sensitifs, est la *topographie radiculaire* (voir p. 19 et p. 145).

Les symptômes peuvent se diviser en moteurs, trophiques, sensitifs et cutanés.

Suivant que la lésion prédomine au niveau des racines antérieures motrices ou au niveau des racines postérieures sensitives, les symptômes moteurs ou sensitifs sont prédominants.

Les symptômes moteurs comprennent la parésie ou la paralysie de groupes musculaires innervés par plusieurs racines motrices et ne correspondant pas par conséquent au territoire d'un nerf périphérique. L'action des muscles antagonistes entraîne des attitudes vicieuses avec rétractions fibro-tendineuses. Les réflexes tendineux s'affaiblissent d'abord, puis disparaissent. A l'examen électrique on constate les signes de la réaction de dégénérescence (voir p. 104).

Les troubles subjectifs de la sensibilité sont remarquables par la fixité de leur siège (topographie radiculaire) ; ils consistent en engourdissements, sensations de pesanteur, d'arrachement, de broiements, en élancements avec paroxysmes d'abord espacés, puis fréquents. L'éternuement et la toux exagèrent la douleur (signe de l'éternuement). Ces troubles sont très précoces et indiquent l'irritation des racines (voir névralgies d'origine radiculo-ganglionnaire, p. 421).

Les troubles objectifs sont plus tardifs et correspondent à la dégénérescence des racines. Ils consistent en zones d'hyperesthésie à topographie radiculaire ; à l'hyperesthésie succède l'hypoesthésie, et plus tard l'anesthésie comprenant tous les modes de la sensibilité (tact, douleur, chaud, froid) ; les sensibilités profondes, musculaires et articulaires sont souvent abolies.

Les troubles cutanés comprennent le zona à topographie radiculaire. On observe souvent de la lymphocytose du liquide céphalo-rachidien (lésions méningées) au cours des radiculites.

*Types de radiculites.* — Les radiculites peuvent frapper les nerfs craniens (trijumeau, facial) aussi bien que les nerfs spinaux. Les radiculites sont presque toujours sensitivo-motrices, exceptionnellement elles sont sensitives ou motrices pures ; elles peuvent être uniradiculaires ou polyradiculaires, suivant qu'une seule racine ou plusieurs racines sont lésées. On décrit comme formes la radiculite totale du plexus brachial (p. 148), la radiculite supérieure et la radiculite inférieure du plexus brachial (p. 148), la radiculite du membre supérieur, la radiculite du membre inférieur (sciatique radiculaire), la radiculite lombaire, la radiculite sacrée.

*Anatomie pathologique.* — La lésion consiste en l'inflammation d'une ou plusieurs racines rachidiennes ; cette lésion porte principalement sur le tissu conjonctif et finit par entraîner la dégénérescence des filets nerveux. Elle peut être primitive (intoxications, infections) ou secondaire à des lésions de la moelle (méningites, tabes, syringomyélie, poliomyélite antérieure, hématomyélie) et des vertèbres (mal de Pott, cancer vertébral).

*Diagnostic.* — Le syndrome radiculaire peut être

produit non seulement par des lésions des racines, mais par des lésions portant sur les cellules des cornes antérieures de la moelle, ou sur les ganglions rachidiens. Aussi on peut observer le syndrome radiculaire au cours des maladies localisées de la moelle et du bulbe (tabes, syringomyélie, poliomyélite antérieure, hématomyélie) ; dans ces affections, à la topographie radiculaire des symptômes, se surajoutent d'autres troubles qui permettent le diagnostic. Il en sera de même des radiculites secondaires au mal de Pott et au cancer vertébral.

Le diagnostic avec la polynévrite est facile ; dans cette dernière, les troubles revêtent une topographie périphérique.

*Traitement.* — On recherchera la cause de la radiculite. Dans les cas de lésion du rachis, on traitera surtout celle-ci. Chez les sujets syphilitiques on ordonnera le traitement antisyphilitique.

## ARTICLE II

## Zona, herpès zoster.

Le zona est une névralgie due à l'irritation ordinairement unilatérale d'un ou de plusieurs ganglions rachidiens.

*Etiologie.* — Le zona peut survenir à la suite d'un refroidissement, d'un traumatisme, d'une affection osseuse de la colonne vertébrale, au cours des intoxications et des infections, à la suite d'une émotion. Il peut apparaître au cours d'une affection du système nerveux.

*Symptômes.* — Les deux symptômes principaux sont

la douleur et l'éruption. Le zona peut apparaître sur toutes les parties du corps, mais son siège de prédilection est le thorax ; il prend alors le nom de *zona intercostal*. Une autre variété fréquente est le zona ophtalmique.

*Zona intercostal.* — Le début du zona intercostal peut être marqué par quelques phénomènes généraux qui manquent le plus souvent. Le sujet se plaint de douleurs siégeant sur le trajet d'un nerf intercostal et l'éruption apparaît. Celle-ci est d'abord formée par des plaques érythémateuses plus ou moins confluentes, puis par des vésicules pouvant atteindre la grosseur d'un pois ; le liquide des vésicules, d'abord trouble, devient purulent ; les vésicules sèchent assez rapidement et il se forme des croûtes à leur niveau.

Les douleurs varient en intensité suivant les sujets ; elles peuvent être légères, superficielles, mais dans la plupart des cas elles apparaissent par crises comme dans les névralgies.

On peut noter l'anesthésie ou l'hyperesthésie de la zone occupée par le zona.

La lymphocytose du liquide céphalo-rachidien a été signalée.

L'évolution du zona intercostal est de quatre à huit jours.

*Zona ophtalmique.* — L'éruption a lieu sur le territoire innervé par la branche ophtalmique du trijumeau. Les phénomènes généraux du début sont peu prononcés. L'éruption occupe le tiers interne du front, la paupière supérieure, la tempe, le nez ; elle peut s'étendre à la muqueuse pituitaire. L'œil peut être envahi, et c'est ce qui constitue la gravité du zona ophtalmique.

Dans certains cas, l'éruption se manifeste non pas par des vésicules, mais par l'érythème des téguments. Le zona ophtalmique peut être symptomatique de lésions protubérantielles.

*Zona des membres.* — Suivant les régions envahies, on a décrit le zona dorso-abdominal, le zona lombo-inguinal, le zona inguinal ou sacro-ischiatique.

*Traitement.* — Il est purement symptomatique. Contre les douleurs, on emploiera le pyramidon, la quinine, l'exalgine ; si celles-ci sont très violentes, on aura recours aux injections de morphine. Comme traitement local, on ordonnera l'application de poudres (oxyde de zinc, talc, etc.).

---

# CHAPITRE XI

## MALADIES DES NERFS PÉRIPHÉRIQUES

### ARTICLE I

### Névrites.

On donne le nom de névrite à l'inflammation des nerfs périphériques.

*Etiologie.* — Les névrites sont d'origine externe ou d'origine interne. Les névrites d'origine externe sont dues soit à un traumatisme ou à la compression du nerf, soit à la propagation au nerf de lésions inflammatoires voisines (mal de Pott, abcès, etc.) On a signalé des cas de névrites provoquées par l'injection hypodermique de substances caustiques. Les névrites d'origine interne sont dues soit à une intoxication (saturnisme, alcoolisme, intoxication mercurielle, etc.), soit à une infection (diphtérie, fièvre typhoïde, érysipèle, rhumatisme, grippe, variole, paludisme, tuberculose) ; elles sont communes dans le diabète, la goutte et dans les cachexies (cancer, sénilité). Les névrites peuvent être dues à un refroidissement. On a signalé des névrites dues soit à une hémorrhagie du nerf, soit à sa compression par un épanchement sanguin (névrite apoplectiforme).

Dans certains cas, les névrites apparaissent au cours

d'autres maladies du système nerveux; elles sont très fréquentes chez les tabétiques et les paralytiques généraux.

*Anatomie pathologique.* — Les lésions interstitielles ou parenchymateuses sont très variables d'intensité dans des névrites de même origine. La névrite portant surtout sur les cylindres-axes se trouve rarement à l'état de pureté. La disparition ou la segmentation de la myéline peut être marquée dans des névrites n'ayant provoqué que peu de troubles fonctionnels. L'enveloppe conjonctive des fascicules nerveux peut se développer au point de produire une véritable hypertrophie du nerf La névrite du nerf optique de cause alcoolique est surtout interstitielle.

*Symptômes.* — Les troubles sont souvent symétriques et peuvent être divisés en moteurs, sensitifs, trophiques et vaso-moteurs. Les troubles moteurs consistent d'abord en un affaiblissement musculaire ; les muscles ne tardent pas à se paralyser. Les troubles sont toujours plus accentués aux extrémités des membres. Les membres inférieurs sont souvent les plus touchés ; le malade « steppe » en marchant (p. 107) ; la paralysie gagne ensuite les membres supérieurs, et quelquefois les nerfs thoraciques, le nerf phrénique, les nerfs bulbaires. On constate la réaction de dégénérescence des muscles paralysés ; la contractilité faradique des muscles est abolie ; la contractilité voltaïque est conservée ou exaltée ; la secousse musculaire est lente. Les muscles paralysés sont atteints d'atrophie. Les troubles de la sensibilité consistent surtout en l'anesthésie et la paresthésie du territoire du nerf atteint (topographie périphérique). Des douleurs existent dans les membres et sur le trajet du nerf lésé ; les réflexes tendineux sont abolis. Les troubles trophiques consistent en œdème des téguments, induration de la peau, ichtyose, eschares. Des troubles visuels (paralysies des muscles de l'œil, amblyopie par névrite optique), des troubles respiratoires, circulatoires, digestifs, génito-urinaires peuvent être dus à des névrites.

Aux symptômes des névrites peuvent s'ajouter des symptômes psychiques consistant en une amnésie des faits récents (psychose polynévritique de Korsakoff)(1).

On divise les névrites en *névrites multiples* ou *polynévrite* et en *névrites localisées,* suivant que les troubles siègent sur plusieurs ou sur un seul nerf périphérique. Suivant la prédominance des symptômes, on dit que la névrite est motrice, sensitive ou mixte.

*a*) **Névrites localisées.** — On les observe soit aux membres supérieurs, soit aux membres inférieurs ; elles siègent surtout sur le sciatique, le sciatique poplité externe, le crural, le radial, le cubital, le médian, le circonflexe.

On a décrit les types suivants : *a*) aux membres supérieurs, le type antibrachial (paralysie de l'extenseur commun des doigts, de l'extenseur du petit doigt et de l'index, des extenseurs du pouce, des radiaux, du cubital postérieur), le type Aran-Duchenne (paralysie du court abducteur du pouce, du premier interosseux dorsal, etc.), le type brachial (paralysie du deltoïde, du biceps, du brachial antérieur, du long supinateur); *b*) aux membres inférieurs, le type péronier.

*b*) **Polynévrite.** — L'évolution est subaiguë ou aiguë.

(1) Voir L. Marchand, *Manuel de médecine mentale,* Doin, éd., p. 406.

Les formes subaiguës débutent généralement par les membres inférieurs et gagnent ensuite les membres supérieurs ; les troubles sont symétriques. Les troubles moteurs revêtent une topographie périphérique et prédominent à l'extrémité des membres. Les sphincters sont indemnes. Les muscles présentent les signes de la réaction de dégénérescence (voir p. 104). Dans les cas graves, les nerfs phrénique, pneumogastrique, facial, hypoglosse, oculo-moteurs sont atteints, et on constate de la dyspnée, de la tachycardie, de la faiblesse du pouls. Les troubles de la sensibilité sont quelquefois peu marqués ; l'anesthésie peut être telle que les malades ne reconnaissent aucun des objets qu'on leur fait palper. Les troubles subjectifs consistent en fourmillements, picotements, sensations de brûlure dans les régions atteintes. Les troncs nerveux sont sensibles à la pression. L'amyotrophie est en général précoce, et les sujets ne peuvent plus se servir du membre atteint. Quand les troubles ne sont pas très accusés, l'affection se termine souvent par la guérison.

Les formes aiguës débutent par de la fièvre, de la courbature, puis les symptômes névritiques apparaissent avec une telle rapidité qu'ils rappellent le tableau clinique de la maladie de Landry, mais les troubles sensitifs à topographie périphérique, les troubles trophiques, les douleurs provoquées par la pression sur le trajet des troncs nerveux, les douleurs spontanées, appartiennent à la polynévrite. Le pronostic est également beaucoup moins grave, car, si le phrénique et le pneumogastrique sont respectés, la maladie se termine souvent par la guérison.

La polynévrite s'observe surtout au déclin des maladies infectieuses ; dans d'autres cas, elle éclate sans cause apparente (*polynévrite spontanée*).

Suivant leur étiologie, on a décrit les formes suivantes de névrite.

La *névrite alcoolique* a comme siège de prédilection les membres inférieurs ; les troubles de la sensibilité sont toujours très prononcés (fourmillements, sensation de chaud ou de froid, crampes, anesthésie). On note la paralysie des muscles des pieds dont la pointe tombe vers le sol. On peut observer de l'ataxie des membres (pseudo-tabes, nervo-tabes périphérique), la névrite optique. Le pronostic de la névrite alcoolique est assez grave.

La *névrite saturnine* (paralysie saturnine) a comme siège de prédilection les membres supérieurs et peut affecter le type brachial, le type Aran Duchenne, le type antibrachial. Ce dernier est le plus fréquent (voir paralysie radiale, p. 142). Les troubles de la sensibilité sont peu accentués. Le pronostic est bénin.

La *névrite diphtérique*, mieux dénommée *paralysie diphtérique*, a pour siège de prédilection le voile du palais (troubles de la phonation, de la déglutition), les membres inférieurs. On a signalé dans la diphtérie des cas de paralysie unilatérale du voile du palais.

Sous le nom de *méralgie paresthésique* ou *maladie de Roth*, on décrit la névrite du fémoro-cutané. Cette variété de névrite est surtout fréquente chez l'homme. Outre les causes générales des névrites, la méralgie paresthésique est surtout due au traumatisme (compression, contusion, tiraillements du nerf dans les mouvements de la cuisse et du bassin). Les troubles sont localisés à la face antéro-externe de la cuisse et consistent en engourdissements, fourmillements, picotements ; la peau de cette région de la cuisse est anesthésiée ou simplement hypoesthésiée, quelquefois hyperesthésiée. Les troubles cessent souvent sous l'influence du repos. La pression du nerf fémoro-cutané au niveau de la crête iliaque est douloureuse.

Sous le nom de *névrite ascendante*, on décrit l'inflammation des filets terminaux d'un nerf et du nerf lui-même secondaire à une plaie siégeant à l'extrémité d'un membre. Les symptômes moteurs sont souvent peu accentués, mais les troubles douloureux et trophiques sont toujours très accusés. La névrite ascendante siège le plus souvent au niveau des membres supérieurs.

On a observé au cours ou à la suite de l'appendicite la névrite des membres inférieurs à type de polynévrite (*névrite appendiculaire*) ; dans certains cas, l'inflammation s'est propagée directement au nerf crural ; dans d'autres cas, il s'agit de névrite à distance.

*Diagnostic*. — Nous avons montré (voir p. 392) les signes différentiels entre le tabes et la polynévrite (pseudotabes). Le diagnostic entre la poliomyélite antérieure et la polynévrite est en général facile. Les phénomènes douloureux du début, les douleurs provoquées au niveau des troncs nerveux, la prédominance des paralysies à l'extrémité des membres, la marche lente des amyotrophies, l'absence de contractions fibrillaires au niveau des muscles paralysés sont autant de symptômes particuliers à la polynévrite et qu'on n'observe pas dans la poliomyélite. Le diagnostic avec les troubles hystériques simulant la polynévrite reposera sur la présence des stigmates particuliers à cette névrose.

*Traitement.* — On recherchera la cause de la névrite. Si le sujet est alcoolique, on supprimera le toxique et on le mettra au lait ; si le sujet est atteint de saturnisme, on ordonnera des bains sulfureux, la médication iodurée ; si le sujet est atteint de diabète, on traitera cette affection. Les névrites paludéennes cèdent souvent au traitement par la quinine. Dans tous les cas de névrite toxique ou infectieuse, on pourra avoir recours à une médication dérivative et diurétique.

On emploiera les révulsifs sous forme de pointes de feu, de pulvérisations de chlorure de méthyle sur le trajet des nerfs.

Le massage des muscles, l'électrisation des muscles et des nerfs (courants continus) ont un bon effet incontestable.

Si la névrite est surtout motrice, on pratiquera des injections de strychnine que l'on continuera pendant longtemps.

Dans les cas de névrite locale par compression (traumatisme, tumeur, luxations, fractures), on aura recours au traitement chirurgical. La résection du nerf fémoro-cutané a été pratiquée avec un résultat favorable dans plusieurs cas de méralgie paresthésique.

Si la névrite est surtout sensitive, si les douleurs sont violentes, on pratiquera des injections de morphine, d'éther ; on ordonnera à l'intérieur le chloral, l'aconitine, la phénacétine, l'antipyrine.

Quand les douleurs des membres inférieurs sont très violentes, on peut avoir recours aux injections épidurales de cocaïne ou de stovaïne.

*Technique des injections épidurales.* — Le lieu de l'injection est le canal sacré ; on y pénètre par l'hiatus sacro-coccygien. Le malade est placé dans la position génu-pectorale. On recherche les saillies qui limitent l'hiatus (tubercules sacrés inférieurs). Le doigt les recherche à un travers de doigt de l'origine du pli interfessier. On peut encore rechercher la pointe du coccyx et remonter sur la ligne médiane à 7 centimètres environ.

On se sert de l'aiguille à ponction lombaire (voir p. 264). Le liquide à injecter est soit la cocaïne (2 cent. cubes de la solution au centième), soit la stovaïne (2 à 4 centimètres cubes de la solution au centième).

Après avoir pris toutes les précautions aseptiques, l'aiguille est introduite perpendiculairement au niveau du lieu d'élection ; après avoir traversé les tissus et les ligaments, elle est inclinée en bas de façon à former un angle aigu avec le coccyx ; elle est poussée ensuite dans le canal, dans lequel elle pénètre de plusieurs centimètres. L'injection est faite au moyen d'une seringue de Pravaz ou de Luër.

Les malades se plaignent quelquefois, au moment de l'opération, de fourmillements dans les membres inférieurs.

*Traitement de la paralysie diphtérique.* — La paralysie diphtérique sera ainsi traitée : on ordonnera une alimentation légère (lait, crème, œufs). Si la déglutition est difficile, il faut avoir recours à la sonde œsophagienne. Quelques auteurs conseillent de faire manger les malades à plat ventre. S'il y a des vomissements on aura recours aux lavements nutritifs.

Les toniques les plus indiqués sont : la strychnine (1 à 4 milligrammes de sulfate de strychnine en sirop ou granules), la teinture de noix vomique (10 à 20 gouttes).

On peut administrer le sulfate de strychnine en injections sous-cutanées ; on injectera chaque jour, par exemple, un demi-centimètre cube à deux centimètres cubes de la solution suivante :

| | |
|---|---|
| Sulfate de strychnine. . . | 1 centigr. |
| Eau distillée. . . . . . | 10 grammes. |

On aura recours aux courants continus (pôle positif sur la nuque) et aux courants faradiques à intermittences peu fréquentes

Les bains sulfureux ou les bains salés compléteront le traitement.

D'après certains auteurs, on peut prévenir la paralysie diphtérique en injectant de larges doses de sérum de Roux.

## ARTICLE II

## Névralgies.

On donne le nom de névralgies aux douleurs siégeant sur le trajet des nerfs (1).

*Etiologie.* — Les névralgies sont fréquentes chez les névropathes, chez les arthritiques, chez les affaiblis. Les intoxications et les infections, les lésions inflammatoires et les tumeurs voisines des troncs nerveux déterminent souvent des névralgies. Le froid humide semble jouer un rôle important.

*Anatomie pathologique.* — Les nerfs ne sont souvent le siège d'aucune lésion ; dans d'autres cas, on les

(1) La névralgie constitue un syndrome et non une entité morbide ; au point de vue nosologique, sa description devrait former un chapitre de la séméiologie.

trouve congestionnés, anémiés ou atteints de névrite.

*Symptômes.* — Le symptôme principal consiste en une douleur continue siégeant sur le trajet des nerfs avec exacerbations paroxystiques durant de quelques minutes à quelques heures. Un frôlement, un courant d'air, la pression ou l'élongation du nerf, le chaud, le froid peuvent provoquer l'accès. On observe des points douloureux au niveau du lieu d'émergenee des troncs nerveux et des filets nerveux (*points de Valleix*). Comme symptômes accessoires, on peut observer l'hyperesthésie cutanée dans les névralgies récentes et l'anesthésie dans les névralgies anciennes, des troubles vaso-moteurs et trophiques.

L'irritation du nerf, cause de la névralgie, peut être périphérique, c'est-à-dire siéger sur les troncs nerveux et les filets nerveux périphériques, ou centrale, c'est-à-dire siéger sur les racines (névralgies d'origine radiculo-ganglionnaire). Pitres donne le moyen suivant permettant de localiser la cause irritative; dans les cas de névralgies par lésion irritative périphérique, une injection de cocaïne faite au niveau des points d'émergence des nerfs supprime la douleur ; si la cause de la névralgie est centrale, la douleur persiste et continue à être reportée à la périphérique. D'après Déjerine, Brissaud et Sicard, les efforts, la toux, l'éternuement exaspèrent les douleurs uniquement dans les cas de névralgies par irritation centrale (voir radiculites p. 406) ; dans les efforts, le liquide céphalo-rachidien viendrait comprimer les racines rachidiennes et déterminer une recrudescence de la douleur.

Les caractères suivants permettront de différencier les névralgies d'origine périphérique des névralgies d'origine radiculo-ganglionnaire. Dans les névralgies d'origine périphérique, les douleurs sont continues avec paroxysmes, les points d'émergence des nerfs périphériques sont douloureux ; les paroxysmes peuvent être rappelés par la pression des zones douloureuses ; l'injection de cocaïne au niveau des points douloureux supprime la douleur. Quand il existe des troubles de la sensibilité objective, ceux-ci affectent une topographie périphérique. Dans les névralgies d'origine radiculo-ganglionnaire, les paroxysmes douloureux sont souvent séparés par des intervalles pendant lesquels la douleur est nulle ; ils siègent sur des territoires affectant une topographie radiculaire ; la pression des nerfs spontanément douloureux ne rappelle pas les paroxysmes ; l'injection de cocaïne n'a aucune action sur les phénomènes douloureux ; les troubles de la sensibilité objective affectent une topographie radiculaire.

*Diagnostic.* — Le diagnostic varie suivant chaque forme de névralgies. D'une façon générale, on évitera de confondre les névralgies avec les douleurs musculaires, avec les douleurs osseuses de la syphilis ; on recherchera si la névralgie n'est pas symptomatique d'une affection de l'axe cérébro-spinal.

*Pronostic.* — Le pronostic des névralgies est bénin quand elles ne s'accompagnent pas de névrite.

Les *principales variétés de névralgie* sont les suivantes :

*Névralgie faciale.* — La névralgie faciale consiste en phénomènes douloureux survenant par accès dans le domaine du trijumeau.

Outre les causes étiologiques générales que nous

avons signalées plus haut, la névralgie faciale peut apparaître à la suite des lésions des os de la face (traumatisme, tuberculose, syphilis), des lésions de la dure-mère (tumeurs, pachyméningites), des lésions des mâchoires (carie dentaire), des otites, des lésions oculaires. Les névralgies faciales siègent à droite 90 fois sur 100; les orifices du crâne du côté droit ont en général un calibre plus petit que ceux du côté gauche ; cette disposition anatomique permettrait d'expliquer la fréquence des névralgies faciales du côté droit (Sicard). Dans d'autres cas, la névralgie est symptomatique d'une maladie de l'axe cérébro-spinal et reconnaît une origine centrale (tabes, tumeurs de la base du crâne).

L'affection est caractérisée par des accès douloureux qui peuvent apparaître sous l'influence des causes les plus légères. Le sujet est pris subitement d'une douleur siégeant dans le territoire du trijumeau ; la douleur est intolérable et les malades la comparent soit à des coups de couteau, soit à une sensation de brûlure, de broiement. L'accès dure de quelques secondes à quelques minutes.

En dehors des accès, le sujet peut ne ressentir aucune douleur. Le plus souvent, il se plaint d'une douleur sourde qui est exaspérée soit par les mouvements de la face et des mâchoires, soit par la pression aux points d'émergence des branches du trijumeau. Ces points (points de Valleix) sont très importants à connaître pour le clinicien ; les principaux sont le point sus-orbitaire (trou sus-orbitaire), le point palpébral (partie externe de la paupière supérieure), le point nasal (partie supéro-externe du nez), le point oculaire (grand angle de l'œil), le point sous-orbitaire (trou sous-orbitaire), le point temporal (partie antérieure de l'oreille), le point dentaire (dernière molaire supérieure), le point mentonnier (trou mentonnier). Le point de Trousseau ou point cervical postérieur siège au niveau des saillies épineuses des deux premières vertèbres cervicales.

La névralgie faciale peut s'accompagner de troubles trophiques et vaso-moteurs (herpès, kératite, ophtalmie neuro-paralytique, voir p. 32), sueurs, larmoiement, sialorrée, chute ou blanchiment des cheveux, épaississement cutané, hémiatrophie faciale (voir p. 255).

Souvent, au moment de l'accès douloureux, on peut voir apparaître dans les muscles innervés par le facial une série de contractions rapides (*tic douloureux de la face*, voir p. 164).

Le tic douloureux de la face, appelé encore *névralgie épileptiforme* et *tic douloureux de Trousseau*, débute souvent par une douleur localisée d'abord au voisinage de la commissure labiale et qui gagne ensuite toute la face d'un côté ; pendant les paroxysmes, les spasmes du visage sont toniques, le plus souvent cloniques ; les pupilles pendant l'accès ne se dilatent pas ; la durée des paroxysmes est de 10 secondes à 3 minutes. Entre les accès, la douleur est nulle. Les paroxysmes sont provoqués par la mastication, l'ingestion de boissons chaudes ou froides. Immédiatement après la crise, la pression de la région atteinte est sans effet ; mais après un certain laps de temps, elle peut donner lieu à un accès. L'injection de cocaïne au niveau des points douloureux n'a aucune action ; dans certains cas, on a observé de la lymphocytose du liquide céphalo-rachidien.

On a donné diverses explications du mécanisme pathologique du tic douloureux de la face. Voici, d'après Sicard, la filiation des phénomènes morbides ; la névralgie faciale pourrait, suivant les cas, parcourir les cinq étapes suivantes.

1re étape ou étape névritique : la réaction névritique est due soit à une infection localisée, dentaire, nasale ou oculaire, soit à l'hypercalcification du diploé osseux, soit à la sténose fibreuse des canaux osseux.

2e étape ou étape sympathique : l'excitation des filets sympathiques qui sont compris dans les branches du trijumeau provoque des réactions vaso-motrices sur le territoire innervé par le nerf (crises vasculaires, hypersécrétion de la salive, des larmes, de la sueur).

3e étape ou étape de la 7e paire : sous l'influence probable de la poussée congestive, on observe la réaction motrice du nerf facial (hyperkinésie, myoclonie spasmodique).

4e étape ou étape ganglionnaire réflexe de la 5e paire : l'irritation névritique gagne par voie ganglionnaire (ganglion de Gasser) les autres branches voisines.

5e étape ou étape corticale croisée : le centre cortical présumé du trijumeau dans le cortex de l'hémisphère opposé participe à l'hyperexcitation.

Le diagnostic de la névralgie faciale avec les douleurs dentaires, avec la migraine, est facile.

Le pronostic de la névralgie faciale est difficile à préciser. Il varie suivant la cause de l'affection.

On s'appuiera sur les caractères suivants pour préciser la forme de la névralgie faciale et son pronostic.

Les névralgies faciales d'*origine périphérique* sont aiguës, subaiguës ou chroniques. Les névralgies aiguës et subaiguës apparaissent brusquement, consistent en paroxysmes courts, d'une durée de quelques heures à quelques jours ; elles sont généralement symptomatiques soit d'une affection inflammatoire (périostite alvéolo-dentaire, inflammation de la muqueuse nasale, buccale, de la conjonctive ou des sinus), soit d'un état infectieux (grippe, paludisme, syphilis, tuberculose).

Les névralgies faciales chroniques d'origine périphérique sont rebelles à tout traitement ; toute la zone de distribution du nerf est endolorie ; les douleurs sont calmées momentanément par l'injection de cocaïne ; les paroxysmes sont rappelés par la mastication, par le bâillement, par la pression des points de Valleix.

Les névralgies faciales d'*origine radiculo-ganglionnaire* sont le plus souvent symptomatiques soit de cancer, soit de syphilis, soit de tabes.

La névralgie faciale des néoplasmes est caractérisée par la douleur qui est continue en dehors des paroxysmes, par des paresthésies et de l'hypoesthésie de la moitié de la face du côté correspondant.

La névralgie faciale de la syphilis tertiaire est souvent accompagnée de céphalée nocturne ; les douleurs sont plus vives la nuit ; on peut constater de la lymphocytose du liquide céphalo-rachidien ; souvent d'autres nerfs craniens sont comprimés (paralysies oculaires, faciale, des masticateurs).

Dans le tabes, la névralgie faciale peut revêtir le type fulgurant ; généralement la douleur est continue ; les autres symptômes tabétiques permettent le diagnostic.

*Névralgie occipitale.* — C'est une forme rare de névralgie. La douleur siège dans le domaine des nerfs cervicaux et sous-occipital.

Les points douloureux sont les suivants : le point occipital (émergence du grand nerf occipital) situé à la partie latérale et supérieure de la nuque, le point mastoïdien, le point auriculaire (pavillon de l'oreille).

Le diagnostic de la névralgie occipitale est facile ; on ne la confondra pas avec le torticolis.

*Névralgie brachiale.* — La douleur siège dans le domaine des nerfs du plexus brachial ; souvent elle ne porte que sur une seule branche. Les principaux points douloureux sont les suivants : pour le radial, le long de la gouttière de torsion de l'humérus ; pour le radial inférieur, à l'avant-bras ; pour le médian, au poignet et au coude ; pour le cubital, au niveau de l'épitrochlée et au carpe ; pour le circonflexe, au niveau du deltoïde.

*Névralgie phrénique.* — La douleur siège sur le trajet du nerf phrénique ; les points douloureux siègent entre les deux chefs d'insertion du sterno-mastoïdien, au-devant du scalène, au niveau des insertions du diaphragme sur la paroi sterno-costale.

*Névralgie intercostale.* — La douleur siège dans le domaine d'un ou de plusieurs nerfs intercostaux Elle est extrêmement fréquente, et est provoquée par les causes communes aux névralgies en général ; elle peut être symptomatique d'une affection des côtes, de la colonne vertébrale, des affections pleuro-pulmonaires.

Les principaux points douloureux sont le point postérieur (au niveau du trou de conjugaison), le point latéral ou médian (milieu de l'espace intercostal), le point antérieur (entre le bord latéral du sternum et l'articulation chondro-costale).

Suivant le siège de la névralgie, on a décrit comme formes spéciales la névralgie mammaire ou *mastodynie* et la névralgie *épigastrique* (derniers nerfs intercostaux)

*Névralgie lombo-abdominale.* — Les douleurs siègent dans le domaine du nerf grand abdomino-génital et du nerf petit abdomino-génital, branches collatérales du plexus lombaire. Les points douloureux sont les suivants : le point lombaire (apophyses épineuses et transverses des vertèbres lombaires), le point iliaque (milieu de la crête iliaque), le point hypogastrique (orifice inguinal externe), le point abdominal (milieu de l'hypogastre), le point scrotal ou de la grande lèvre, le point testiculaire.

*Névralgie du fémoro-cutané.* — La douleur siège dans le domaine du nerf fémoro cutané, branche collatérale du plexus lombaire. Les points douloureux sont situés entre les deux épines iliaques antérieures, à la face antéro-externe et postéro-supérieure de la cuisse.

*Névralgie crurale.* — La douleur siège dans le domaine du nerf crural, branche terminale du plexus lombaire. Les points douloureux sont situés au-dessous de l'arcade crurale, à la face interne du genou, au niveau du bord interne du pied.

*Névralgie obturatrice.* — La douleur s'étend du trou sous pubien à la région interne de la cuisse.

*Névralgie sciatique.* — La douleur siège dans le domaine du plexus lombo-sacré ; elle est localisée à la face postéro-externe du membre inférieur. Les accès douloureux sont rappelés par la marche, par la chaleur du lit. Les points douloureux sont les suivants : le point lombaire (au-dessus du sacrum), le point sacro-iliaque (au niveau de l'articulation sacro-iliaque), le point iliaque (milieu de la crête iliaque), le point ischiatique ou fessier (sommet de l'échancrure sciatique), le point rétro-trochantérien (entre le grand trochanter et l'ischion), les points fémoraux (face postérieure de la cuisse), le point poplité (partie externe du creux poplité), le point rotulien (partie externe de la rotule), le point péronier (au-dessous de la tête du péroné), les points du mollet, le point malléolaire (derrière la malléole externe), le point dorsal du pied, le point plantaire.

On peut réveiller la douleur dans la névralgie sciatique par l'élongation du nerf. La manœuvre ou signe de Lasègue et le signe de Bonnet permettent de préciser si la douleur est bien due à la névralgie sciatique. Le *signe de Lasègue* se recherche ainsi : si on fléchit la jambe sur la cuisse et ensuite la cuisse sur le bassin, la douleur n'est pas exaspérée; si on étend la jambe sur la cuisse et si on fléchit sur le bassin la jambe ainsi en extension, on détermine une vive douleur.

Pour mettre en évidence le *signe de Bonnet*, on fléchit du côté de la sciatique la jambe sur la cuisse et la cuisse sur le bassin ; dans cette position, l'adduction du membre est douloureuse, l'abduction ne détermine aucune douleur.

Souvent la névralgie sciatique s'accompagne de troubles objectifs et subjectifs de la sensibilité, de troubles trophiques, d'amyotrophies ; dans ces cas, il s'agit plutôt de névrite que de névralgie.

La névralgie sciatique détermine souvent une scoliose croisée ou homologue (voir p. 257). On peut noter du côté de la sciatique un *abaissement du pli fessier* et un aplatissement de la fesse (Bonnet).

Dans la marche, le pied se met en équerre, la pointe étant déviée en dehors.

Sous le nom de *signe de Minor*, on décrit le phénomène suivant : pour se relever après s'être couché sur le dos, le malade se met sur le côté, s'appuie sur la main et la jambe du côté sain, pendant que la main du côté atteint décrit un mouvement de balancier.

Le pronostic de la névralgie sciatique est variable ; l'affection peut durer quelques semaines, mais récidive souvent. Quand on constate des symptômes de névrite, le pronostic doit être réservé.

*Névralgie coccydienne ou coccydynie.* — La douleur siège au niveau du coccyx ; la position assise, la marche, la défécation exaspèrent la douleur.

*Névralgies plantaires.* Les principales formes sont la talalgie et la métatarsalgie.

La *talalgie* est constituée par des douleurs apparaissant dans la position debout, partant du talon et s'irradiant vers le mollet ; il existe sous le talon une zone douloureuse à la pression ; la talalgie est souvent d'origine blennorrhagique, c'est une forme de névralgie très tenace ; pour certains auteurs, il s'agit d'une douleur rhumatismale.

La *métatarsalgie* ou *névralgie de Morton* est caractérisée par des douleurs survenant par crises, siégeant au niveau d'une ou de plusieurs articulations métatarso-phalangiennes. La pression des articulations est souvent douloureuse ; cette névralgie est également très tenace.

*Traitement des névralgies.* — Si la névralgie est symptomatique d'une diathèse, d'une infection, d'une intoxication, on traitera d'abord celle-ci.

On aura recours à l'hydrothérapie, à l'électrothérapie (courants galvaniques) dans les cas de névralgie rebelle.

L'antipyrine (2 gr.), le sulfate de quinine (0 gr. 70), l'aconitine cristallisée (1/4 à 1 milligr.), le pyramidon, le salicylate de soude, donnent souvent de bons résultats. On peut encore donner le sulfate d'hyoscyamine à la dose de 2 à 4 milligrammes en granules.

La révulsion sous toutes ses formes est un excellent traitement.

Les injections de morphine, d'éther et d'air dans les cas rebelles peuvent apporter les plus grands soulagements.

*Technique de l'injection d'éther.* — On emploie un mélange à parties égales d'éther et d'alcool. On injecte un centimètre cube de ce mélange au voisinage du foyer douloureux. L'injection est très douloureuse.

*Technique de l'injection d'air sous-cutanée* (Cordier). — Cette méthode a pour but de distendre les ramifications nerveuses du derme. Après avoir assuré l'asepsie de la peau, on introduit une aiguille stérilisée au point choisi pour l'injection ; on s'assure qu'aucune gouttelette de sang ne s'écoule ; puis on y adapte une soufflerie ou plus simplement une poire à thermocautère ou une très vulgaire pompe à bicyclette. On peut réaliser la filtration de l air en intercalant entre l'aiguille et la soufflerie un petit tube de verre muni d'un tampon de coton stérilisé.

La quantité d'air à injecter varie suivant la sensibilité même du malade ; on insuffle 50 centimètres cubes d'air environ. Loin d'être douloureuse, la pénétration sous-cutanée de l'air possède parfois un pouvoir analgésique immédiat ; on cesse l'injection dès que le patient déclare que toute douleur a disparu. On pratiquera tous les jours un léger massage de la région injectée, jusqu'au moment où l'on ne sentira plus sous les doigts la crépitation gazeuse qui témoigne de la présence de l'air.

*Traitement de la névralgie faciale.* — Même traitement que les névralgies en général. Il faut toujours rechercher si elle n'est pas symptomatique d'une lésion dentaire ou des sinus, d'une maladie générale (syphilis, paludisme, chlorose, diabète, goutte, embarras gastrique, grippe).

Un petit vésicatoire au niveau du nerf sensible donne souvent de bons résultats.

Dans les cas rebelles, on pratiquera l'alcoolisation locale des filets nerveux, dont nous donnons la technique ci-après. Ce n'est que si tous ces moyens échouent que l'on aura recours à la résection du nerf ou même du ganglion de Gasser.

*Traitement de la névralgie faciale par l'alcoolisation locale* (Schlösser). — Ce traitement a pour but de détruire chimiquement les branches douloureuses du trijumeau. Sicard donne la technique suivante. On se servira d'une aiguille fine en platine de 4 à 6 centimètres de longueur et de 7 à 8 dixièmes de millimètre de diamètre. Le sujet sera dans le décubitus horizontal. On anesthésie la peau et le trajet à l'aide d'une solution de stovaïne à 1 pour 100. L'alcool sera au titre de 80°, préparé avec de l'eau distillée stérilisée en partant de l'alcool rectifié absolu. Le schéma ci-contre montre les points de repère principaux.

1° *Echancrure ou canal sus-orbitaire* (nerf sus-orbitaire, branche de l'ophtalmique) Par la palpation se rendre compte de sa configuration. Si le nerf s'échappe par un canal, l'aiguille de 4 centimètres sera dirigée obliquement de haut en bas ; s'il y a échancrure, directement de bas en haut. Injecter un demi centimètre cube d'alcool.

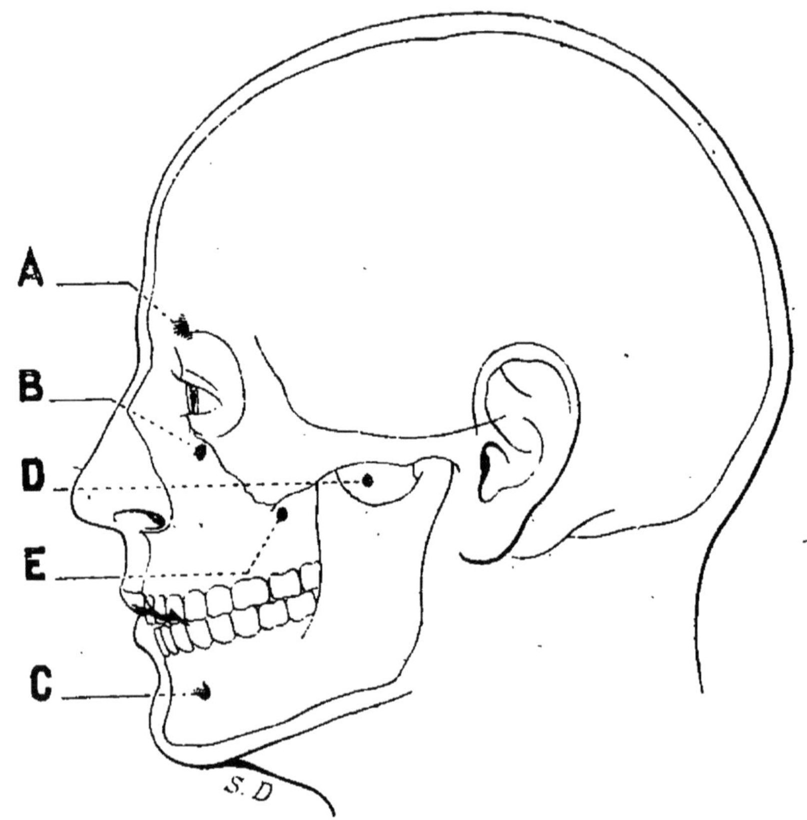


Fig. 34. *Schéma des points de repère* (d'après Sicard).

Nerf sus-orbitaire, A ; sous-orbitaire, B ; mentonnier, C; D E, Points d'entrée des *orifices profonds* du trou ovale D , et du trou grand rond E.

2° *Trou et canal sous-orbitaire* (nerf sous-orbitaire, branche du maxillaire supérieur). Enfoncer l'aiguille seulement d'un demi à un centimètre environ.

3° *Trou mentonnier* (nerf mentonnier, branche du

maxillaire inférieur) Ce trou est difficile à atteindre. La sensation de pénétration et la douleur sont, d'après Sicard, les signes les plus fidèles d'une bonne localisation.

4° *Nerfs dentaires au niveau du diploé osseux.* — Perforer sur une profondeur de un demi-centimètre environ la lame osseuse de recouvrement des os maxillaires supérieur et inférieur ; on peut employer soit un perforateur à main, soit le tour perforant des dentistes. Injecter par le pertuis formé deux centimètres cubes d'alcool environ.

5° *Nerf dentaire inférieur au niveau de l'épine de Spix.* — Sicard recommande d'aborder l'orifice de Spix par la voie buccale ; il se sert d'une aiguille courbe montée sur un manche creux destiné à assurer le passage de l'alcool. Cette opération délicate pourra être pratiquée sous le sommeil anesthésique.

6° *Canal palatin postérieur* (nerfs palatins). — L'injection d'alcool se fera au moyen d'une aiguille spéciale.

7° *Trou grand rond.* — Enfoncer l'aiguille « au-dessous de l'os malaire en suivant une direction oblique de dehors en dedans, d'avant en arrière et légèrement de bas en haut ». La profondeur d'introduction de 5 centimètres ne doit pas être dépassée, les nerfs moteurs oculaires étant situés au sommet de cette fente

8° *Trou ovale* (nerf maxillaire inférieur). — Faire pénétrer l'aiguille en avant du condyle de l'os maxillaire inférieur, traverser le muscle masséter, les muscles ptérygoïdiens externe et interne. Le point de repère profond le plus fidèle est le bord postérieur de l'apophyse ptérygoïde. « L'aiguille doit buter sur ce bord, en reconnaître la partie supérieure, puis se diriger immédiatement en arrière. » Injecter un centimètre et demi d'alcool environ.

*Incidents.* — L'opération est douloureuse surtout quand il s'agit de l'injection au niveau du trou ovale.

La piqûre d'une artère peut déterminer un hématome assez long à se résorber.

*Suites opératoires.* — La douleur déterminée par l'injection d'alcool persiste de un à trois iours.

L'injection peut provoquer un œdème local prononcé quand l'opération a lieu au niveau des nerfs sus-orbitaires et sous-orbitaires.

Quand l'injection est réussie, « il suffit de constater de l'anesthésie persistante dans le domaine cutané ou muqueux de la branche nerveuse injectée » (Sicard). Les malades accusent une sensation de peau parcheminée, d'enflure. L'anesthésie persiste de quatre à dix mois.

Après les injections mal faites au niveau du trou sous-orbitaire, on constate parfois une parésie faciale inférieure qui disparaît en un ou deux mois.

Comme autres phénomènes post-opératoires, Lévy et Baudouin signalent la paralysie transitoire du nerf moteur oculaire externe à la suite d'injections profondes. Sicard a observé un léger myosis du côté correspondant après injection au niveau du trou grand rond, un prurit désagréable durant quelques semaines, après la piqûre du nerf sous orbitaire et localisé au territoire du nerf anesthésié, la paralysie unilatérale des muscles masticateurs après injection d'alcool au niveau du trou grand rond.

*Traitement de la névralgie sciatique.* — Même traitement que les névralgies en général. On pourra avoir recours aux injections de sérum artificiel au niveau des points douloureux.

Dans les cas rebelles, on fera des injections intra-arachnoïdiennes et mieux des injections épidurales (voir p. 418) On injecte 5 milligrammes de cocaïne en solution à 1 0/0. On conseillera aux malades une saison à Aix-les-Bains ou à Dax.

On a pratiqué dans certains cas avec succès l'élongation du nerf, le massage et même le hersage du nerf.

## ARTICLE III

## Tumeurs des nerfs.

*Etiologie.* — L'étiologie des tumeurs des nerfs est obscure.

*Anatomie pathologique.* — Par ordre de fréquence, on observe les névromes, les fibromes, les myxomes, les carcinomes et les épithéliomas.

*Symptômes.* — La tumeur siège sur le trajet du nerf, elle est mobile dans le sens perpendiculaire au trajet du tronc nerveux et douloureuse au toucher; les douleurs s'irradient le long du nerf; des crampes musculaires peuvent apparaître ainsi que des troubles trophiques (glossy-sking, voir p. 255).

Sous le nom de *neuro-fibromatose*, de *neuro-fibrolipomatose*, de *maladie de Recklinghausen*, on décrit une affection caractérisée par de petites tumeurs de nature conjonctive (faux névromes de Virchow). Elles sont disséminées dans les téguments sur le trajet des filets nerveux (*dermato-fibromes*) et plus profondément sur les troncs nerveux (*neuro-fibromes*). Ces tumeurs peuvent envahir la moelle, mais leur région de prédilection est la protubérance ; il s'agit dans ce cas de *neuro-fibro-sarcomatose* et le développement des tumeurs est rapide. Les tumeurs des téguments sont souvent sessiles ou pédiculées, elles augmentent de nombre avec la durée de la maladie. Elles peuvent déterminer des troubles moteurs, des phénomènes douloureux ; la peau est souvent atteinte de pigmentation (mélanodermie). Les sujets présentent parfois de l'affaiblissement des facultés intellectuelles La maladie de Recklinghausen serait une affection congénitale par malformation ou vice de développement ; elle peut rester latente pendant longtemps et prendre ensuite une allure rapide.

La durée de la maladie varie suivant qu'il s'agit de dermato-fibromatose, de neuro-fibromatose, de neuro-fibro-sarcomatose. Dans la neuro-fibro-sarcomatose, l'évolution peut être très rapide et le sujet meurt par cachexie ou à la suite de phénomènes bulbo-protubérantiels.

---

# CHAPITRE XII

## AMYOTROPHIES

Les atrophies musculaires se divisent en deux groupes : les atrophies myopathiques et les atrophies neuropathiques.

### § I. — Atrophies myopathiques.

Nous avons donné leur description dans la première partie de ce manuel (p. 170). Ce sont des maladies familiales et héréditaires ; elles frappent rarement les enfants du sexe féminin.

Les atrophies myopathiques présentent des caractères particuliers qui les différencient des atrophies neuropathiques (voir p. 172).

La paralysie pseudo-hypertrophique peut être confondue avec la maladie de Thomsen; dans cette dernière, on constate, outre l'hypertrophie musculaire, la rigidité des muscles à l'occasion des mouvements volontaires et la réaction myotonique.

Le traitement des atrophies myopathiques consiste en massages et en électrisation des muscles atrophiés.

## § II. — Amyotrophies neuropathiques.

Nous avons donné leurs descriptions dans la première partie de ce manuel (voir p. 172). Nous nous bornerons ici à donner leur étiologie, leur évolution, leur diagnostic et leur traitement.

### 1° Atrophie musculaire progressive (type Aran-Duchenne) ou amyotrophie spinale progressive.

*Etiologie.* — Cette affection survient à l'âge mûr; elle est plus commune chez les hommes. Le surmenage, le traumatisme, la syphilis se rencontrent souvent dans les antécédents des sujets. Elle apparaît parfois chez des sujets qui ont été atteints de paralysie spinale infantile (poliomyélite antérieure de l'enfance, voir p. 380).

*Anatomie pathologique.* — Les racines antérieures cervicales sont atrophiées ; les cellules des cornes antérieures correspondantes sont diminuées de nombre et atrophiées (poliomyélite chronique).

*Symptômes* (voir p. 172).

*Pronostic.* — L'affection est progressive et a une durée de quatre à six ans ; elle peut présenter des temps d'arrêt plus ou moins longs.

*Diagnostic.* — L'amyotrophie spinale progressive peut s'observer au cours de la syringomyélie, de la sclérose latérale amyotrophique, de la sclérose en plaques, de la paralysie labio-glosso-laryngée. L'atrophie est due à la propagation des lésions médullaires aux cornes antérieures de la moelle cervicale. La polynévrite peut s'accompagner d'amyotrophies rappelant le type Aran-Duchenne ; elle en diffère par l'absence de contractions fibrillaires au niveau des muscles atrophiés, par la présence de douleurs, par les troubles paralytiques qui ont précédé les atrophies musculaires. Les traumatismes de l'épaule, les lésions des nerfs cubital et médian, peuvent déterminer l'atrophie des muscles de la main ; le diagnostic est facile.

*Traitement.* — Il consiste en massages et en faradisation des muscles atrophiés ; mais l'affection a une marche progressive.

### 2° Amyotrophie type Werdnig-Hoffmann.

*Etiologie.* — L'amyotrophie type Werdnig-Hoffmann est une maladie héréditaire et familiale ; elle apparaît chez les enfants dès la première année de la naissance.

*Anatomie pathologique.* — Les lésions portent sur les cellules des cornes antérieures de la moelle (poliomyélite chronique) et sur les nerfs périphériques.

*Symptômes* (voir p. 172).

*Pronostic.* — La durée de l'affection ne dépasse pas quatre ans et se termine par la mort.

*Diagnostic.* — La paralysie spinale infantile est facile à différencier de cette forme d'amyotrophie ; elle a un début fébrile, s'installe rapidement et apparaît chez des individus plus âgés.

*Traitement.* — Aucun traitement n'a d'action sur cette affection.

### 3° Amyotrophie type Charcot-Marie.

*Etiologie.* — L'affection est héréditaire et familiale ; elle survient chez des enfants du sexe masculin.

*Anatomie pathologique.* — Les lésions portent sur les cellules des cornes antérieures, sur le cordon de Burdach, sur les racines et les nerfs périphériques.

*Symptômes* (voir p. 175).

*Pronostic.* — L'affection a une durée très longue et n'entraîne pas la mort ; les sujets deviennent des impotents.

*Diagnostic.* — L'amyotrophie du type Charcot-Marie peut être confondue avec la maladie de Friedreich ; dans cette dernière il existe des troubles de la parole, une démarche spéciale, du nystagmus, qui permettent le diagnostic. La névrite interstitielle hypertrophique présente des symptômes particuliers (voir plus loin). Dans les polynévrites, l'amyotrophie apparaît après les paralysies ; son évolution est rapide.

*Traitement.* — Il consiste en massages, bains chauds. On cherchera à corriger les déformations des membres inférieurs au moyen d'appareils orthopédiques.

### 4° Névrite interstitielle hypertrophique (Déjerine et Sottas).

Maladie familiale, la névrite interstitielle hypertrophique débute dans l'enfance ou l'adolescence.

Cette forme (voir p. 176) diffère de l'amyotrophie type Charcot-Marie par les symptômes tabétiques et par l'hypertrophie des nerfs.

Outre les lésions de névrite périphérique, on constate dans la névrite interstitielle hypertrophique la sclérose des faisceaux de Goll et de Burdach.

# CHAPITRE XIII

## NÉVROSES

### ARTICLE Ier

### Neurasthénie ou mal de Beard.

Neurasthénie signifie asthénie du système nerveux, c'est-à-dire diminution de l'énergie nerveuse.

*Etiologie.* — Toutes les causes qui contribuent à débiliter l'organisme se retrouvent dans l'étiologie de la neurasthénie : surmenage physique, grossesse, excès génésiques, maladies toxi-infectieuses et surtout la fièvre typhoïde, la grippe, la syphilis, les intoxications, la diathèse neuro-arthritique (artério-sclérose, goutte, diabète). Le surmenage intellectuel est une cause fréquente de l'épuisement nerveux. Il en est de même des émotions. Enfin certains troubles organiques et en particulier les troubles des voies digestives et des organes uro-génitaux peuvent déterminer des préoccupations telles que le sujet devient neurasthénique (neurasthénie des dyspeptiques, des urinaires, des génitaux). La neurasthénie s'observe surtout de vingt à cinquante ans. Les neurasthéniques sont très fréquemment des névropathes héréditaires, on donne chez eux les signes physiques et psychiques de la prédisposition (1).

*Symptomatologie.* — Les symptômes de la neurasthénie sont principalement d'ordre subjectif. La céphalalgie est diffuse ou localisée, elle est surtout accusée le matin au réveil, les malades ont la sensation d'un casque qui leur enserre le front (douleur en casque), il leur semble que leur tête va éclater ou bien qu'elle est vide. Certaines parties du cuir chevelu peuvent être hyperesthésiées.

Les topoalgies (troubles subjectifs sensitifs localisés) sont très fréquentes ; la rachialgie consiste en des sensations douloureuses au niveau de la colonne vertébrale (plaque sacro-lombaire, plaque cervicale). Ces troubles peuvent se localiser au niveau de la région précordiale, à la base du thorax, aux membres inférieurs (fausse sciatique). La sensation de faiblesse des membres inférieurs peut être telle que les sujets refusent de marcher (fausse paraplégie).

Les neurasthéniques dorment peu ; après deux ou trois heures d'un sommeil qui n'est nullement réparateur, ils se réveillent et ne peuvent se rendormir.

L'asthénie musculaire se manifeste par une sensation de fatigue (myasthénie), surtout accentuée au moment du lever et avant les repas, par une sensation de dérobement des jambes, par un tremblement fin, manifeste principalement aux extrémités. La force musculaire des neurasthéniques est souvent diminuée et ces malades se fatiguent rapidement.

(1) Voir L. Marchand, *Manuel de médecine mentale*, Doin, éd. p. 102.

Le vertige est assez fréquent chez les neurasthéniques ; il consiste le plus souvent en une sensation d'instabilité pendant la marche ou la station debout.

A côté de ces principaux symptômes il faut signaler l'hyperexcitabilité auditive (hyperacousie) et visuelle (photophobie, asthénopie accommodatrice), les troubles gastriques (dyspepsie par atonie gastro-intestinale, par hyperchlorhydrie ou hypochlorhydrie), les troubles intestinaux (constipation, entérite muco-membraneuse, entéroptose), les troubles cardio-vasculaires (diminution de la pression artérielle, refroidissement des extrémités, bouffées de chaleur, palpitations, angoisse précordiale simulant l'angine de poitrine, augmentation de la pression artérielle chez les sujets dont la neurasthénie est secondaire à une intoxication (artériosclérose, brightisme, goutte, diabète, alcoolisme), les troubles génitaux (inappétence sexuelle, érections et éjaculations nocturnes, éjaculation trop rapide dans le coït, chez l'homme ; relâchement des ligaments larges, abaissement de l'utérus en antéversion (utéroptose), chez la femme), les troubles urinaires (envies fréquentes d'uriner, déperdition des chlorures et des phosphates). Les troubles de la nutrition consistent surtout en un amaigrissement rapide.

Les neurasthéniques présentent un état mental particulier. Ils ont le sentiment que leur mémoire est infidèle ; aussi ils écrivent souvent tout ce qu'ils ressentent (malades aux petits papiers) ; ils ne peuvent entreprendre aucun travail sans éprouver rapidement de la fatigue (apathie), leur attention est affaiblie ; ils manquent de décision et sont avant tout des hésitants (aboulie). Les préoccupations hypocondriaques font rarement défaut, ces malades se croient atteints de maladies organiques diverses. Sous l'influence des sensations insolites qu'ils ressentent, ils sont envahis par un sentiment de tristesse ; des idées obsédantes viennent s'imposer à leur esprit. Les neurasthéniques deviennent souvent des égoïstes qui finissent par ne plus penser qu'à eux-mêmes. Sous l'influence de paroles encourageantes et réconfortantes, sous l'influence d'un traitement dans lequel ils ont confiance, ces malades peuvent recouvrer pendant un certain temps un sentiment de bien-être.

*Formes de la neurasthénie.* — Quand les symptômes sont à la fois d'ordre cérébral et médullaire, la neurasthénie est dite *cérébro-spinale* ; dans la neurasthénie *cérébrasthénique*, les symptômes sont surtout d'ordre intellectuel, et dans la forme *myélasthénique* d'ordre médullaire. On a décrit des neurasthénies *monosymptomatiques*, dans lesquelles un symptôme prédomine ; des neurasthénies dans lesquelles les troubles portent principalement sur un organe (neurasthénie gastrique, intestinale, cardiaque, génitale).

La neurasthénie peut s'associer à l'hystérie (*hystéro-neurasthénie*) ; cette forme morbide apparaît surtout après une émotion vive (grandes catastrophes, traumatismes) ; il s'écoule généralement un temps plus ou moins long entre l'accident et l'apparition des symptômes neurasthéniques (*neurasthénie traumatique*).

*Marche, pronostic.* — L'évolution et le pronostic de la neurasthénie diffèrent totalement suivant qu'il s'agit de neurasthénie accidentelle ou de neurasthénie constitutionnelle.

La *neurasthénie accidentelle* survient chez des individus ne présentant aucune tare névropathique et est provoquée par des causes puissantes qui ont affaibli le système nerveux; elle survient surtout à l'âge adulte. La durée est en général de quelques mois et les récidives ne sont à craindre que si les mêmes causes réapparaissent.

La *neurasthénie constitutionnelle*, appelée encore *psychasténie*, survient chez des individus prédisposés héréditairement qui, dès l'enfance, ont présenté des signes de débilité mentale, de l'impressionnabilité, des préoccupations hypocondriaques, des phobies, des obsessions. Elle apparaît chez de jeunes sujets, sans cause ou sous l'influence de causes légères. Elle n'est en réalité qu'une exagération de l'état normal du sujet. L'affection est susceptible d'améliorations passagères, mais ne guérit pas. Le système nerveux de l'individu est affaibli non pas accidentellement, mais congénitalement.

La neurasthénie des vieillards est souvent incurable.

*Diagnostic*. — On évitera de prendre pour des affections organiques les troubles des neurasthénies viscérales.

La neurasthénie peut être confondue avec la paralysie générale à sa période prodromique (neurasthénie préparalytique). Le paralytique général, même s'il est déprimé, est plus indifférent à ses troubles que le neurasthénique ; sa mémoire est affaiblie ; ses idées hypocondriaques sont plus absurdes. Quand les symptômes physiques de la paralysie générale (troubles de la parole, de l'écriture, inégalité pupillaire, troubles des réflexes, affaiblissement intellectuel) deviennent évidents, le diagnostic est facile. L'examen du liquide céphalo-rachidien permet de constater souvent dès le début de l'affection de la lymphocytose et une augmentation de la quantité d'albumine; ces signes n'existent pas dans la neurasthénie.

Il ne faut pas confondre la neurasthénie avec la mélancolie ; les symptômes neurasthéniques, tels que la douleur « en casque », les douleurs rachidiennes, font défaut chez les mélancoliques ; les neurasthéniques présentent des préoccupations hypocondriaques et non des idées délirantes mélancoliques ; contrairement aux mélancoliques, ils aiment qu'on leur montre la fausseté de leurs idées. La douleur morale est toujours plus accentuée dans la mélancolie que dans la neurasthénie ; les idées des mélancoliques sont monotones, toujours les mêmes, celles des neurasthéniques variées. Il existe des cas mixtes dans lesquels la neurasthénie s'associe à la mélancolie ; on leur a donné le nom de *neurasthénie mélancolique* ou de *mélancolie neurasthénique*.

Le délire systématisé de persécution (1), à sa période d'incubation, présente quelques symptômes qui rappellent ceux de la neurasthénie ; mais dès ce moment le caractère défiant du sujet, les interprétations qu'il donne de ses souffrances, permettent le diagnostic.

*Traitement*. — Au point de vue thérapeutique, on doit diviser les neurasthéniques en deux classes : les uns présentent de l'hypertension artérielle, les autres de l'hypotension.

Les neurasthéniques avec hypertension doivent être

(1) Voir L. Marchand, *Manuel de médecine mentale*, Doin, éd., p. 191.

mis au régime lacté absolu pendant plusieurs semaines et ensuite à un régime lacto-végétarien. L'hydrothérapie sera pratiquée sous forme de douches tièdes d'abord, froides ensuite; après la douche, friction sur tout le corps. Le massage sur l'abdomen, l'estomac et la région dorso-lombaire, l'électricité sous forme de bains statiques sont indiqués. Injections hypodermiques de sérum de Trunecek (voir p. 302).

Les neurasthéniques avec hypotension doivent être mis au régime carné; après chaque repas une promenade sans fatigue est nécessaire; les repas du soir seront toujours légers. Les injections de sérum artificiel à petites doses apportent toujours un grand soulagement.

L'arsenic, le phosphore et le bromure sont les trois médicaments les plus employés contre la neurasthénie. On prescrira l'arsenic sous forme d'arsenic organique; le cacodylate de soude à la dose de trois centigrammes par jour en injection sous-cutanée est une des meilleures préparations. On devra suspendre le traitement tous les huit jours pendant cinq jours.

Le phosphore peut être donné pendant les périodes de repos de la médication cacodylique sous forme de phosphate de chaux. Il est préférable de l'administrer sous forme d'injection sous-cutanée; on injectera deux à cinq grammes de la solution suivante:

| | | |
|---|---|---|
| Phosphate de soude. . . . . . . . | 3 | grammes |
| Chlorure de sodium . . . . . . . . | 2 | — |
| Eau bouillie. . . . . . . . . . . . | 100 | — |

Une autre façon d'administrer le phosphore est de faire prendre au malade trois jaunes d'œuf frais au repas de midi.

Le bromure est indiqué dans les cas d'insomnie tenace; on le fera prendre à la dose de 2 grammes au moment du coucher dans une infusion de tilleul. Il a également une action favorable contre les palpitations, les vertiges et la céphalée.

L'estomac des neurasthéniques doit être surveillé. Si les digestions sont pénibles, on recherchera s'il y a hyperchlorhydrie ou hypochlorhydrie, et on instituera un traitement spécial suivant la variété de dyspepsie. Lavements quotidiens contre la constipation.

Contre l'entéroptose, on conseillera l'usage de la sangle de Glénard qui amènera un soulagement immédiat (épreuve de la sangle).

Le traitement psychique aura surtout une action dans les cas où il existe des causes morales ; dans tous les cas, l'ascendant du médecin est un bon adjuvant à la thérapeutique.

Saint-Sauveur, Luchon et Uriage sont les stations thermales qui conviennent le mieux aux neurasthéniques.

## ARTICLE II

## Epilepsie, mal comitial.

Synonymes : *morbus sacer*, mal caduc, mal herculéen.

L'épilepsie « *névrose* », c'est-à-dire l'épilepsie dite *idiopathique ou essentielle*, n'existe pas, car l'épilepsie est toujours symptomatique d'une maladie ou d'une malformation de l'encéphale (1).

(1) L'étude de l'épilepsie devrait faire l'objet d'un chapitre de la séméiologie du système nerveux ; ce syndrome doit être rayé définitivement du groupe des névroses.

D'après les classiques, on doit appeler *accès épileptiformes* les accès déterminés par des lésions cérébrales apparentes, et on doit réserver le nom d'*accès épileptiques* à ceux qui surviennent chez des individus ne présentant aucune lésion cérébrale. Or, les progrès de l'anatomie pathologique ont permis de déceler des lésions cérébrales dans le cerveau des sujets atteints d'épilepsie dite essentielle. Les accès épileptiques essentiels devraient être également appelés épileptiformes, car tout accès épileptique est symptomatique. En clinique, cependant, on réserve le nom d'épileptique à tout individu qui présente des accès épileptiques sans autres troubles moteurs ou sensitifs permanents ; par contre, les troubles intellectuels consistant en faiblesse de l'intelligence sont extrêmement fréquents chez eux et associés au syndrome épilepsie ; l'idiotie, l'imbécillité, la débilité mentale, constituent généralement le fond intellectuel des épileptiques. Il existe cependant une catégorie d'individus intelligents dont les accès paraissent constituer à eux seuls toute l'expression clinique de la maladie cérébrale ; nous décrirons plus loin les lésions cérébrales que l'on rencontre chez de tels sujets.

Nous n'aurons en vue ici que la description de l'épilepsie non associée à des troubles moteurs ou sensitifs permanents, c'est-à-dire de l'épilepsie appelée encore essentielle ou idiopathique dans les classiques.

*Etiologie*. — L'épilepsie apparaît surtout chez des individus présentant une hérédité névropathique ; on a noté dans un certain nombre de cas l'hérédité similaire ; on a également relevé assez souvent la consanguinité chez les parents d'épileptiques. Les convulsions dans le jeune âge et surtout les convulsions se répétant plusieurs jours de suite, symptomatiques généralement d'une affection inflammatoire du cerveau, se retrouvent très souvent dans les antécédents des épileptiques. L'épilepsie peut faire suite immédiatement aux convulsions de l'enfance. Elle peut apparaître à tout âge, mais elle débute surtout entre 10 et 15 ans ; autant elle apparaît fréquemment chez de jeunes sujets, autant son début est rare après l'âge de 30 ans (*épilepsie tardive*) ; quand elle apparaît après l'âge de 60 ans, on lui donne le nom d'*épilepsie sénile*. L'intoxication et en particulier l'alcoolisme, les maladies infectieuses, les traumatismes craniens au moment de l'accouchement ou pendant l'enfance favorisent son éclosion.

Les accès peuvent parfois être rappelés par des excitations périphériques (*épilepsie réflexe*) dues soit à des vers intestinaux, à des cicatrices vicieuses, à des corps étrangers ou à des tumeurs de l'oreille, des fosses nasales, des sinus frontaux, etc.

*Anatomie pathologique et pathogénie*. — La lésion la plus commune que l'on rencontre dans les cerveaux des épileptiques dits « idiopathiques » est l'adhérence diffuse de la pie-mère au cortex et la sclérose cérébrale superficielle. Chez des individus ayant une intelligence bien développée, on ne rencontre que des adhérences méningées diffuses et souvent une très légère sclérose superficielle sous-jacente. Les épileptiques à intelligence normale sont très rares ; un très grand nombre présentent, comme nous l'avons dit plus haut, un état de faiblesse intellectuelle si la maladie est survenue dans le jeune âge, un état d'affaiblissement intellectuel si l'épilepsie est apparue après l'âge de la puberté. Dans le cerveau des sujets dont l'intelligence est atteinte de faiblesse, on observe au niveau du cortex cérébral une sclérose névroglique localisée sous les adhérences méningées (méningo-corticalite chronique) et une diminution des fibres tangentielles (fibres intellectuelles d'association). Cette sclérose, toujours localisée à la partie la plus superficielle des circonvolutions, est d'autant plus accentuée que les méninges sont plus épaisses, plus vascularisées et plus adhérentes au cortex.

Ces lésions permettent d'expliquer pourquoi un certain nombre d'épileptiques ne présentent pas de faiblesse ou d'affaiblissement intellectuel, tandis que d'autres sont idiots, imbéciles ou déments. Les premiers sont atteints de symphyse cortico-méningée sans lésion du cortex sous-jacent, les autres sont atteints d'encéphalite scléreuse sous-jacente aux méninges altérées (méningo-corticalite chronique). On comprend qu'entre l'épileptique à intelligence normale et l'épileptique idiot ou dément, il peut exister toute une série d'intermédiaires.

Chez les épileptiques dits « idiopathiques », la sclérose se localise à la partie du cortex sous-jacente aux méninges molles ; cette constatation explique la rareté des troubles moteurs permanents ; pour produire ces derniers il faudrait une lésion plus profonde altérant ou détruisant les cellules pyramidales des régions motrices.

Quant à la cause de ces lésions méningo-corticales, on peut admettre qu'elles sont le résultat de méningite du jeune âge qui ont guéri. On sait combien les convulsions accompagnées de fièvre sont fréquentes dans les antécédents des épileptiques ; chez certains, l'épilepsie a fait suite immédiatement à ces crises convulsives ; chez d'autres, l'épilepsie n'est survenue que plusieurs mois ou plusieurs années après elles. Dans ces cas, il est facile d'établir un rapport entre l'affection cérébrale qui a causé les convulsions et plus tard l'épilepsie. Il en est de même quand l'épilepsie apparaît après un traumatisme cranien (*épilepsie traumatique*). Cependant certains sujets deviennent épileptiques sans que rien dans leur passé ait fait prévoir une telle infirmité ; dans leur cerveau on rencontre également les lésions corticales décrites plus haut. Il s'agit dans ce cas de méningites chroniques à évolution insidieuse qui, survenant dans l'enfance et l'adolescence, à cette époque de la vie où le cerveau réagit si facilement par une attaque épileptique, sont la cause du mal comitial. Ces méningites chroniques sont ou congénitales ou d'origine toxique. Ne les voit-on pas survenir chez l'adulte au cours de l'alcoolisme chronique dont les crises convulsives sont un des principaux symptômes.

Il resterait à expliquer pourquoi une lésion permanente telle que l'adhérence méningée provoque des crises épileptiques essentiellement transitoires ; mais c'est là un problème encore irrésolu qui ne se pose pas seulement pour l'épilepsie dite idiopathique, mais pour tous les cas d'épilepsie symptomatique.

*Symptômes.* — Les paroxysmes épileptiques peuvent revêtir diverses formes :

1° *Accès épileptique. Grande attaque. Grand mal.* — L'accès épileptique est souvent précédé d'une aura ; c'est une sensation bizarre parcourant un membre et remontant à la tête ; d'autres fois, c'est une hallucination, un trouble de l'idéation, un trouble vaso-moteur, une impulsion à courir. L'aura peut être sensitive, sensorielle, psychique, vaso-motrice (voir p. 162). Sa durée est de quelques secondes. Elle fait souvent défaut. La grande attaque présente les caractères suivants : le malade pousse ou non un cri, et perd brusquement connaissance, il tombe comme une masse ; on observe de la pâleur du visage, des convulsions toniques dans les membres. Les mouvements convulsifs peuvent parfois prédominer d'un côté du corps ; les yeux sont convulsés et les pupilles insensibles. Cette première phase dure quelques secondes à une demi-minute. Puis apparaissent les convulsions cloniques ; une bave spumeuse et sanguinolente sort de la bouche ; on note la morsure de la langue, l'émission involontaire de l'urine et des matières fécales. Cette phase dure une ou deux minutes. Un état apoplectiforme (phase de stertor) suit l'accès et peut durer une demi-heure à plusieurs heures.

Au réveil de l'intelligence, le sujet ne se souvient de rien ; l'amnésie est complète et porte sur toute la période de la crise.

Après les accès, il peut persister pendant quelques heures, quelquefois plusieurs jours, une hémiplégie, une monoplégie portant sur un membre ou la face ; la paralysie est flasque (épuisement des centres nerveux) (*paralysies postépileptiques*) ; on a noté également l'aphasie. Après la crise, on peut observer des ecchymoses sous-conjonctivales, des hémorrhagies sous-cutanées localisées surtout au niveau du cou et de la poitrine.

Les attaques ont souvent lieu la nuit, à l'insu du malade. Elles peuvent être plus ou moins fréquentes.

Quand ces accès se succèdent en laissant entre eux

un certain laps de temps, on dit que les accès sont *en série*. Quand les accès sont subintrants, qu'ils ne sont pas séparés par une période de repos, on dit qu'il y a *état de mal épileptique* ; la température s'élève à 39, 40° et plus ; le sujet perd connaissance ; la mort survient dans la moitié des cas.

2° *Petit mal.* — Le petit mal n'est qu'un accès épileptique incomplet. Dans le *vertige*, le malade perd connaissance et tombe ; quelques mouvements convulsifs limités apparaissent et le malade revient à lui. Le vertige dure deux à cinq secondes. Dans l'*absence*, le malade perd conscience pendant quelques secondes, pâlit, reste immobile, puis revient à lui et continue ses occupations comme si rien n'avait eu lieu.

3° *Epilepsie procursive. Automatisme ambulatoire. Fugue épileptique* (1). Dans l'épilepsie procursive, le sujet est poussé par une impulsion irrésistible à courir, à marcher. D'autres fois l'épileptique quitte tout à coup son domicile et entreprend un voyage qui peut durer de quelques heures à plusieurs jours ; il se conduit parfois comme un sujet normal, quelquefois il est obnubilé. Quand il revient à lui, il est étonné de se retrouver loin de chez lui et a oublié tout ce qui s'est passé durant sa fugue.

4° *Equivalents psychiques épileptiques* (2). *Epilepsie larvée.* — La crise épileptique convulsive peut être remplacée par des impulsions à l'homicide, au suicide, etc. Ces impulsions se produisent brusquement, les actes accomplis sont les mêmes dans chaque accès,

(1) Voir L. Marchand, *Manuel de médecine mentale*, Doin, éd., p. 253 et suivantes.

(2) Voir L. Marchand, *loc. cit.*, p. 254.

l'amnésie consécutive est la règle. Des crises de manie aiguë, de fureur, peuvent apparaître et disparaître brusquement, des crises de colère peuvent également remplacer les accès convulsifs.

Sous le nom de *tic de Saalam*, on décrit un équivalent épileptique assez rare consistant en mouvements de salutation ; ce pseudo-tic se rencontre surtout chez les enfants et les adolescents.

5° *Equivalents viscéraux et sensoriels.* — Des hallucinations, des crises d'angine de poitrine, des accès de migraine, peuvent remplacer les crises épileptiques.

Les réflexes tendineux des épileptiques sont généralement forts et même exagérés ; leur liquide céphalo-rachidien est normal. Les épileptiques peuvent présenter un état mental particulier (caractère épileptique). L'irritabilité et l'impulsivité, la mobilité des sentiments, la variabilité de l'activité en sont les particularités principales.

*Pronostic.* — Il diffère pour chaque malade, suivant la forme des crises, suivant leur fréquence. Il est des cas d'épilepsie dans lesquels les crises sont rares, ont lieu deux ou trois fois par an ; ce sont les formes bénignes ; dans d'autres cas, les crises ont lieu plusieurs fois par mois et le malade doit être surveillé continuellement. Une forme bénigne peut devenir grave sans cause apparente. Tout épileptique non traité peut être pris d'accès subintrants (état de mal épileptique) souvent suivis de mort.

L'épilepsie est encore grave du fait qu'elle est souvent associée à la faiblesse intellectuelle et que, survenant chez un adulte intelligent, elle peut s'accompagner d'affaiblissement des facultés intellectuelles (*démence épileptique*). L'épilepsie peut guérir spontanément, mais ce mode de terminaison est exceptionnel.

*Diagnostic.* — Dans les cas bien classiques, l'accès épileptique est facile à distinguer de l'attaque hystérique (voir p. 464). En présence d'un sujet présentant des accès revêtant les caractères des accès épileptiques, on recherchera s'il ne s'agit pas d'accès épileptiformes, c'est-à-dire d'accès déterminés par une maladie cérébrale en évolution (paralysie générale (voir p. 332), tumeur cérébrale, sclérose en plaques, syphilis cérébrale). Les accès d'épilepsie partielle seront facilement distingués des accès épileptiques ; anatomiquement, les maladies cérébrales qui les produisent sont les mêmes que celles qui déterminent les accès épileptiformes ; la seule différence consiste dans la non-généralisation des mouvements convulsifs et souvent en l'absence de la perte de connaissance au cours de l'accès. Chez certains malades, les accès d'épilepsie partielle et les accès épileptiformes coexistent, ou bien les accès d'épilepsie partielle se transforment en accès épileptiques.

L'*éclampsie* ne diffère de l'épilepsie que par les circonstances qui l'accompagnent. L'éclampsie n'est qu'une épilepsie symptomatique. Dans l'éclampsie urémique ou urémie convulsive, on relèvera des œdèmes, de l'albumine dans les urines et les autres symptômes des néphrites ; la température du corps s'abaisse parfois pendant l'accès. Dans l'éclampsie puerpérale, la température s'élève pendant l'accès. Quant à l'éclampsie infantile, elle est souvent liée soit à la dentition, soit à des troubles digestifs, soit à des vers intestinaux ; elle peut apparaître au cours des fièvres éruptives, de la pneumonie, de l'urémie.

L'attaque apoplectique diffère de l'accès épileptique par l'absence de convulsions.

Le diagnostic entre la syncope et l'épilepsie est facile ; dans la syncope, il y a absence ou faiblesse extrême du pouls, anémie cérébrale, absence de convulsions et de morsure de la langue, d'urination involontaire.

*Traitement.* — Il comprend le traitement des paroxysmes, le traitement de l'épilepsie, le traitement de la cause.

a) *Traitement des paroxysmes.* — Placer le malade sur un matelas par terre pour qu'il ne se blesse pas, relâcher ses vêtements ; quand l'accès a lieu la nuit, le malade peut s'étouffer en se retournant la face contre l'oreiller ; on devra donc le surveiller continuellement ; le lit des épileptiques doit être bas, car, au cours des accès, ces malades peuvent tomber et se blesser. On a préconisé dans ces derniers temps pour arrêter la crise épileptique le décubitus latéral gauche. Aussitôt que la crise est commencée, on met le sujet sur le côté gauche.

La succession des accès avec élévation de température constitue l'état de mal. On alimentera alors le sujet avec du lait ; on ordonnera des lavements évacuateurs suivis de lavements médicamenteux, contenant 8 grammes de bromure de potassium et 8 grammes de chloral ; les injections de sérum artificiel peuvent apporter un notable soulagement en agissant comme diurétique. La ponction lombaire semble dans certains cas avoir déterminé une diminution plus ou moins immédiate des accès convulsifs ; pour obtenir un résultat, on doit soustraire au moins 20 centimètres cubes de liquide céphalo-rachidien.

b) *Traitement de l'épilepsie.* — Le traitement de choix est le traitement par les bromures. Le traitement doit être continué pendant des années sans aucune interruption, à moins qu'il ne survienne une maladie intercurrente fébrile ; pendant toute la période fébrile de la maladie, on supprimera le traitement, mais on le reprendra dès la convalescence. Les épileptiques ne présentent généralement pas d'accès pendant la période fébrile des maladies intercurrentes.

Les sels de bromure les plus actifs sont le bromure de potassium et le bromure de sodium ; on les ordonne à la dose de 4 à 6 grammes par jour en solution très étendue ; si le malade a des accès aussi bien la nuit que le jour, le bromure sera pris au moment des deux principaux repas ; si les accès sont surtout nocturnes, la dose de bromure sera prise en une seule fois au repas du soir.

On peut arriver à supprimer ou à diminuer d'une façon considérable les accidents épileptiques par la méthode *métatrophique* de Toulouse et Richet. Elle est basée sur ce fait que l'organisme privé de chlorure de sodium est plus sensible à l'action des bromures. On donne au sujet une alimentation ne contenant pas de sel (régime de l'hypochloruration) ; le bromure est ordonné à la dose journalière de 50 centigrammes ; on obtient ainsi, avec cette faible dose de bromure, des résultats excellents. La dose de bromure varie suivant chaque malade ; certains sujets n'ont plus de crises avec 25 centigrammes de bromure par jour ; chez d'autres, il faut donner 1 gramme ou 2 grammes par jour.

Le traitement bromuré peut déterminer des accidents ; les plus bénins sont l'éruption d'acné, la fétidité de l'haleine; les plus graves comprennent les troubles digestifs et le bromisme; contre les troubles digestifs, on aura recours aux antiseptiques (benzo-naphtol, acide salicylique). Le bromisme ou intoxication par le brome est caractérisé par de la dépression physique, de la torpeur intellectuelle, de l'amaigrissement. Le lait, les diurétiques et la suppression du bromure pendant quelques jours feront disparaître ces accidents.

Tout épileptique traité par les bromures doit être l'objet d'une surveillance quotidienne. La suppression brusque des bromures peut être cause d'un état de mal épileptique.

Les douches froides ou tièdes, les purgatifs légers et fréquents, les exercices modérés, le travail manuel et au grand air, sont de bons adjuvants du traitement bromuré. Le régime alimentaire lacto-végétarien a été préconisé par certains auteurs. Les boissons fermentées, les liqueurs alcooliques, le café, le thé, seront proscrits.

c) *Traitement des causes.* — Si l'aura des accès semble être en rapport avec une excitation périphérique (cicatrices vicieuses, corps étrangers de la peau, des fosses nasales, des oreilles), on pourra avoir recours à une intervention chirurgicale pour supprimer l'excitation périphérique. Si on soupçonne que des troubles digestifs, des intoxications (alcoolisme, saturnisme, diabète, albuminurie), des infections (syphilis) sont la cause des accès épileptiques, on aura recours au traitement particulier à chacune de ces causes. La trépanation peut donner des résultats satisfaisants dans les cas d'épilepsie traumatique. Dans les autres cas, elle a été préconisée par certains chirurgiens, mais les résultats sont contestables ; il en est de même des interventions sur le sympathique cervical.

## ARTICLE III

## Hystérie.

*Etiologie.* — L'hystérie est une névrose très commune ; elle est plus fréquente chez la femme que chez l'homme ; elle apparaît surtout à l'âge de la puberté. L'hérédité nerveuse, l'hérédité tuberculeuse se rencontrent souvent dans les antécédents des hystériques. Les émotions, les maladies infectieuses, les intoxications (hystérie *toxique* dans les intoxications mercurielle, saturnine, alcoolique), la chlorose, sont les agents provocateurs les plus fréquemment notés. L'hystérie peut apparaître à la suite d'un traumatisme.

*Symptômes.* — L'hystérie se manifeste par des stigmates et par des accidents moteurs, trophiques, sécrétoires, circulatoires, respiratoires, digestifs, génitaux, visuels et mentaux.

*a*) **Stigmates hystériques.** — Ils comprennent les anesthésies, les hyperesthésies, les stigmates mentaux.

L'analgésie ou insensibilité à la douleur est le trouble de la sensibilité objective le plus fréquent. Une piqûre d'épingle est sentie comme telle par le malade, mais ne détermine aucune douleur. On peut rencontrer également la thermo-anesthésie. Les troubles anesthésiques portent rarement sur tout le corps ; le plus souvent ils occupent une moitié latérale du corps (hémianesthésie hystérique, voir p. 31) ou un segment de membre (anesthésie segmentaire, voir p. 26), quelquefois des zones disséminées sur une moitié du corps. Les plans profonds peuvent participer à l'anesthésie. Malgré l'absence de douleur provoquée, le réflexe pupillaire sensitif ou réflexe d'Erb est intègre ; quand on pique le côté anesthésié, les pupilles se dilatent.

L'anesthésie peut porter sur les muqueuses ; on peut constater l'anesthésie de la muqueuse pharyngée des deux côtés coexistant avec l'hémianesthésie cutanée, l'anesthésie des joues, de la muqueuse nasale, du conduit auditif, de la cornée.

Les organes des sens participent à l'hémianesthésie ; on peut constater l'hémianesthésie gustative (voir p. 65), olfactive (voir p. 72), l'hypoacousie (voir p. 48), le rétrécissement concentrique du champ visuel, accompagné ou non de dyschromatopsie.

Quand l'hémianesthésie porte sur tous les sens d'une moitié du corps, on lui donne le nom d'*hémianesthésie sensitivo-sensorielle*.

Les hystériques sont si suggestionnables qu'on doit employer la technique décrite dans la première partie de ce manuel (p. 14) pour rechercher les troubles sensitivo-sensoriels.

Les hyperesthésies peuvent porter sur la peau et sur les plans profonds. On note le plus souvent l'hyperesthésie musculaire coïncidant avec l'anesthésie cutanée. Les principales formes que peuvent prendre les hyperesthésies sont la rachialgie, la céphalalgie, la névralgie intercostale, la gastralgie, l'ovaralgie, etc. Quand l'hyperesthésie se localise au niveau de la suture sagittale, on lui donne le nom de *clou hystérique*. Les arthralgies peuvent siéger au niveau de toutes les articulations, mais l'articulation de la hanche est la plus fréquemment atteinte (*coxalgie hystérique*) ; l'hyperesthésie siège dans les muscles qui présentent un degré de contracture plus ou moins prononcée. On donne le nom de *signe de Brodie* à l'arthralgie hystérique accompagnée de dermalgie.

On donne le nom de *zones hystérogènes ou spasmogènes* à des régions cutanées généralement peu étendues dont la pression détermine une crise convulsive ; les mêmes régions peuvent devenir *hystéroclastes ou spasmato-frénatrices,* c'est-à-dire que leur compression au cours d'une attaque convulsive arrête cette dernière. Les zones hystérogènes sont surtout situées au niveau de la région ovarienne, du sein, du rachis, du creux axillaire, de la muqueuse vaginale.

L'état mental des hystériques (1) peut présenter quelques particularités dont les plus communes sont l'impressionnabilité, l'esprit d'imitation, le besoin de se faire remarquer, l'impulsion au mensonge et à la simulation.

Généralement les hystériques ne s'inquiètent pas des manifestations de leur névrose ; qu'ils soient hémiplégiques, monoplégiques, paraplégiques, astasiques-abasiques, contracturés, anesthésiques, convulsés, ils n'attachent aucune importance à leurs troubles.

*b*) **Accidents moteurs.** — Ils comprennent les attaques convulsives, les contractures, les paralysies, le tremblement.

Les attaques convulsives peuvent revêtir deux types : la petite hystérie ou hystérie vulgaire ; la grande hystérie ou attaque hystéro-épileptique.

(1) Voir L. Marchand, *Manuel de médecine mentale,* Doin, éd., p. 248.

1° *Petite hystérie*; *hystérie vulgaire* (1). — L'attaque convulsive est souvent précédée d'une aura, consistant en une sensation douloureuse qui part soit de l'ovaire, soit du creux épigastrique, pour atteindre le cou (boule hystérique, strangulation, constriction épigastrique). L'attaque commence ; le malade ne perd pas brusquement connaissance ; il a le temps de s'asseoir ou de se coucher, il pousse un ou plusieurs cris ; la figure est congestionnée. Les mouvements convulsifs sont cloniques, désordonnés et des plus variables, suivant les sujets (hystérie libidineuse, mouvements de salutation). Pas de morsure de la langue, pas d'émission involontaire d'urine. La perte de connaissance n'est pas absolue comme dans l'épilepsie. L'attaque dure rarement quelques minutes seulement, souvent plusieurs heures; dans ce dernier cas, il se produit plutôt une succession d'attaques. Ordinairement, l'attaque n'est pas complète et on n'observe que quelques-uns des symptômes énumérés ci-dessus. Le sujet peut ne pas perdre connaissance. Après la crise, la fatigue musculaire est peu accentuée.

2° *Grande hystérie, hystérie major, attaque hystéro-épileptique*(2). — La crise peut débuter par un ou plusieurs cris; elle comprend quatre phases : la phase épileptoïde, la phase de clownisme, la phase des attitudes passionnelles, la phase de délire. Dans la phase épileptoïde qui dure quelques secondes, le corps entier est atteint d'abord de convulsions toniques, puis de convulsions

(1) Quelques auteurs donnent encore à cette forme d'hystérie le nom d'*hystérie fruste* ou d'hystérie minor.

(2) L'attaque hystéro-épileptique n'est pas une association de l'épilepsie et de l'hystérie ; elle est de nature hystérique seulement,

cloniques, comme dans l'accès épileptique, puis apparaît la phase de clownisme appelée encore phase des contorsions, phase des grands mouvements ; les malades prennent des positions variables, se jettent en arrière, cambrent les reins (position en arc de cercle), sautent en bas de leur lit ; généralement ils accomplissent ces chutes sans se faire mal. La troisième phase est encore appelée phase de délire sensoriel ou d'actions. Les sujets ont des hallucinations visuelles, auditives, des hallucinations de la sensibilité générale et du sens génital, quelquefois du goût et de l'odorat. Sous l'influence de ces phénomènes sensoriels, les malades prennent des attitudes passionnelles, souvent obscènes ; ils ne parlent pas, mais traduisent leur état mental par leur mimique. Ils assistent à des scènes romanesques dont ils jouent souvent le principal rôle.

Dans la *phase de délire*, appelée encore phase du *délire de mémoire*, les idées délirantes sont variables ; elles peuvent être mélancoliques, mystiques, érotiques, prophétiques, etc. Les hallucinations et surtout les illusions visuelles et auditives sont fréquentes ; elles ont quelquefois un caractère terrifiant. Les sujets voient des animaux, des araignées, des serpents (*zoopsie*), des spectres, etc. Les objets leur paraissent quelquefois plus petits (*micropsie*), quelquefois plus gros (*macropsie*). Ils interprètent dans la forme de leur délire les paroles qu'ils entendent. Les sujets échafaudent souvent leur délire sur des faits anciens ; d'où le nom de délire de mémoire qu'on lui donne. Sous forme de monologues, ils racontent des scènes impressionnantes auxquelles ils ont assisté. Dans certains cas, au sortir de l'attaque, les sujets se croient reportés à une période antérieure de leur vie et agissent comme s'ils avaient cet âge ; c'est ainsi que les sujets peuvent se croire enfants (puérilisme mental par ecmnésie).

La succession de ces attaques constitue l'*état de mal hystérique* ; on n'observe dans ce cas qu'une élévation de température de quelques dixièmes de degré, l'hyperthermie peut même faire complètement défaut ; l'état général du sujet ne présente aucune gravité.

3° *Convulsions partielles.* — Les convulsions partielles peuvent occuper les muscles des membres ou de la face ; l'hystérie simule l'épilepsie partielle ; généralement les convulsions, même quand elles se succèdent pendant plusieurs heures, ne déterminent aucune élévation de température ; elles ne sont jamais suivies de la paralysie flasque des membres primitivement convulsés ; la compression ovarienne peut les arrêter ou les faire naître ; pendant la crise de convulsions partielles, on observe souvent des battements rapides des paupières et des mouvements ondulatoires de la paroi abdominale. Les convulsions partielles localisées aux muscles des divers appareils seront énumérées plus loin.

4° *Paralysies.* — Les paralysies hystériques (voir p. 124 et 137) peuvent atteindre les muscles de la vie de relation et les muscles de la vie organique. La forme paraplégique et la forme monoplégique supérieure sont les plus fréquentes ; la forme faciale est rare. La paralysie est flasque, et reste flasque ; les réflexes tendineux ne présentent aucune modification ; le signe de Babinski n'existe pas ; on ne constate pas d'atrophie dans les muscles paralysés. Les paralysies hystériques s'accompagnent de zones d'anesthésie s'arrêtant suivant une ligne perpendiculaire à l'axe du membre (topographie segmentaire) ou d'hémiasthésie sensitivo-sensorielle ; elles apparaissent et disparaissent souvent brusquement, à la suite d'une émotion ou d'une attaque convulsive.

Une forme spéciale de paraplégie hystérique a reçu le nom d'*astasie-abasie*. Les sujets étant dans le décubitus dorsal ne présentent aucun trouble paralytique ; si on leur commande de se lever, les membres inférieurs présentent des mouvements incoordonnés dès qu'ils ont touché le sol ; le malade ne peut se tenir debout et tombe.

5° *Contractures*. — Les contractures hystériques ont les mêmes caractères que les paralysies. Elles peuvent occuper les deux membres d'un côté, un bras ou une jambe, les deux membres supérieurs, ou les deux membres inférieurs, un groupe musculaire. Le membre supérieur est parfois en extension, le plus souvent en flexion ; le membre inférieur est dans l'extension forcée, les orteils sont en flexion ; le pied affecte le type du pied bot varus équin. Dans certains cas, les contractures se localisent soit aux extrémités des membres, soit à la face (hémispasme hystérique), soit aux muscles de la hanche (coxalgie hystérique), aux muscles masticateurs (trismus), aux muscles de l'œil, de l'œsophage, du larynx, etc. Dans les contractures hystériques, on n'observe aucune modification des réflexes.

6° *Tremblement hystérique*. — Le tremblement hystérique est partiel ou généralisé, il apparaît et disparaît souvent brusquement. Les oscillations sont plus ou moins rapides, mais régulières. Il peut revêtir le type du tremblement intentionnel.

7° *Apoplexie hystérique*. — L'apoplexie hystérique

peut survenir brusquement à la suite d'une émotion. Les paralysies sont quelquefois peu accusées, l'hémianesthésie est le symptôme principal.

8° *Troubles de langage.* — Ils présentent les mêmes caractères que les paralysies et les contractures, c'est-à-dire qu'ils apparaissent et disparaissent brusquement; ils consistent soit en aphasie motrice, soit en aphonie, soit en mutisme.

L'*aphonie* ou perte de la voix est due à la paralysie des muscles laryngés ; la parole à voix basse seule persiste. Souvent, la toux est conservée, la paralysie des muscles laryngés n'existant que pour les mouvements en rapport avec l'émission de sons articulés.

Dans le *mutisme* hystérique, le malade ne peut articuler aucun son, la parole à voix basse est impossible. Il n'existe aucune paralysie des muscles de la langue et des lèvres. L'intelligence est intacte ; il n'y a aucun trouble concomitant de la mimique, de l'écriture ; l'audition verbale et la vision verbale sont conservées.

L'*aphasie* hystérique est une manifestation rare ; elle apparaît presque toujours après une attaque d'apoplexie hystérique.

9° *Chorée hystérique.* — Elle simule souvent la chorée de Sydenham. Elle débute brusquement à la suite d'une émotion ; elle peut être due à l'imitation. Les mouvements sont quelquefois rythmiques, coordonnés, orientés vers un but.

10° *Catalepsie.* — On donne le nom de catalepsie à l'impossibilité de la contraction volontaire et à l'aptitude spéciale des membres à conserver la position qu'on leur donne. Les membres ne sont pas contracturés ; la sensibilité est abolie. La catalepsie peut être partielle ou généralisée.

11° *Troubles moteurs oculaires.* — Les troubles moteurs oculaires peuvent consister en spasme de l'orbiculaire des paupières (blépharospasme), en ptosis, en contracture d'un des muscles oculaires (strabisme). La musculature interne reste indemne ; il n'y a pas de troubles pupillaires hystériques. Sous le nom de *diplopie monoculaire* on décrit le trouble suivant : si on place devant l'œil d'un hystérique atteint de ce trouble (l'autre œil étant complètement fermé) un objet tel qu'un crayon, il ne perçoit d'abord qu'une image, puis, si on éloigne progressivement l'objet, il perçoit deux images, quelquefois trois (*polyopie monoculaire*).

*c*) **Troubles trophiques et vaso-moteurs.** — Ils consistent en zona, purpura, ecchymoses spontanées, sueurs de sang. L'œdème hystérique revêt des caractères particuliers (voir p. 241). Sous le nom de sein hystérique, on a décrit un gonflement douloureux du sein.

*d*) **Troubles sécrétoires.** — La polyurie, l'anurie, l'oligurie sont les troubles les plus fréquents.

*e*) **Troubles circulatoires.** — Aux troubles trophiques s'associent souvent des troubles vaso-moteurs. On a décrit une fièvre hystérique.

*f*) **Troubles respiratoires.** — Les principaux sont le spasme de la glotte, le spasme du diaphragme (hoquet, bâillement, accès de rire). Certains hystériques présentent une toux sèche, incessante, convulsive, sans lésions pulmonaires. On a décrit également une hémoptysie hystérique qui serait due à des troubles vasomoteurs.

*g*) **Troubles digestifs.** — On a signalé la gastralgie, la dyspepsie, les vomissements Sous le nom de fausse grossesse on a décrit une pneumatose intestinale apparaissant et disparaissant brusquement Quand elle s'accompagne de douleurs, elle constitue la fausse péritonite (*péritonisme*). L'anorexie, les dépravations de l'appétit (mica, malacia), les éructations, les borborygmes sont fréquents. On a noté le rétrécissement spasmodique de l'œsophage.

*h*) **Troubles génitaux**. — L'ovaralgie, le vaginisme, l'hyperesthésie des seins (mastodynie), la perturbation des règles sont les principaux troubles d'ordre génital.

*i*) **Troubles de la vue**. — On a décrit une amaurose hystérique pouvant apparaître brusquement avec intégrité des réflexes pupillaires.

*j*) **Troubles mentaux hystériques**. — Outre les troubles mentaux qui font partie de l'attaque hystérique, cette névrose peut se traduire par le somnambulisme et par l'automatisme ambulatoire hystérique ou fugue hystérique.

Dans le *somnambulisme*, le sujet exécute des actes compliqués sans percevoir aucune autre sensation que celles qui sont en rapport avec son état mental particulier. Pendant la crise, le regard est fixe, les pupilles sont resserrées. Le sujet n'entend pas ce qu'on lui dit. Au réveil, il y a amnésie plus ou moins complète de la période somnambulique. Parfois, pendant l'accès de somnambulisme, la personnalité du sujet est transformée (*vigilambulisme*). Le somnambulisme est surtout fréquent chez les enfants et les adolescents. Il a lieu principalement la nuit ou à la suite d'une attaque.

L'*automatisme ambulatoire hystérique* ou *fugue hystérique* est souvent annoncé par des prodromes : maux de tête, malaises ; il peut être consécutif à une attaque convulsive ou en être un équivalent. La fugue commencée, le malade accomplit des actes dont il perd le souvenir plus ou moins complètement à son réveil. Le retour de la conscience se fait brusquement, quelquefois à la suite d'une crise convulsive.

*Formes cliniques.* — Suivant la prédominance de tels ou tels symptômes, on a décrit différentes formes d'hystérie. Sous le nom d'*hystéro-traumatisme* ou d'*hystérie traumatique*, on entend les troubles hystériques survenant à la suite d'un traumatisme ou d'une grande émotion (catastrophes, accidents de chemin de fer) ; ces troubles sont généralement tenaces. L'hystérie est dite *coorganique* quand elle s'associe aux maladies organiques du système nerveux (tabes, sclérose en plaques, hémiplégie organique). Elle peut s'associer à d'autres névroses (neurasthénie, goitre exophtalmique, chorée). Elle est dite *monosymptomatique* quand elle ne se traduit que par un seul symptôme.

*Nouvelles conceptions sur l'hystérie.* — Depuis plusieurs années, les cliniciens faisant du terme « hystérique » un usage immodéré, la Société de neurologie (1) a entrepris dernièrement la revision de l'hystérie. Les discussions ont abouti aux conclusions suivantes :

1° Il existe un groupe spécial de troubles qui peuvent être exactement reproduits par la suggestion et qui peuvent disparaître sous l'influence de la seule suggestion ou persuasion. Ces troubles comprennent certaines variétés de crises convulsives, de paralysies, de contractures, d'anesthésies, d'hyperesthésies, de troubles

(1) Société de neurologie, 9 avril et 14 mai 1908.

du langage, etc., ainsi que certains troubles respiratoires, digestifs, etc...

2° Les signes considérés comme stigmates hystériques (hémianesthésie sensitivo-sensorielle, retrécissement du champ visuel, polyopie monoculaire, dyschromatopsie, zones hystérogènes), sont le résultat d'une suggestion inconsciente. Pour Babinski, Ballet, Brissaud, Dupré, Souques, c'est le médecin en examinant son malade qui le plus souvent les fait naître ; pour Déjerine, Raymond et Pitres, ils peuvent naître spontanément ; pour Dupré, ils peuvent apparaître sous l'inflence de l'auto-suggestion.

3° La suggestion ou la persuasion n'a aucune action sur les réflexes tendineux, les réflexes cutanés, les réflexes pupillaires. Donc les troubles des réflexes n'appartiennent pas à la symptomatologie des paralysies et des contractures dites hystériques. L'abolition du réflexe pharyngien (voir p. 96) ne doit plus être considérée comme un stigmate hystérique.

4° Certains troubles des fonctions circulatoires et trophiques (dermographisme, urticaire, œdèmes, éruptions, hémorrhagies cutanées et viscérales, ulcères, gangrènes), certains troubles des fonctions sécrétoires (urine, sueur, salive), de la température (fièvre), ne doivent plus être considérés comme hystériques (Babinski, Brissaud, Lamy, Claude, Cestan, Thomas), car ils ne peuvent être reproduits par la suggestion. Ils sont souvent le résultat de supercheries de la part des malades. Pour F. Raymond, la suggestion peut faire disparaître certains troubles vaso-moteurs et trophiques qui, de ce fait, doivent être rapprochés des paralysies, des contractures, des anesthésies, etc., dites hystériques.

5° Babinski propose de ne considérer comme hystériques que les troubles qui peuvent être reproduits ou détruits par la suggestion ou la persuasion et demande qu'on les désigne sous le nom de *troubles pithiatiques*, c'est-à-dire curables par la persuasion. Déjerine et Raymond ne sauraient accepter cette façon de définir les troubles hystériques, car il existe d'autres états névrosiques (obsessions, phobies, psychasthénie) dans lesquels la méthode de la suggestion-persuasion aboutit souvent à la guérison ; la définition de Babinski englobe par conséquent d'autres états. H. Meige fait remarquer que le facteur temps est un élément important dans le diagnostic entre les troubles hystériques et les autres états névrosiques ci-dessus mentionnés. Tous les phénomènes hystériques ne sont pas toujours immédiatement guérissables par la persuasion ; mais dans un grand nombre de cas ils peuvent être supprimés rapidement ou même brusquement par une action persuasive.

*Pronostic.* — Il existe des formes bénignes d'hystérie qui cèdent facilement à la suggestion. Les formes graves peuvent consister en accidents qui ont une durée plus ou moins longue. En principe, tous les accidents hystériques sont curables, mais sujets à récidiver.

*Diagnostic.* — L'hystérie, maladie fonctionnelle, est la « grande simulatrice » des maladies organiques. Nous exposerons d'une part le diagnostic des accidents convulsifs et d'autre part le diagnostic des autres accidents plus ou moins permanents.

Le diagnostic des crises hystériques et des crises épileptiques ou épileptiformes repose sur les différents caractères suivants :

| *Accès épileptique ou épileptiforme.* | *Attaque hystérique.* |
|---|---|
| Les accès sont plus fréquents la nuit et le matin. | Les attaques sont plus fréquentes dans le jour et la soirée. |
| L'aura revêt une des formes suivantes : motrice, sensitive, sensorielle, psychique, vaso-motrice, viscérale ; l'aura est généralement toujours la même à chaque accès, chez le même sujet. | L'aura consiste en une sensation de boule à la gorge, de strangulation. |
| La chute est subite ; l'épileptique se blesse souvent dans sa chute. | L'hystérique a le temps de prendre ses dispositions pour subir l'attaque ; il ne se blesse pas dans sa chute. |
| Cri initial perçant au début ; pas de cris pendant l'accès. | Cri prolongé et souvent plusieurs cris pendant l'attaque. |
| Convulsions toniques, puis cloniques. Convulsions cloniques saccadées. Pouce sous l index. | Identité de la première période de l'attaque hystérique avec l'accès épileptique, mais cette première période manque souvent. Opisthotonos. Pouce n'est pas sous l'index. |
| Morsure de la langue ; urination et même défécation involontaire. | Pas de morsure de la langue, d'urination involontaire. |
| Pupilles dilatées et insensibles. | Pas de troubles des pupilles. |
| Visage hideux et congestionné ; bave sanguinolente. | Bouffissure du visage ; pas ou très peu de salivation. |
| Pouls rapide et petit ; après l'accès, le pouls revient à la normale d'une façon régulière. | Pouls rapide ; présente avant de revenir à la normale des alternatives d'accélération et de ralentissement. |
| Pas d'attitudes passionnelles ; pas de grands mouvements. | Attitudes passionnelles ; grands mouvements. |
| Perte absolue de la connaissance pendant l'accès. | Pas de perte absolue de connaissance. |
| Crise se termine lentement ; période de sommeil ; courbature. | Attaque se termine brusquement ; pas ou peu de fatigue après l'attaque. |
| Rien n'arrête l'accès commencé. | La compression ovarienne peut suspendre l'attaque. |
| Durée de l'accès, quelques minutes. | Durée de l'attaque : une demi-heure ou plus. |

| | |
|---|---|
| La température du corps s'élève de quelques dixièmes de degré pendant l'accès | L'élévation de température est souvent inappréciable. |
| Après l accès, délire irraisonné, impulsion brutale quelquefois | Délire en quelque sorte raisonné; délire de rêve. |
| L'épileptique est souvent atteint de faiblesse de l'intelligence. | L'hystérique est ordinairement intelligent. |
| L'épileptique n'est pas hypnotisable. | L'hystérique est hypnotisable. |
| Le traitement bromuré suspend les accès. | Le traitement bromuré a peu d'action sur les attaques. |

Il est rare qu'on observe au complet les différents caractères différentiels que nous venons d'énumérer ; dans la plupart des cas, il sera facile de diagnostiquer la nature des accès d'après la prédominance de tels ou tels symptômes.

L'état de mal épileptique diffère de l'état de mal hystérique par l'élévation de température qui peut atteindre 40° et plus ; dans l'hystérie, l'élévation de température dépasse rarement 38°. L'épileptique en état de mal présente un état général grave ; l'hystérique pendant et après son état de mal ne présente aucun symptôme alarmant.

L'attaque hystérique peut revêtir les caractères de l'épilepsie partielle ; outre les stigmates hystériques, l'absence d'élévation de la température dans les accès en série ou subintrants, l'absence de paralysies consécutives, l'arrêt possible des crises par la compression ovarienne, sont autant de signes qui permettront le diagnostic.

Le diagnostic des paralysies et des contractures hystériques avec les paralysies et les contractures organiques a été traité dans la première partie de ce manuel (voir p. 124). Le diagnostic entre l'hémianesthésie d'origine hystérique et l'hémianesthésie organique est facile (voir p. 31). Quant aux autres troubles hystériques, ils présentent tous des caractères qui permettent le plus souvent de les rattacher à la névrose. Ils débutent et disparaissent brusquement sous l'influence d'une émotion ou d'une suggestion; ils sont rarement isolés et forment des groupements que ne peut produire une affection organique ; l'état général reste satisfaisant au cours des accidents hystériques les plus impressionnants pour l'entourage.

La fugue hystérique diffère de la fugue épileptique par les caractères suivants : les malades ont pendant la fugue les allures de sujets normaux ; l'amnésie n'est pas complète, et on peut, en mettant les sujets en état d'hypnose, leur faire raconter les actes accomplis pendant la fugue. Ils présentent, en outre, des stigmates hystériques.

*Traitement.* — Le traitement moral associé à l'isolement est la méthode de choix. Le médecin doit capter la confiance de son malade et lui suggérer qu'il va guérir en suivant telle ou telle prescription anodine; c'est la suggestion à l'état de veille qui réussit le mieux; l'hypnotisme ne doit être employé qu'exceptionnellement. L'autorité morale du médecin a d'autant plus d'action que le sujet est séparé de sa famille et isolé complètement ; souvent même on aura recours à l'alitement; l'hystérique ne doit recevoir aucune visite, aucune lettre, il doit être également séparé des autres malades pour éviter toute contagion mentale.

Les douches tièdes, les bains sont un bon adjuvant du traitement moral et de l'isolement. L'électricité agit surtout sur l'esprit du sujet et peut rendre des services.

Les bromures associés au valérianate d'ammoniaque donnent souvent d'excellents résultats dans les cas graves d'hystérie. On peut également ordonner une médication tonique (arsenic, phosphore, quinquina, sérum artificiel). Chez certains hystériques, la médecine d'imagination (pilules de mie de pain, de bleu de méthylène, etc.) a d'heureux effets, comme certains pèlerinages.

Il n'y a pas à proprement parler de traitement spécial de l'attaque hystérique. Le médecin commencera cependant par éloigner toutes les personnes de l'entourage, et devant la malade n'attachera aucune importance à cet accident. Si l'attaque se prolonge ou s'il y a état de mal hystérique, on pourra tenter la compression ovarienne.

Chez les jeunes filles nerveuses ou issues de parents nerveux, on emploiera les moyens prophylactiques suivants : l'éducation devra être spéciale ; on combattra l'impressionnabilité et l'émotivité exagérées des sujets, on proscrira toute éducation religieuse exagérée ; l'enfant sera séparée de sa famille et on évitera toute contagion mentale.

## ARTICLE IV

### Migraine.

La migraine est une affection survenant par accès et caractérisée par une céphalalgie occupant généralement une moitié du crâne, par des vomissements et des malaises généraux.

*Etiologie.* — La migraine apparaît surtout chez des

individus atteints d'hérédité névropathique ou neuro-arthritique. L'hérédité similaire a été souvent constatée ; elle débute généralement à l'âge de la puberté ; elle est plus commune chez la femme. Les excès sexuels ou la continence sexuelle, la masturbation, l'époque des règles, les excès alcooliques, les excès de table sont les causes occasionnelles les plus fréquentes. Les accès de migraine sont fréquents chez les dyspeptiques, les constipés.

*Symptômes*. — L'accès débute généralement le matin, au réveil, par de la céphalalgie. Les douleurs, d'abord légères, deviennent bientôt violentes ; le sujet la compare à des coups de marteau, à une sensation d'éclatement des os du crâne ; la céphalalgie est le plus souvent localisée à une moitié de la tête (hémicranie), elle est exaspérée par les mouvements. Les sens prennent une acuité particulière et les odeurs, la lumière, le bruit ne sont plus tolérés. Des vertiges apparaissent et le malade est envahi par une lassitude générale. Les vomissements surviennent ensuite ; ils sont bilieux, muqueux, acides, s'accompagnent quelquefois de diarrhée. Ils peuvent marquer la fin de la crise. Le sujet est pris du besoin de dormir ; l'accès est terminé. Les accès de migraine durent généralement une journée, quelques heures seulement parfois. Ils peuvent se reproduire périodiquement, surtout au moment des règles ; certaines odeurs, certains aliments, les variations de la température, les émotions, le surmenage intellectuel peuvent les rappeler.

La migraine peut revêtir les formes suivantes :

La *migraine abortive* est caractérisée par la bénignité des symptômes.

La *migraine vaso-motrice* est une forme assez rare. Aux symptômes classiques de la migraine s'associent des troubles vaso-moteurs résultant de l'irritation ou de la paralysie du grand sympathique ; ils occupent la moitié de la face et l'oreille. La migraine est dite blanche ou sympathico-tonique quand il s'agit de troubles vaso-constricteurs, et rouge ou sympathico-paralytique quand il s'agit de troubles vaso-dilatateurs (Dubois-Raymond). Ces troubles peuvent s'accompagner du syndrome du sympathique cervical (voir p. 133). Quelquefois on observe des alternatives de migraine blanche et de migraine rouge ; la migraine blanche s'observe au début de l'accès.

La *migraine ophtalmique* est caractérisée par l'apparition de troubles visuels au début de l'accès. Un point obscur ou scotome est situé dans le champ visuel ; de plus, ce *scotome est scintillant*, c'est-à-dire que la tache obscure est bordée de zigzags éblouissants ; dans d'autres cas, elle est entourée d'une pluie d'étincelles, de cercles lumineux. Le scotome scintillant peut être remplacé par une hémiopie transitoire, de l'amaurose, de la photophobie. Le scotome scintillant a une durée de quelques secondes à quelques minutes, puis apparaissent les symptômes classiques de la migraine.

Des troubles moteurs (hémiplégie, hémiparésie, parésie linguale, troubles de l'équilibre), des troubles aphasiques, des troubles sensitifs (fourmillements, picotements localisés à une moitié du corps), des troubles convulsifs peuvent se surajouter à la migraine ophtalmique, plus rarement à la forme commune de la migraine.

On a donné le nom de *migraine ophtalmoplégique* a

l'accès de migraine compliqué de paralysies oculo-motrices (strabisme, ptosis, troubles pupillaires).

La migraine coexiste souvent avec l'épilepsie ; elle peut dans certains cas constituer un équivalent épileptique. Bien des auteurs admettent la plus grande parenté entre ces deux affections, en se basant sur la transformation possible de la migraine en épilepsie.

*Pronostic.* — La migraine symptomatique tient sa gravité de l'affection dont elle n'est qu'un symptôme. La migraine est une affection incurable, mais qui s'atténue avec l'âge.

*Pathogénie.* — On attribue la migraine soit à une névralgie des filets intracraniens du trijumeau (Brissaud), soit à une irritation du sympathique cervical (Dubois-Raymond).

*Diagnostic.* — On recherchera si la migraine n'est pas symptomatique d'une affection des centres nerveux (tumeur cérébrale, syphilis, tabes, paralysie générale, épilepsie).

On ne confondra pas la migraine avec la céphalalgie si commune au cours des intoxications et des infections aiguës. La migraine ophtalmique peut constituer l'aura d'un accès épileptique.

*Traitement.* — Repos absolu. Éviter le bruit et la lumière.

Régime lacté ou lacto-végétarien. Purgatifs légers, fréquents.

Bains tièdes, douches.

Application locale d'eau fraîche, vinaigrée ou d'eau sédative. Badigeonnage au chloroforme, à l'éther. etc.

Provoquer une abondante diurèse en donnant des tisanes chaudes alcalines.

Contre les phénomènes douloureux on peut donner l'antipyrine (1 à 4 grammes), la phénacétine (0,50 à 1 gramme), la caféine.

Les médicaments de choix contre la migraine sont les bromures et le phosphure de zinc.

Le bromure de potassium s'emploie à la dose de 2 à 6 grammes. Les deux tiers de la dose doivent être pris dans du lait, 2 à 3 heures avant l'heure présumée de l'accès.

Le phosphure de zinc s'ordonne en pilules, à la dose de 0,008 milligrammes à 0,20 milligrammes par jour.

Contre les vomissements on ordonnera l'eau chloroformée, la potion de Rivière.

Traiter la diathèse si la migraine ophtalmique paraît être une substitution pathologique (goutte, arthritisme, anémie, hémorrhoïde, gravelle, épilepsie).

## ARTICLE V

### **Goitre exophtalmique** (Maladie de Graves, de Basedow).

*Etiologie.* — Les femmes sont frappées de préférence, et au moment de la puberté. Hérédité névropathique, arthritique. Comme causes déterminantes, il faut citer la grossesse, les émotions.

*Pathogénie.* — Les principales opinions émises actuellement sont les suivantes :

1° Le syndrome basedowien est dû à une exagération de la sécrétion thyroïdienne.

2° Le syndrome basedowien est d'origine émotive ou réflexe.

3° Le syndrome basedowien est d'origine sympathique ou bulbaire.

4° Le syndrome basedowien est dû au mauvais fonctionnement des diverses glandes à sécrétion interne, entre autres des ovaires.

*Symptômes.* — Le goitre exophtalmique est caractérisé par les quatre symptômes suivants : l'hypertrophie du corps thyroïde, les troubles cardio-vasculaires, la saillie des globes oculaires, le tremblement généralisé.

Le pouls atteint 120 à 200 pulsations par minute. Cette tachycardie est accompagnée souvent de palpitations, mais elle peut également passer inaperçue des malades. L'appareil cardio-vasculaire est dans un état d'éréthisme très marqué. On peut observer de la polyurie, de la glycosurie, de l'albuminurie. Des troubles sécrétoires et vaso-moteurs sont fréquents, on peut même constater une élévation de la température.

L'exophtalmie est généralement bilatérale et peut s'accompagner de la perte de la synergie des mouvements de la paupière et du globe oculaire (signe de Grœfe) ; la paupière ne suit pas les mouvements de l'œil. Quelquefois, le malade croit avoir les yeux fermés quand ceux-ci sont encore entr'ouverts (signe de Stellwag).

Le dérobement des jambes, les crampes, les crises épileptiformes sont des symptômes fréquents.

Le tremblement des basedowiens est formé d'oscillations brèves, menues, régulières (tremblement vibratoire) ; il agite le corps tout entier, la tête.

L'état mental des sujets est souvent particulier ; le malade s'agite, s'émotionne facilement, est irascible ; l'aliénation mentale est fréquente chez les basedowiens (1).

Dans la plupart des cas, certains symptômes font

(1) Voir L. Marchand, *Manuel de médecine mentale*, Doin, édit., 1908, p. 372.

défaut ; ce sont des formes frustes. Il est fréquent d'observer des sujets chez lesquels les symptômes du goitre exophtalmique s'exagèrent pendant la période menstruelle.

L'hypertrophie du corps thyroïde peut être très peu prononcée et même faire défaut. Dans d'autres cas le goitre est très apparent et toute la région du cou est animée de battements synchrones aux battements artériels.

On a noté le vitiligo dans un certain nombre de cas.

Le goitre exophtalmique peut apparaître chez un sujet porteur depuis longtemps d'un goitre ; le goitre est dit basedowifié (P. Marie). Le goitre exophtalmique est souvent associé à l'hystérie, à l'épilepsie, à la chorée, au tabes.

*Pronostic.* — La maladie de Basedow peut guérir, mais le plus souvent la maladie se termine par la cachexie. La marche de la maladie peut avoir une durée de quelques mois.

*Diagnostic.* — Il doit être fait avec la tachycardie essentielle paroxystique, avec le goitre simple.

*Traitement.* — Il comprend le traitement médical, le traitement électrique, le traitement diététique et hygiénique, le traitement chirurgical.

1° TRAITEMENTS MÉDICAUX. — Ils comprennent, d'après Sainton et Delherm, l'organothérapie, le traitement électrique, le traitement symptomatique, le traitement diététique et l'hydrothérapie.

*a* **Organothérapie.** — Elle comprend la chymothérapie antithyroïdienne, l'opothérapie thyroïdienne, parathyroïdienne, ovarienne, thymique, hypophysaire.

La chymothérapie antithyroïdienne a pour but de

neutraliser l'excès de la sécrétion thyroïdienne en introduisant dans l'économie soit le sang, soit le sérum sanguin, soit le lait d'animaux privés de glande thyroïde.

Le sang est soit additionné de son volume de glycérine, soit desséché. Les doses sont les suivantes : pour le sang glycériné, une cuillerée à café trois fois par jour au moment des repas ; pour le sang desséché, de 30 à 50 centigrammes par jour.

Le sérum sanguin s'ordonne par la voie digestive à la dose journalière de 5 à 10 centimètres cubes.

Le lait d'animaux éthyroïdés s'ordonne soit frais à la dose de 1/4 à 1/2 litre par jour, soit desséché à la dose de 30 à 70 grammes.

La médication chymothérapique doit être continuée pendant plusieurs mois ; elle ne doit pas être suspendue brusquement chez les sujets guéris, mais progressivement. Si elle ne détermine aucune amélioration après une épreuve de deux mois, on doit la suspendre.

L'*opothérapie thyroïdienne* ne doit être ordonnée que chez les basedowiens présentant des symptômes de myxœdème et dans les cas de goitre basedowifié.

L'*opothérapie parathyroïdienne* n'a pas encore donné de résultats pratiques.

L'*opothérapie ovarienne* donne des résultats satisfaisants dans les cas où le goitre exophtalmique survient à la suite de troubles dans la fonction ovarienne. On ordonne quotidiennement soit l'ovaïre cru à la dose de 5 à 10 grammes, soit l'extrait glycériné à la dose de 1 gramme de glande fraîche pour 5 grammes d'extrait, soit la poudre desséchée à la dose de 0,50 à 1 gramme.

L'*opothérapie thymique* donne parfois des résultats, surtout dans les cas de goitre exophtalmique infantile. On ordonne le ris de veau ou de mouton haché à la dose de 30 à 100 grammes par jour.

L'*opothérapie hypophysaire* a, entre les mains de certains auteurs, donné d'excellents résultats. On ordonne tous les jours 30 centigrammes de poudre d'hypophyse de bœuf.

*b*) **Traitement électrique.** — Il peut être ordonné en même temps que les autres médications.

L'emploi du courant faradique est le plus pratique. On pratique journellement la faradisation carotidienne, la faradisation des globes oculaires, la faradisation du goitre, la faradisation précordiale. Cette méthode peut amener une atténuation des symptômes.

La *galvano-faradisation* donne également des résultats encourageants ; elle agit surtout sur la tachycardie et sur le goitre.

La *radiothérapie* a été employée avec succès dans quelques cas.

*c*) **Traitement symptomatique.** — Au cours des paroxysmes cardiaques, ou quand le muscle cardiaque semble faiblir, la digitale est indiquée. On peut également donner la teinture de strophantus à $\frac{1}{10}$ à la dose de XX à XXX gouttes par jour.

L'éréthisme vasculaire est combattu efficacement par l'application d'un sac de glace sur la région précordiale.

Contre les sueurs on peut ordonner la teinture de belladone. Doses : V à XX gouttes par jour.

Contre les accès de suffocation, on peut utiliser le nitrite d'amyle à la dose de IV à X gouttes que l'on dépose sur un mouchoir au moment même des accès.

On devra tenter chez tous les basedowiens le traitement par le salicylate de soude (donné journellement à la dose de 2 à 4 grammes) et le traitement par les sels de quinine (1 gramme par jour au moment des repas) qui ont une action constrictrive sur les vaisseaux.

Le traitement par le bromure et l'iodure de strontium est surtout recommandé pour les enfants. On donne chaque jour 60 centigrammes d'iodure de strontium et 30 centigrammes de bromure de strontium. Ces sels paraissent préférables aux bromures et aux iodures alcalins.

La belladone et les bromures agissent contre l'insomnie et les troubles psychiques.

*d*) **Traitement diététique et hygiénique.** — Les basedowiens doivent être soumis au repos physique et psychique ; on évitera chez eux toute émotion ; ils seront suralimentés et on s'efforcera d'obtenir un accroissement du poids du corps. Proscrire le café, le thé, les boissons alcooliques, le tabac.

La douche tiède, les lotions avec de l'eau alcoolisée, les bains peuvent apporter quelque sédation dans les symptômes.

L'isolement dans une maison de santé est indiqué quand, au syndrome basedowien, viennent se surajouter des troubles psychiques

2° Traitements chirurgicaux. — La thyroïdectomie même partielle n'a donné que des résultats inconstants; il en est de même de la ligature des artères thyroïdiennes et de la sympathicectomie.

Les traitements chirurgicaux ne sont indiqués que dans les cas de basedowisme aigu ou quand le goitre détermine des symptômes de compression.

## ARTICLE VI

### Chorée vraie, gesticulatoire; chorée de Sydenham; danse de Saint-Guy.

*Etiologie.* — C'est une maladie du jeune âge ; elle apparaît chez des sujets atteints d'hérédité névropathique; elle est plus fréquente chez les filles. Les émotions, l'imitation, ont été relevées parmi les causes de la chorée. Le rhumatisme articulaire se rencontre fréquemment dans les antécédents des choréiques. La chorée peut succéder à toutes les maladies infectieuses. Six théories ont été édifiées pour expliquer la pathogénie de la maladie : la théorie rhumatismale, la théorie nerveuse, la théorie infectieuse, la théorie microbienne, la théorie des embolies, la théorie dyscrasique.

*Symptômes.* — Le début brusque est rare. Le changement de caractère précède souvent les mouvements choréiques. Les mouvements anormaux involontaires sont d'abord localisés. Au membre supérieur, les mouvements sont inégaux, étendus, contradictoires, illogiques, arythmiques ; la face est grimaçante et change d'expression en quelques instants.

Les mouvements choréiques cessent généralement pendant le sommeil. On peut noter de l'incoordination des muscles de la langue, du pharynx, du larynx. La force musculaire est conservée ou diminuée. On peut observer des douleurs au niveau des articulations et au niveau de l'émergence des nerfs rachidiens. Les réflexes patellaires sont souvent abolis ou diminués. Les troubles psychiques peuvent être légers ; d'autres fois la chorée s'accompagne d'aliénation mentale (1).

(1) Voir L. Marchand. *Manuel de médecine mentale*, Doin, édit., p. 403.

La chorée guérit en quelques mois, mais laisse souvent après elle des tics ; elle peut récidiver. Comme complications on peut observer pendant le cours de la maladie des troubles cardiaques, de l'endocardite en particulier ; les choréiques sont souvent atteints de maladies infectieuses intercurrentes. Au point de vue de la gravité, on distingue deux formes ; l'une vulgaire de moyenne intensité ; l'autre grave appelée encore état de mal choréique.

*Diagnostic.* — Nous donnons plus loin (p. 491) les caractères particuliers aux fausses chorées (chorée électrique de Dubini, chorée électrique de Bergeron-Hénoch, chorée fibrillaire de Morvan) et ceux de l'hémichorée posthémiplégique (voir p. 168), de la chorée hystérique (voir p. 468). La chorée est facile à différencier des tics et des mouvements athétosiques ; les mouvements des choréiques sont des plus variés ; dans les tics, le mouvement est coordonné et toujours le même ; les mouvements athétosiques sont accompagnés d'un état spasmodique que l'on ne rencontre pas dans la chorée. Les spasmes, les convulsions localisées, les myoclonies sont intermittents et ne peuvent être confondus avec les mouvements choréiques qui sont continus.

*Formes.* — *a*) **Chorée molle.** — Dans cette forme, on observe de la parésie des membres, souvent de la paralysie flasque, avec conservation seulement de quelques mouvements des doigts ; la paralysie peut être partielle ou généralisée. Le début est brusque ou insidieux. La durée de ces accidents est de quelques semaines et la guérison survient. Le diagnostic doit être fait avec la paralysie infantile, les paralysies toxiques et infectieuses, les paralysies hystériques, la méningite tuberculeuse.

*b*) **Chorée des femmes enceintes.** — Elle apparaît vers le 3e mois de la gestation. Même symptomatologie que la chorée de Sydenham. Cette forme est grave par ses récidives, par l'accouchement prématuré qu'elle peut provoquer, par les troubles mentaux qui la compliquent souvent. La chorée des femmes enceintes n'est souvent qu'une récidive d'une chorée de l'enfance

*c*) **Chorée chronique, chorée de Huntington.** — L'hérédité similaire est fréquente, les sujets sont souvent atteints d'hérédité nerveuse ; la chorée chronique débute à l'âge adulte ou dans la vieillesse ; la volonté peut arrêter momentanément les mouvements. L'affaiblissement intellectuel coïncide souvent avec cette forme de chorée. Le pronostic est grave ; car l'individu présente de l'affaiblissement intellectuel progressif (démence). L'évolution de l'affection est lente et a une durée de 10 à 30 ans.

*Traitement.* — Les formes légères de la chorée guérissent spontanément. Les médications suivantes ne trouveront leur emploi que dans les formes graves ou de moyenne intensité.

La médication arsenicale est très ordonnée. On peut avoir recours à la liqueur de Fowler, qui est une solution d'arsénite de potasse. (Une goutte contient un demi-milligramme d'acide arsénieux.) Ordonnée à la dose de V à XX gouttes par jour, elle donne de bons résultats. On commence par donner V gouttes et on augmente d'une goutte par jour ; quand on atteint la dose de XX gouttes, on diminue d'une goutte par jour. Surveiller pendant tout le cours du traitement les fonctions gastro-intestinales.

La *liqueur de Boudin* est une solution d'acide arsénieux à $\frac{1}{1000}$. Un gramme de cette liqueur contient un milligramme d'acide arsénieux. Prescrire 10 grammes par jour de la liqueur et augmenter la dose de 5 grammes par jour. Ne pas dépasser 25 grammes par jour ; diminuer ensuite de 5 grammes par jour. Ce traitement détermine fréquemment des symptômes d'intoxication coïncidant souvent avec la régression de la chorée ; c'est un traitement d'une application difficile en clientèle.

Le *cacodylate de soude* peut s'ordonner par la voie buccale, mais il est préférable de l'administrer par la voie hypodermique. On se servira d'ampoules stérilisées contenant suivant les cas 2, 3, 5 centigrammes de cacodylate de soude pour un centimètre cube. On injectera 6 à 8 centigrammes de cacodylate chez l'adulte, 5 à 8 centigrammes chez les enfants de 10 à 15 ans, 3 à 6 centigrammes chez les enfants de 5 à 10 ans. Le traitement sera suspendu après huit injections.

L'*arrhénal* s'ordonne soit par la voie buccale, soit par la voie hypodermique. On l'ordonne à la dose quotidienne de 3 centigrammes que l'on augmente d'un centigramme par jour ; on ne dépasse pas 8 centigrammes ; on diminue ensuite progressivement.

A côté de la médication arsenicale, le traitement par l'antipyrine (dose : 2 à 4 gr.) donne d'excellents résultats.

Les opiacés et les bromures seront de précieux auxiliaires dans les formes moyennes ou graves.

Le repos intellectuel et au lit (alitement prolongé), le régime lacté absolu ou mixte, l'hydrothérapie (bains, douches suivies de mouvements de gymnastique méthodique, enveloppements dans un drap mouillé) doivent être conseillés.

ARTICLE VII

## Myoclonies, chorées fausses électriques.

Les myoclonies sont caractérisées par des contractions cloniques brusques, involontaires, semblables à celles produites par un courant électrique. Elles peuvent revêtir les trois formes suivantes :

*a*) **Paramyoclonus multiplex de Friedreich.** — Cette affection survient chez des individus atteints d'hérédité névropathique ; elle peut apparaître à la suite d'une émotion ; c'est une maladie de l'adulte, elle est souvent familiale. Son début est brusque ou insidieux. Les contractions musculaires siègent d'abord dans les membres inférieurs et se généralisent ensuite. Elles apparaissent surtout dans les périodes de repos, elles ne sont pas douloureuses. Le nombre des secousses peut être de 60 à 100 par minute. La volonté et le sommeil peuvent suspendre les mouvements ; les émotions, les chocs tendineux et même cutanés les exagèrent. Les réflexes patellaires sont exagérés. L'intelligence est indemne. La marche de l'affection est lente. Le pronostic est favorable, mais les récidives sont fréquentes.

*b*) **Chorée de Bergeron-Hénoch.** — Elle survient de préférence au cours de la deuxième enfance. Elle serait due à l'altération du système nerveux par des substances toxiques d'origine gastrique. Le début est brusque, les secousses sont rapides, rythmiques, se produisant à plusieurs minutes d'intervalle, disparaissant pendant le sommeil; elles peuvent être partielles ou généralisées. Les secousses siègent principalement dans les muscles des mollets. On peut observer les mêmes secousses chez certains individus au moment où ils vont s'endormir.

*c*) **Chorée fibrillaire de Morvan.** — C'est une maladie de l'adolescence. Elle est caractérisée par des contractions fibrillaires dans les muscles des mollets et de la partie postérieure des cuisses ; les contractions ne déterminent aucun déplacement du membre.

*d*) **Chorée de Dubini.** — Elle est caractérisée par des douleurs intenses occupant la tête, la nuque, le tronc, la région lombaire quelquefois, et par des secousses instantanées, commençant le plus souvent dans l'extrémité des membres supérieurs. Des attaques convulsives avec perte de connaissance peuvent apparaître. La mort est la terminaison ordinaire de la maladie.

*Traitement.* — Le traitement du *paramyoclonus multiplex* consiste en l'électrisation des muscles affectés.

## ARTICLE VIII

## Paralysie agitante, maladie de Parkinson.

*Etiologie.* — La maladie de Parkinson débute entre 40 et 60 ans. On l'a vue apparaître à la suite d'émotions violentes, de traumatismes.

*Symptômes.* — Le début est progressif. Le tremblement est un des symptômes les plus constants ; il est lent et régulier, prédomine aux extrémités ; il respecte la tête ; mais les lèvres, la langue, les paupières, peuvent être animées de tremblement. Aux mains, le tremblement est particulier, le malade a l'air de filer de la laine ou d'émietter du pain. Ces mouvements anormaux se produisent surtout pendant le repos, cessent pendant le sommeil, diminuent sous l'influence de la volonté. On observe comme autre symptôme important une rigidité musculaire généralisée ; le sujet a l'air soudé ; son facies est immobile, figé, impassible ; les mouvements sont lents. Quand la rigidité musculaire est accentuée, on observe le phénomène suivant (phénomène de la pulsion) : si on pousse légèrement le malade en avant (antépulsion) il se met à courir jusqu'à ce qu'il tombe ; si on le pousse légèrement en arrière (rétropulsion), il part à reculons.

Pendant la marche, le parkinsonien se tient sur la pointe des pieds, penche son corps en avant, il semble « courir après son centre de gravité ». Les malades se plaignent souvent de crampes ; les réflexes sont normaux ou affaiblis. Les sujets éprouvent des sensations de chaleur et se découvrent sans cesse. A la longue, on observe de la parésie dans les membres. Les parkinsoniens présentent souvent un caractère irritable, des troubles de l'émotivité, de l'affaiblissement intellectuel.

On peut observer des formes localisées (tremblements monoplégiques, hémiplégiques), des formes frustes et irrégulières.

*Pronostic.* — La durée de la maladie est de 10 à 30 ans ; le malade tombe dans la cachexie ou est emporté par une maladie intercurrente.

*Diagnostic.* — La maladie de Parkinson ne sera pas confondue avec le tremblement sénile, le tremblement hystérique

*Traitement.* — Séance de trépidation dans des appareils spéciaux (fauteuil trépidant). L'électrisation peut apporter quelque soulagement.

Le massage est le moyen thérapeutique le plus efficace contre la rigidité musculaire.

Contre le tremblement on donnera par jour deux cuillerées à café de la solution suivante :

| | |
|---|---|
| Bromhydrate d'hyoscine | 5 milligrammes |
| Eau chloroformée | 180 grammes |

On augmentera progressivement la dose jusqu'à six cuillerées à café par jour. On donnera la dose en deux fois, la première le matin après le déjeuner, l'autre le soir au moment du coucher. On peut également donner en injections sous-cutanées le chlorhydrate d'hyoscine (1/2 à 2 milligrammes), le bromhydrate de scopolamine (2 à 5 dixièmes de milligramme).

## ARTICLE IX

### Tétanie.

C'est la contraction des muscles des extrémités se produisant par accès et pouvant s'étendre aux membres tout entiers.

*Etiologie.* — La tétanie peut apparaître chez des sujets sains (formes essentielles ou primitives), chez les adultes, les enfants en bas âge. Elle serait due à une auto-intoxication d'origine stomacale, aux infections et aux intoxications (rhumatisme, fièvre typhoïde, diarrhée, dentition, grossesse, allaitement). Elle a été surtout signalée chez les tailleurs et les cordonniers. On a signalé la tétanie à la suite de l'extirpation du corps thyroïde et des glandes parathyroïdes.

*Symptômes.* — On décrit une forme bénigne, une forme moyenne, une forme grave.

Dans la forme bénigne, le sujet se plaint de fourmillements, d'engourdissements, d'une raideur musculaire douloureuse. Les accès durent de 5 à 15 minutes ; les contractures sont bilatérales et atteignent surtout les membres supérieurs.

Dans la forme moyenne, ces symptômes sont plus prononcés ; de plus, on note de la fièvre, de la céphalée, des congestions passagères des membres et de la face. La contracture se généralise ; les muscles des yeux, du larynx, peuvent se prendre.

Dans la forme grave, les accès deviennent très fréquents. On peut faire apparaître les accès en comprimant les troncs nerveux (*signe de Trousseau*).

En percutant les nerfs et principalement le nerf facial au-dessous de l'apophyse zygomatique, on peut souvent déterminer des secousses convulsives dans le domaine de ce nerf (*signe de Chvostek*).

On a noté l'anesthésie et la parésie des membres atteints ; il faut encore signaler, comme symptômes, l'augmentation de l'excitabilité mécanique et électrique des nerfs sensitifs (*signe de Hoffmann*), l'augmentation de l'excitabilité des muscles au courant galvanique (*signe d'Erb*). On a noté dans quelques cas des troubles trophiques.

Des accès épileptiques peuvent apparaître au cours de la forme grave de la tétanie.

La tétanie dure de quatre à quinze jours ; elle se termine par la guérison le plus souvent.

*Pronostic.* — Le pronostic dépend de la forme de la maladie

*Diagnostic.* — Dans le tétanos, les contractures débutent par les muscles de la nuque et des mâchoires.

Dans les crampes professionnelles, les contractures sont limitées à quelques groupes musculaires.

*Traitement.* — On traitera les troubles digestifs ; on ordonnera le régime lacté ; les antispasmodiques et les calmants (bromures, chloral, morphine, grands bains tièdes). On a préconisé la galvanisation des muscles contracturés.

Dans les cas de tétanie par thyroïdectomie, on instituera le traitement thyroïdien.

## ARTICLE X

### Maladie de Thomsen, myotonie congénitale.

*Etiologie.* — La maladie de Thomsen apparaît chez des individus atteints d'hérédité névropathique ; l'hérédité similaire a été constatée quelquefois. L'affection débute dès l'enfance.

*Symptômes.* — La raideur musculaire apparaît dès que le sujet veut exécuter un mouvement, puis la contracture disparaît et le mouvement devient possible. Les membres inférieurs sont toujours les plus atteints. Les phénomènes sont exagérés par le froid, les émotions. On note souvent l'hypertrophie musculaire. L'excitabilité électrique des nerfs est diminuée, l'excitabilité électrique des muscles augmentée. La maladie peut présenter des phases de rémission.

*Anatomie pathologique.* — La maladie de Thomsen serait une myopathie parenchymateuse.

*Diagnostic.* — Le diagnostic avec la tétanie est facile. L'apparition des contractures au moment même où le sujet accomplit un mouvement est spécial à la maladie de Thomsen.

*Traitement.* — Le massage, la gymnastique, l'électrisation ont été préconisés. Éviter les fatigues musculaires.

## ARTICLE XI

### Spasmes professionnels.

Synonymies : crampes professionnelles ou dyskinésies fonctionnelles.

Ce sont des contractures passagères apparaissant à l'occasion des mêmes mouvements et toujours dans le même groupe musculaire.

La forme des spasmes fonctionnels est des plus variables et on a décrit de nombreuses variétés de crampes professionnelles. On leur reconnaît les caractères suivants : ils surviennent chez des névropathes ; ils se produisent surtout dans les actes délicats demandant une longue éducation.

La *crampe des écrivains* peut servir de type. Les mouvements des mains sont normaux dans tous les actes autres que celui d'écrire. La contracture des doigts apparaît dès que le malade prend une plume ; elle s'installe lentement.

Les autres variétés les plus communes des spasmes professionnels sont la crampe des pianistes, des violonistes, des harpistes, la crampe des télégraphistes, des dactylographes.

*Diagnostic.* — Le diagnostic des crampes professionnelles avec les spasmes organiques est facile ; les spasmes organiques portent sur les muscles innervés par la même branche nerveuse ; les spasmes fonctionnels portent sur un groupe musculaire exécutant le même acte professionnel. Le diagnostic avec les tics peut être plus délicat (voir p. 500).

*Traitement.* — H. Meige résume ainsi le traitement de la crampe des écrivains : écrire peu, lent, rond, gros, droit.

## ARTICLE XII

### Tics.

Le tic est un « mouvement convulsif, habituel et conscient, résultant de la contraction involontaire d'un ou de plusieurs muscles du corps et reproduisant le plus souvent, mais d'une façon intempestive, quelque geste réflexe ou automatique de la vie ordinaire » (Guinon).

Les tics apparaissent chez les névropathes. H. Meige donne la pathogénie suivante des tics : « Le tic est un acte primitivement commandé par une idée, et coordonné vers un but ; par la répétition cet acte passe à l'état d'habitude et finit par se reproduire involontairement sans cause et sans but, en s'exagérant dans sa forme, dans son intensité, dans sa fréquence. »

Les tics se produisent par accès ; ils sont dits *toniques*, quand les muscles sont animés de contractions brusques sans période de relâchement musculaire complète, et *toniques* quand les muscles sont animés de secousses musculaires séparées par de courtes périodes de résolution musculaire.

Les tics disparaissent pendant le sommeil. La volonté peut les suspendre pendant un certain temps. Les mouvements sont ordinairement unilatéraux.

On désigne du nom de *rythmies* des mouvements

d'habitude qui sont essentiellement rythmiques et se rencontrent surtout chez des enfants.

Il y a autant de variétés de tics qu'il y a de mouvements coordonnés vers un but ; c'est dire que le nombre des tics est considérable. Voici les tics les plus fréquemment observés :

Tics de la face. — Tic de clignement, tic de nictitation (battements des paupières), tic de morsure des lèvres, tic de la moue, tic de crachotement.

Tics du cou. — Tics de hochement, de négation, d'affirmation, de salutation.

Sous le nom de *torticolis mental*, Brissaud a décrit un tic caractérisé par l'inclinaison de la face d'un côté avec rotation de la tête de l'autre côté (spasme du spinal, voir p. 165). Différents muscles peuvent être atteints successivement soit du même côté, soit du côté opposé. On a noté parfois des phénomènes douloureux pendant la contraction des muscles.

Tics des membres supérieurs. — Haussement d'épaule, arrachement des cheveux, morsure des ongles (onychophagie), exécution d'un même mouvement avec la main.

Tic du tronc. — Balancement.

Tics des membres inférieurs. — Allongement de la jambe, acte de frapper le sol avec le pied.

Tics respiratoires. — Reniflement, toux. Tic de l'aboiement.

Tics digestifs. — Renvoi (tic éructatoire), déglutition d'air (tic aérophagique).

Les tics sont souvent associés à des idées obsédantes ; le sujet a conscience de son tic et en est obsédé.

On donne le nom de *maladie des grands tics* ou *maladie*

*de Gilles de la Tourette* à des tics associés à l'écholalie (impulsion à répéter à la manière d'un écho les paroles entendues) et à la coprolalie (impulsion à prononcer des paroles ordurières). L'affection débute dans l'enfance par des troubles moteurs (grimaces, mouvements brusques et rapides des membres, des épaules) ; l'impulsion à prononcer des mots grossiers apparaît plus tard et n'a lieu qu'au moment du tic.

*Diagnostic.* — Le diagnostic des tics et des spasmes organiques est facile dans les cas bien tranchés. Les tics disparaissent pendant le sommeil, les spasmes persistent pendant le sommeil. Les tics reproduisent un mouvement d'habitude ; les spasmes organiques consistent en la contraction d'un groupe musculaire innervé par la même branche nerveuse. Les spasmes professionnels se différencient des tics par le caractère même des mouvements accomplis ; de plus ils ne se produisent qu'à l'occasion d'un mouvement professionnel fréquemment répété. Les spasmes hystériques s'accompagnent d'autres manifestations de la névrose.

On donne à tort le nom de *tic douloureux de la face* (voir p. 424) à une affection qui est en réalité un spasme organique.

*Traitement.* — On peut arriver à faire disparaître les tics par la discipline psycho-motrice. Les séances de rééducation motrice doivent avoir lieu à heures fixes. La méthode comprend les exercices d'immobilisation et de mouvements méthodiques devant miroir, les exercices de relâchement musculaire, les exercices respiratoires, les exercices de lecture et d'écriture.

Exercices d'immobilisation : Il faut apprendre au sujet à immobiliser ses muscles. L'immobilité est conservée d'abord pendant un certain nombre de secondes (100 secondes), et on augmente progressivement la durée de l'immobilité. On doit éviter toute fatigue au cours de cet exercice.

On fait exécuter aux muscles touchés par le tic des mouvements lents et variés (exercice d'assouplissement). Le sujet doit, quand il est guéri, pouvoir reproduire son tic en décomposant ses diverses phases.

Exercice de relâchement musculaire : On apprendra au sujet à relâcher volontairement ses muscles et à les maintenir relâchés pendant un temps plus ou moins long.

Exercices respiratoires : Ils comprennent les mouvements d'expiration et d'inspiration forcés.

Exercices de lecture à haute voix et d'écriture : Les exercices seront d'abord de courte durée.

Si le tic paraît avoir une cause occasionnelle, celle-ci, quelque légère semble-t-elle, doit être supprimée.

Les tics anciens sont plus difficilement corrigés que les tics récents.

L'isolement et même l'alitement sont de bons adjuvants du traitement par la discipline psycho-motrice.

---

# CHAPITRE XIV

## DYSTROPHIES NERVEUSES

### ARTICLE Ier

### Acromégalie, maladie de P. Marie.

*Etiologie.* — L'étiologie de l'acromégalie est obscure ; l'affection débute entre 20 et 30 ans.

*Anatomie pathologique.* — On remarque l'hypertrophie « des os des extrémités et des extrémités des os » ; mais la lésion essentielle est l'hypertrophie de la glande pituitaire.

*Symptômes.* — Les principaux symptômes sont les suivants : hypertrophie des mains sans déformations notables ; les doigts ont la forme « de saucisson » ; hypertrophie des pieds en largeur et en épaisseur ; hypertrophie de la tête et principalement de la face (*facies acromégalique*) ; prognathisme et macroglossie. Cyphose cervico-dorsale. Céphalalgie. On peut observer des troubles oculaires dus à la compression des nerfs optiques et des nerfs moteurs oculaires par la tumeur hypophysaire.

La marche de la maladie est progressive ; elle est d'une durée de 20 à 30 ans.

*Diagnostic.* — On ne confondra pas l'acromégalie

avec le myxœdème, la maladie osseuse de Paget, le rhumatisme chronique, le gigantisme, l'ostéo arthropathie hypertrophiante pneumique.

*Traitement.* — On tentera le traitement opothérapique ; on donnera tous les jours 30 centigrammes de poudre d'hypophyse de bœuf.

ARTICLE II

## Crétinisme.

On donne ce nom à l'arrêt du développement de l'organisme et du cerveau de nature endémique, survenant dans les premières années de la vie sous l'influence d'une insuffisance de la sécrétion thyroïdienne.

Le crétinisme est endémique dans certains villages situés dans des vallées humides, mal ensoleillées, privées d'air et arrosées par des eaux provenant des fontes des neiges (Haute-Savoie). Ces eaux ne contiennent pas d'iode, de brome, et sont chargées de sulfate de magnésie et de chaux. L'hérédité similaire se rencontre assez souvent chez les crétins.

Le crétinisme débute vers l'âge de quatre mois au plus tôt et de deux ou trois ans au plus tard.

Les symptômes physiques du crétinisme sont les suivants : aspect vieillot de la face ; peau de la face infiltrée, ridée et terreuse ; gonflement des paupières ; lèvres épaisses ; bouche énorme ; enfoncement de la racine du nez qui est lui-même épaté et relevé ; yeux écartés ; dentition défectueuse ; le crâne est gros, large, aplati d'avant en arrière ; cou large et court ; abdomen proéminent et thorax rétréci ; déviation de la colonne vertébrale. La peau du corps est flasque ; son infiltration est un faux œdème ; la peau est élastique et résistante ; absence de poils ; cheveux secs et raides. Infantilisme, nanisme quelquefois. Le corps thyroïde est atteint généralement de goitre, mais dans certains cas on peut observer l'atrophie ou l'absence de la glande thyroïde. Organes génitaux souvent rudimentaires. Les sensibilités générale et spéciales des crétins sont obtuses.

Au point de vue mental, on divise les crétins en crétins complets, semi-crétins et crétineux ou pesants. Tous les intermédiaires peuvent se rencontrer entre ces trois types. Il n'y a pas toujours parallélisme entre l'état des facultés intellectuelles et les symptômes physiques du crétinisme ; des signes physiques très accentués peuvent se rencontrer chez les crétineux.

Les crétins complets ne mènent qu'une vie végétative ; ils restent le plus souvent immobiles. Les semi-crétins ont une intelligence bornée ; leur parole est mal développée Le crétineux est atteint d'imbécillité, mais la faiblesse intellectuelle consiste surtout en un état de torpeur, d'engourdissement des facultés intellectuelles. Les crétineux sont généralement de caractère doux.

Le crétinisme est rarement compatible avec une longue existence.

Le diagnostic du crétinisme avec l'idiotie et l'imbécillité se fera surtout d'après les symptômes physiques.

## ARTICLE III

### Myxœdème.

On donne le nom de myxœdème à des troubles de l'organisme et du cerveau déterminés par une insuffisance thyroïdienne.

Le défaut de sécrétion de la glande thyroïde, suivant qu'il se manifeste chez l'enfant ou chez l'adulte, détermine des symptômes particuliers.

L'insuffisance thyroïdienne peut être enfin le résultat d'une opération chirurgicale (thyroïdectomie).

1° *Myxœdème infantile.* — On l'appelle encore *myxœdème du nouveau-né*, *idiotie myxœdémateuse*, *crétinisme sporadique*, *idiotie crétinoïde*.

Le myxœdème infantile se rencontre souvent chez des descendants d'alcooliques, de syphilitiques, de tuberculeux. Les maladies infectieuses, en altérant le fonctionnement de la glande thyroïde, sont généralement la cause du myxœdème infantile.

Le myxœdème n'est pas congénital ; il n'apparaît souvent qu'après la dentition, au moment du sevrage. L'enfant cesse de grandir ; ses téguments s'infiltrent et l'intelligence ne se développe pas. Le myxœdème peut débuter à l'âge de trois ans. Les symptômes myxœdémateux sont d'autant plus atténués que l'affection débute plus tard.

Signes physiques : bouffissure du visage (facies en pleine lune) ; face blême ; grosse tête et petit corps ; nez écrasé à la base ; paupières œdématiées ; front étroit et bas ; joues et lèvres épaisses ; langue grande et large ; oreilles mal ourlées et violacées ; cou court ; peau du corps sèche, flasque et infiltrée, mais résistante et élastique (faux œdème) ; déviations de la colonne vertébrale ; ventre de batracien ; organes génitaux mal développés ; membres incurvés ; doigts et orteils en boudins, violacés ; troubles trophiques des cheveux, des poils et des ongles ; nanisme ; dents mal implantées, de forme irrégulière, souvent cariées.

La respiration et la circulation sont ralenties ; hypothermie.

L'état intellectuel consiste en torpeur et en engourdissement des facultés ; les mouvements sont lents ; la somnolence est habituelle. Les enfants myxœdémateux ne présentent pas de mauvais instincts, d'impulsions.

L'absence de glande thyroïde est la règle ; mais on peut parfois à la palpation constater la présence d'une glande, quelquefois d'un goitre, mais dans ces cas l'organe est altéré.

L'idiotie myxœdémateuse est incompatible avec une longue existence. L'individu se cachectise et est emporté par une maladie intercurrente (tuberculose).

2° *Myxœdème de l'adulte.* — On l'appelle encore *cachexie strumiprive ou crétinoïde, cachexie pachydermique.* Le myxœdème de l'adulte est plus fréquent chez la femme ; il survient à la période de la ménopause, entre quarante et cinquante cinq ans. Les hémorrhagies abondantes, les maladies infectieuses sont souvent des causes déterminantes.

Les symptômes sont les mêmes que ceux du myxœdème de l'enfant, avec cette seule différence qu'ici la cachexie frappe des individus dont l'organisme a acquis son complet développement.

Symptômes physiques et physiologiques : chute des cheveux, des poils, des ongles ; carie et chute des dents ; peau jaunâtre, sèche, infiltrée, mais résistante et élastique (faux œdème) ; paupières et oreilles boursouflées ; les joues et les lèvres paraissent tuméfiées ; mains et pieds violacés, œdématiés ; muqueuses sèches. Les extrémités sont froides et le sujet se plaint continuellement d'une sensation de froid. Hypothermie. Les troubles gastro-intestinaux sont fréquents (constipation).

Torpeur physique et intellectuelle, tel est l'état habituel du myxœdémateux. Les mouvements sont lents ; le malade se déplace avec peine ; sa voix est sourde. Au point de vue mental, on constate un ralentissement des fonctions psychiques portant à la fois sur les sensations, sur la mémoire, sur l'idéation ; le myxœdémateux paraît hébété.

Le myxœdème de l'adulte a une évolution lente, mais progressive ; si un traitement approprié n'est pas ordonné, la cachexie s'accentue et le malade est emporté par une maladie intercurrente, souvent par la tuberculose pulmonaire.

3° *Myxœdème opératoire.* — Il ne se produit que si la glande thyroïde est enlevée complètement ou si les parties non enlevées sont lésées. Le myxœdème opératoire n'apparaît que plusieurs semaines, souvent plusieurs mois après la thyroïdectomie. L'ablation de la glande peut produire un myxœdème aigu avec accidents tétaniformes, convulsifs et troubles mentaux consistant en confusion mentale aiguë.

Le myxœdème opératoire, suivant qu'il survient chez un enfant ou un adulte, revêt la forme de l'idiotie myxœdémateuse ou celle de la cachexie pachydermique.

*Diagnostic.* — Le diagnostic du myxœdème avec l'anasarque est facile. Dans cette affection, l'œdème est mou, dépressible ; il est le résultat d'une affection rénale ou cardiaque. L'idiotie myxœdémateuse ne diffère du crétinisme que par son étiologie.

*Traitement du crétinisme et du myxœdème.* — L'opothérapie thyroïdienne est le traitement de choix.

Donner tous les jours, par la voie digestive, 0,05 centigrammes de thyroïdine, et, si la médication est bien supportée, augmenter les doses progressivement jusqu'à 0,20 centigrammes.

Cesser le traitement pendant quelques jours tous les mois.

Pendant le traitement, surveiller attentivement le malade. Les principaux signes d'intoxication sont : la tachycardie, la céphalée, l'excitation, etc.

---

# CHAPITRE XV

## MALADIES INFECTIEUSES A SYMPTOMES NERVEUX PRÉDOMINANTS

### ARTICLE Ier

### Tétanos.

Le tétanos est une maladie infectieuse caractérisée par la contracture douloureuse de certains groupes musculaires.

*Bactériologie.* — Le bacille du tétanos ou bacille de Nicolaïev est en forme de raquette ; il est anaérobie ; il se rencontre dans les couches superficielles du sol et principalement dans le fumier de cheval. Le bacille du tétanos sécrète une toxine qui a sur le système nerveux une action semblable à la strychnine.

*Etiologie.* — Le tétanos est consécutif à une solution de continuité des téguments. Les plaies des doigts et des pieds sont les plus dangereuses ; il est contagieux.

*Symptômes.* — Suivant la porte d'entrée du microbe, on décrit un tétanos traumatique ou chirurgical, un tétanos puerpéral (plaie utérine), un tétanos spontané ou médical. Dans ce dernier cas, la porte d'entrée est inconnue.

Le tétanos apparaît du cinquième au onzième jour

après le traumatisme. Le trismus, ou contracture des muscles de la mâchoire, et la raideur des muscles de la nuque apparaissent d'abord. puis survient la contracture des muscles de la face (rire sardonique). Les muscles du tronc se prennent ensuite. Les muscles contracturés sont douloureux. Le corps devient raide (orthotonos) ou s'incurve en arrière (opisthotonos) ou s'incurve en avant (emprosthotonos) ou sur le côté (pleurosthotonos). Les membres inférieurs sont généralement plus atteints que les membres supérieurs ; ils sont contracturés en extension.

Les contractures apparaissent par crises et sont rappelées par les causes les plus insignifiantes. La fièvre, qui s'élève à 38° ou 39° dans les intervalles des crises, peut atteindre 40° et 41° pendant les crises.

La constipation et la rétention d'urine sont des symptômes fréquents.

Le tétanos se termine généralement par la mort, qui peut survenir rapidement quand les muscles de la respiration se tétanisent. Plus rarement, le tétanos a une marche rémittente (tétanos chronique).

D'après la prédominance des symptômes, on décrit un tétanos dysphagique, un tétanos céphalique, un tétanos partiel ou trismus.

*Diagnostic*. — On ne confondra pas le tétanos avec les maladies de la bouche qui s'accompagnent de trismus ; dans la tétanie, les contractures sont localisées aux muscles des extrémités. La méningite aiguë présente un cortège de symptômes qui permettent de la différencier facilement du tétanos. Le diagnostic avec l'empoisonnement par la strychnine peut présenter des difficultés. Dans l'empoisonnement par la strychnine, on note de la dilatation des pupilles, du délire ; les malades voient les objets colorés en vert.

*Traitement.* — Pour prévenir le tétanos, on doit aseptiser toute plaie souillée ; on pourra également avoir recours aux injections préventives de sérum antitétanique. Contre le tétanos déclaré, on pratiquera également des injections de sérum antitoxique. Le sujet sera isolé dans une pièce sombre ; on évitera autour de lui tout bruit. Contre les crises douloureuses on ordonnera le chloral et la morphine.

## ARTICLE II

## Rage.

*Etiologie.* — La rage survient chez l'homme à la suite de morsures d'animaux enragés.

*Symptômes.* — La période d'incubation varie entre trois et huit semaines ; le malade peut présenter avant l'apparition des symptômes de la rage une certaine dépression ou anxiété. Puis apparaît l'hyperesthésie de tous les sens. Dès ce monent, le sujet est atteint d'*hydrophobie ;* il lui est impossible d'avaler un liquide, même sa salive ; le moindre mouvement de déglutition détermine des spasmes laryngo-pharyngés extrêmement douloureux ; la vue de l'eau, d'un objet brillant, peut provoquer également ces spasmes. La température s'élève à 40° et au-dessus. Les spasmes douloureux peuvent s'étendre aux muscles des membres ; ils surviennent par crises. Le délire, et souvent un délire furieux, peut apparaître dès cette période, qui dure deux jours en moyenne.

La période paralytique ou asphyxique survient ensuite et dure une journée au plus. Le malade tombe dans le collapsus et meurt. La mort peut survenir au cours de la première période dans un accès de suffocation.

*Diagnostic.* — Les spasmes laryngo-pharyngés permettent de ne pas confondre la rage avec le *delirium tremens*.

*Anatomie pathologique.* — Les lésions principales comprennent l'inflammation des ganglions rachidiens et des lésions toxiques des cellules nerveuses.

*Traitement.* — Toute plaie due à la morsure d'un chien enragé doit être immédiatement lavée avec des antiseptiques puissants et cautérisée au fer rouge ; le sujet sera ensuite soumis au traitement antirabique de Pasteur.

## ARTICLE III

### Lèpre.

La lèpre est une maladie infectieuse chronique.

*Etiologie.* — En Europe, la lèpre s'observe surtout en Norvège et en Irlande ; en France, elle est très rare. Elle est due au bacille de Hansen ; on admet que la lésion primitive consiste en une ulcération de la muqueuse nasale.

*Symptômes.* — L'incubation de la maladie est extrêmement longue et serait de plusieurs années.

La lèpre revêt deux formes : la forme tuberculeuse et la forme nerveuse.

a) *Lèpre tuberculeuse.* — La peau et les muqueuses nasale, pharyngée et laryngée sont infiltrées de nodules plus ou moins étendus au niveau desquels la sensibilité est abolie ; sur les régions infiltrées apparaissent, après plusieurs années, des nodosités dures de dimensions variables allant de la grosseur d'un pois à celle d'une noisette ; ces nodosités siègent de préférence à la face (front, nez, lèvres, facies léonien) ; mais on les rencontre également au niveau des membres. La face est d'abord bouffie et pigmentée, les poils tombent ; les nodules ou lépromes deviennent fibreux ou se ramollissent sous l'influence d'une infection secondaire ; les ulcérations peuvent devenir très profondes ; la destruction de la cloison cartilagineuse du nez, du voile du palais, des cartilages du larynx est fréquente.

La lèpre tuberculeuse procède par poussées accompagnées de fièvre ; sa marche est lentement progressive.

b) *Lèpre nerveuse.* — Elle est caractérisée principalement par des symptômes de polynévrite (polynévrite lépreuse). La peau est envahie par des macules pigmentées procédant par placards, s'étendant du centre à la périphérie ; ces zones infiltrées tendent à s'atrophier ; l'atrophie débute par le centre ; de pigmentées, les plaques deviennent pâles et enfin décolorées ; ces macules sont anesthésiques, d'où le nom de lèpre anesthésique donné à cette forme. Des atrophies musculaires apparaissent ensuite ; leur type varie suivant les nerfs infiltrés par les foyers lépreux. Les troubles trophiques sont très fréquents et consistent en maux perforants, en pemphigus, en nécroses (lèpre mutilante). La maladie de Morvan (voir p. 256) ne serait qu'une forme atténuée de lèpre. Pour certains auteurs, la lèpre pourrait altérer la moelle et déterminer la syringomyélie.

Dans la plupart des cas, on constate des épaississements réguliers sur le trajet des nerfs et des troncs nerveux.

*Pronostic.* — La durée de la maladie varie de cinq à vingt ans ; la forme nerveuse a une évolution beaucoup plus lente que la forme tuberculeuse ; l'affection se termine par la mort.

*Diagnostic.* — Le diagnostic avec la maladie de Morvan et la syringomyélie peut présenter des difficultés ; nous avons montré que certains cas de syringomyélie étaient des cas de lèpre ; quant à la maladie de Morvan, elle ne serait qu'une forme fruste de lèpre.

*Traitement.* — Les sujets atteints de lèpre doivent être isolés. On ordonnera l'huile de Chaulmoogra à des doses progressivement croissantes ; on commence par trois gouttes par jour pour arriver à douze gouttes par jour.

# TABLE DES MATIÈRES



## LIVRE PREMIER

## SÉMÉIOLOGIE DU SYSTÈME NERVEUX

## PREMIÈRE PARTIE

## SENSIBILITÉ

### CHAPITRE Ier

### Sensibilité générale.

## CHAPITRE II

### Sensibilité visuelle.



## CHAPITRE III

### Sensibilité auditive.



## CHAPITRE IV

### Sensibilité vestibulaire.

## CHAPITRE V

### Sensibilité gustative.



## CHAPITRE VI

### Sensibilité olfactive.



---

# DEUXIÈME PARTIE

# MOTRICITÉ

## CHAPITRE Ier

### Motricité de la face et des membres.

## CHAPITRE II

### Motricité oculaire.



---

## TROISIÈME PARTIE

### INTELLIGENCE



---

## QUATRIÈME PARTIE

### LANGAGE

---

## CINQUIÈME PARTIE

### FONCTIONS PHYSIOLOGIQUES



---

## LIVRE DEUXIÈME

### MALADIES NERVEUSES

#### CHAPITRE Ier



#### CHAPITRE II

**Maladies des méninges cérébrales.**

## CHAPITRE III

## Maladies des méningites spinales.



## CHAPITRE IV

## Maladies cérébrales.



## CHAPITRE V

## Maladies du cervelet.

## CHAPITRE VI



## CHAPITRE VII



## CHAPITRE VIII

### Maladies du bulbe.



## CHAPITRE IX

### Maladies de la moelle.

## CHAPITRE X

### Maladies des racines rachidiennes.



## CHAPITRE XI

### Maladies des nerfs périphériques.



## CHAPITRE XII

### Amyotrophies.



## CHAPITRE XIII

### Névroses.

## CHAPITRE XIV

### Dystrophies nerveuses.



## CHAPITRE XV

### Maladies infectieuses à symptômes nerveux prédominants.

# INDEX ALPHABÉTIQUE

## B



## C

## D

G



H

## N

## O



## P

### Q



### R



### S

## T

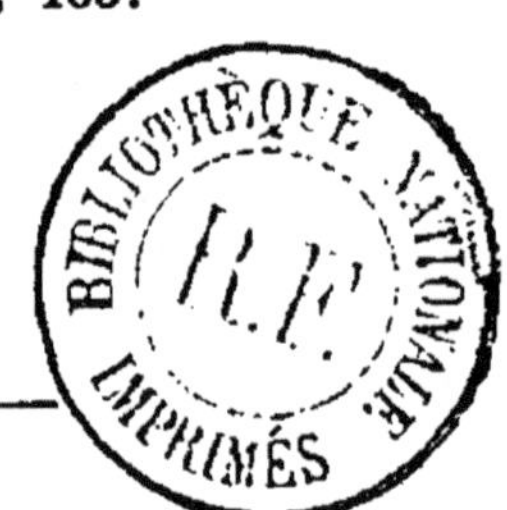


Poitiers. — Société française d'Imprimerie

www.ingramcontent.com/pod-product-compliance
Ingram Content Group UK Ltd.
Pitfield, Milton Keynes, MK11 3LW, UK
UKHW021939200726
13856UKWH00005B/113